协和医考

2024

# 全国口腔执业医师资格考试实践技能应试指导

## (含执业助理医师)


口腔执业医师资格考试专家组 编

编 者(按姓氏笔画排序)

王 浩 王雪丽 王清明 韦毅华 卢瑞华
齐彩芝 李 娟 杨 刚 杨秀芳 杨晓琴
吴苗君 吴春虎 谷兴坤 宋俊霞 陈 玮
陈世君 陈聪意 顾连强 董浩磊


扫码赠送历年考题




中国协和医科大学出版社

北 京

图书在版编目（CIP）数据

2024全国口腔执业医师资格考试实践技能应试指导：含执业助理医师／口腔执业医师资格考试专家组编. —北京：中国协和医科大学出版社，2023.12

（协和医考）

ISBN 978-7-5679-2253-2

Ⅰ.①2… Ⅱ.①口… Ⅲ.①口腔科学-资格考试-自学参考资料 Ⅳ.①R78

中国国家版本馆CIP数据核字（2023）第169039号

协和医考

**2024全国口腔执业医师资格考试实践技能应试指导**

（含执业助理医师）

编　　者：口腔执业医师资格考试专家组
策划编辑：魏亚萌
责任编辑：魏亚萌
封面设计：邱晓俐
责任校对：张　麓
责任印制：张　岱

出版发行：中国协和医科大学出版社
（北京市东城区东单三条9号　邮编100730　电话010-65260431）
网　　址：www.pumcp.com
经　　销：新华书店总店北京发行所
印　　刷：三河市龙大印装有限公司

开　　本：850mm×1168mm　1/16
印　　张：9.5
字　　数：310千字
版　　次：2023年12月第1版
印　　次：2023年12月第1次印刷
定　　价：69.00元

ISBN 978-7-5679-2253-2

# 出版说明

我国执业医师资格考试已经进入第25个年头，这项政策对于加强我国医师队伍建设，提高执业医师的综合素质，保护医师合法权益，规范医师管理制度，完善医师培养制度，发挥了积极的作用。

为帮助考生在繁忙的临床实践期间更有效地复习，更方便地了解与掌握执业医师资格考试的要求，提高考生分析问题、解决问题的能力，从而顺利通过考试，中国协和医科大学出版社推出了“协和医考”系列丛书。25年来，中国协和医科大学出版社在本套丛书的出版过程中，以及每年与广大考生读者反馈交流的工作中，摸索出了我国执业医师资格考试的基本规律，积累了丰富的出版应试丛书的经验，为考生提供了不同层次、不同阶段和不同需求的应试参考书。

本套丛书由中国协和医科大学出版社组织相关专业专家编写，并邀请了专职从事执业医师资格考试研究的培训专家进行审定。内容紧扣最新版《医师资格考试大纲》，以规划教材为基础，以临床能力为重点，侧重于理论与实践的综合运用。本套丛书品类齐全，从应试指导、核心考点精讲，到各类习题集和模拟试卷等，能够满足广大考生复习考试的需要。

“当医生就当好医生，当好医生就读协和医书”，拥有25年执业医师资格考试用书出版经验的中国协和医科大学出版社为全国争当好医生的读者，提供这套全面、准确、实用的应试丛书。我们期望能够对广大考生顺利通过执业医师资格考试有所助益，为我国医学教育及医学事业的发展作出积极的贡献。丛书内容如有不当之处，欢迎各位考生和同仁批评指正。如有关于丛书内容及考试的相关问题，请扫描下方二维码，有专属微信客服为你解答。

# 前言

临床执业医师资格考试分为实践技能考试和医学综合笔试两部分。实践技能考试合格者，才能参加医学综合笔试。实践技能考试全国考试时间一般为每年6月份，具体安排由各省（自治区、直辖市）执业医师资格考试领导小组组织实施。

实践技能考试考查内容包括病史采集、病例分析、口腔检查和基本操作等，同时对沟通交流能力与人文关怀等职业素质进行评价。重点考查应试者的实际操作能力、综合运用所学知识分析及解决问题的能力。具体考试内容见表1。

表1 实践技能考试内容

| 考试内容 | 考试方法 |
| --- | --- |
| 第一考站：口腔检查 | 考生进行洗手和戴手套操作，对已考考生进行黏膜消毒、一般检查、特殊检查，并记录检查结果 |
| 第二考站：口腔操作 | 考生在仿头模、模具或离体牙上进行操作，或对已考考生进行操作 |
| 第三考站：急救技术 | 考生在模拟人上进行操作，或对已考考生进行检查 |
| 第四考站：病史采集；第五考站：病例分析 | 在同一房间、使用同一台考生机进行。计算机呈现试题，考生口述作答 |
| 第六考站：健康教育 | 考生在模具上操作，边操作边口述 |

下面简要介绍各部分考查的侧重点，以便帮助大家更好地理解考试的结构安排。

（一）口腔检查——侧重检查的顺序与条理性

基本检查技能是口腔执业医师能够正确诊治疾病的又一关键步骤。规范的临床检查不仅有助于对疾病进行迅速、准确的诊断，而且有利于判断病情变化，为进一步采取处理措施打下基础。

考试内容主要包括无菌操作、一般检查、职业素质以及特殊检查（如牙周探诊检查等），要求现场操作并如实填写口腔检查表。考生尤其要注意无菌观念，严格进行无菌操作。

（二）口腔操作——侧重操作的准确与专业

基本操作的考查重点是考生的动手能力。考试主要在口腔专用模型、自带的离体磨牙上进行操作（或考生互查），主要是考生根据要求进行操作。个别操作因限于考试条件而不能施行，此时应经考官允许以口述或手势比画替代，否则扣分或不得分。

临床医师的职责是为患者解除痛苦，动手能力是履行这项职责的重要手段。通过它，医师可提供诊治疾病、进行急救处理和预防疾病等医疗服务。需要指出的是，医师对患者作出的每一种操作都应该严谨、规范，以免给患者带来不必要的伤害。

（三）急救技术——侧重操作的严谨与规范

基本急救技术要求执业医师熟练掌握，往往在危急时刻，急救技术是抢救生命的关键，尤其是胸外心脏按压，要全面掌握。

考试内容主要包括血压测量、吸氧术、人工呼吸和胸外心脏按压，考生可根据要求和条件选择用模拟人或另一名考生进行操作，操作完成后根据提问回答问题。进行操作时，应注意做到有条不紊、手法规范，对测量项目的有关正常值和病态体征的临床意义等完全掌握。这就要求考生严格地进行规范化训练，扎实地练好合格医师在临床上必须具备的基本功。

（四）病史采集、病例分析——侧重诊断的思维与技巧

全面系统、准确地采集病史是每一名合格执业医师的必修课。病史采集，顾名思义，就是医师向患者和/或家属获取疾病相关资料的过程，是诊治疾病的重要一步。病例分析在某种程度上是对病史采集的拓展和具体化，两者对于疾病的诊断、鉴别诊断和处理起着关键性的作用。

考试形式为口试，一般给出简短病史，要求考生围绕所给病史，将病史采集、病例分析的过程口述出来。举例如下：男，23 岁。下前牙遇冷疼痛 3 天。考生可围绕牙痛这一主诉展开问诊，包括现病史和有关病史，提出考虑的可能疾病，体现鉴别诊断思路。病例分析一般是给出一个具体病例，可能包含几个病症，要求口述诊断、鉴别诊断及其依据、治疗原则和方案。病史采集、病例分析的答题要求均为条理清晰、能够抓住重点等。

（五）健康教育——侧重教育内容的针对性

口腔健康教育是临床医疗服务的组成部分。医师在进行检查、诊断、治疗与康复过程中要尽可能地针对病情进行必要的健康教育。

（六）医学人文素养——侧重医师的职业素质

“医者仁心”，医学人文素养是一名合格执业医师必须具备的基本素质。对医学人文素养的考查贯穿了基本检查技能、基本操作技能和基本急救技术考试，主要是要求考生具备良好的沟通能力、人文关怀和医德医风等职业素质。这不仅是对成为一名合格医师的督促，也是促进形成良性医患关系的重要前提。

总之，实践技能考试是评价申请医师、助理医师资格者是否具备执业所必需的基本技能的一项考试。考生应高度重视这项考试并做好充分的备考。为帮助广大考生提高备考效率和考试通过率，我们依据最新《口腔执业（助理）医师资格考试大纲》，研究近年考题规律，精心编写此书，其最大亮点是重点突出，模拟真实考试场景，彻底消除考生对考试的紧张感。最后希望考生充分利用本书，认真阅读，加强练习，顺利通过实践技能考试。由于编者能力和时间有限，存在不足之处在所难免，恳请广大读者提出宝贵意见，以利再版时修订。

编　者

2023 年 12 月

# 目　录

# 第一考站　口腔检查

## 考试大纲

（一）医院感染控制基本方法
1. 洗手、戴手套
2. 口腔黏膜消毒
（二）基本检查技能
1. 口腔一般检查，填写检查表
2. 牙髓温度测验
3. 牙周探诊检查
4. 咬合关系检查
5. 颞下颌关节检查
6. 下颌下腺检查
7. 改良社区牙周指数（CPI）检查和记录

## 考点精析

### 第一节　医院感染控制基本方法

#### 考点：洗手、戴手套

#### 一、洗手方法

1. 普通洗手法（图 1-1）
（1）取下手戴饰物，剪指甲，清除甲垢。
（2）用**流动水**淋湿双手，取少量肥皂（或皂液）于手中后均匀涂抹。

（3）揉搓双手**至少 15 秒**，清洗双手所有皮肤（图 1-1）：①掌心相对，**手指并拢**，相互揉搓。②**手心对手背**，**手指交叉**，沿指缝相互揉搓，交互进行。③**掌心相对**，双手**交叉指缝**相互揉搓。④弯曲手指使**关节**在另一手掌心旋转**揉搓**，交换进行。⑤一手握住另一手**拇指**旋转**揉搓**，交换进行。⑥将 5 个手**指尖并拢**放在另一手掌心旋转揉搓，交换进行。

（4）用流动水彻底冲净双手，用洁净纸巾或消毒毛巾擦干。

❖易扣分点：揉搓双手时间不足 15 秒。

2. 肥皂水刷手乙醇浸泡法
（1）取下手戴饰物，剪指甲，清除甲垢。
（2）用肥皂水清洗双手及前臂。
（3）取无菌毛刷蘸消毒肥皂水，交替刷双手及前臂，**达肘上 10cm**。顺序为指尖→腕关节、腕关节→肘关节、肘关节→肘上 10cm 处。两侧向上逐段交替刷洗，特别要注意甲缘、甲沟、指蹼等处。刷完一次后**手指朝上肘关节朝下**，用清水将肥皂水冲去。共刷洗 3 遍，共 10 分钟。
（4）用无菌巾一面由手向前臂、肘上部（肘上 6cm 处）顺序擦干，先擦干一侧，另一面再擦另一侧，**擦过肘部的无菌巾不能再接触手和前臂**。
（5）将手、前臂到肘上部浸泡在 70% 乙醇内，共 5 分钟。
（6）手臂浸泡后提起，在胸前保持**拱手姿势**，待其自然干。不能接触未经消毒的物品，否则重新刷手。

**注意事项：**①擦过肘部的无菌巾不能再接触手和

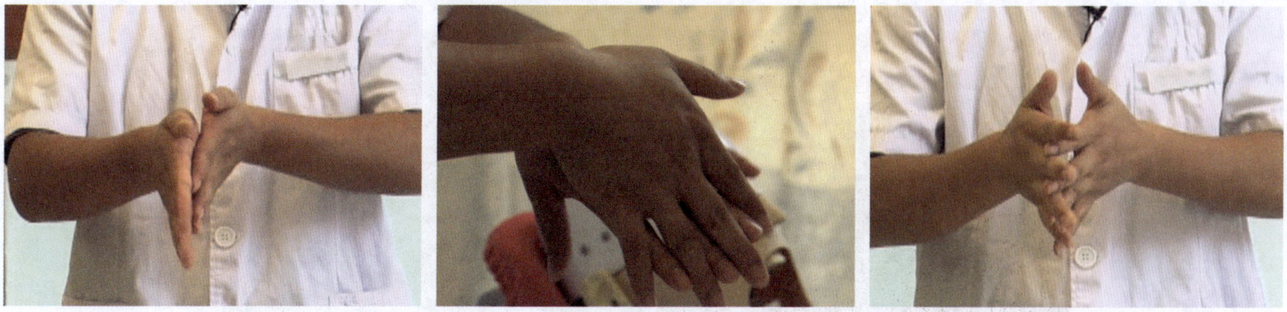

第1步　　第2步　　第3步

图 1-1　双手洗手的步骤（交互进行）

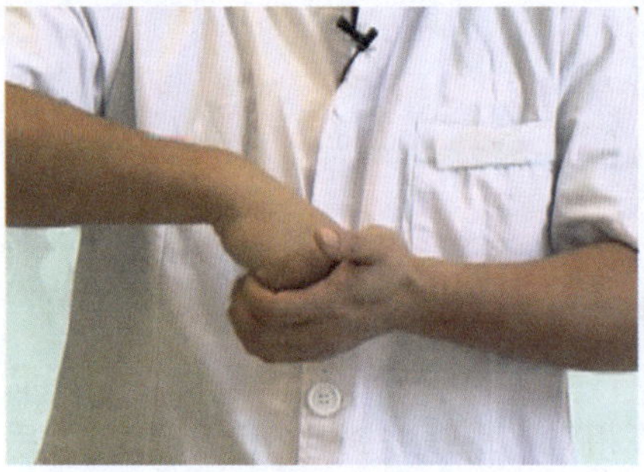

第4步

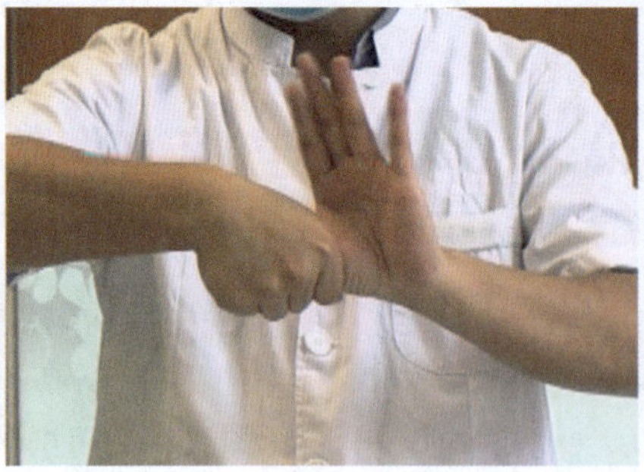

第5步

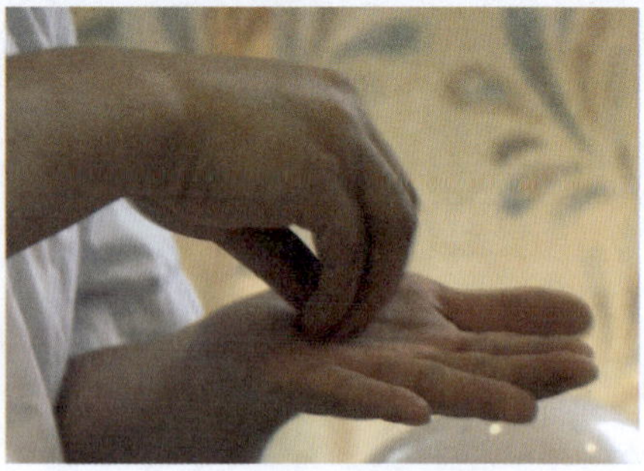

第6步

图 1-1 （续图）

前臂。②经乙醇浸泡双手臂后提起，应保持拱手姿势，不能接触未经消毒的物品。

## 二、戴手套（图 1-2）

1. 将双手洗净、干燥。

2. 将两只手套**相对**，用左手（示指和拇指）提起手套的翻折部，然后**右手插入**右手手套内。

3. 用已戴手套的**右手插入**左手手套的**翻折部内**，协助**左手插入手套**内。

4. 用戴好手套的双手将翻折部翻回以**套住**手术衣**袖口**。

**注意事项：**手不能直接接触手套外面。

> ❖易扣分点：无菌意识差，将手套边缘套过双侧袖口时碰及衣袖或其他未消毒物品。

## 考点：口腔黏膜消毒

### 一、操作前准备

1. 准备物品　①常用口腔黏膜消毒剂，如1%碘酊（需用75%乙醇脱碘，碘过敏者禁用）、0.1%氯己定溶液、含有效碘0.5%的碘伏水溶液（消毒彻底、刺激性小、着色浅）。②口镜、镊子、无菌棉球、无菌棉签等。

2. 检查者戴帽子、口罩、手套，并告知患者操作目的。

### 二、操作过程

1. 暴露术区　嘱患者张口，检查者左手持口镜牵开唇颊部或舌，**暴露术区**。

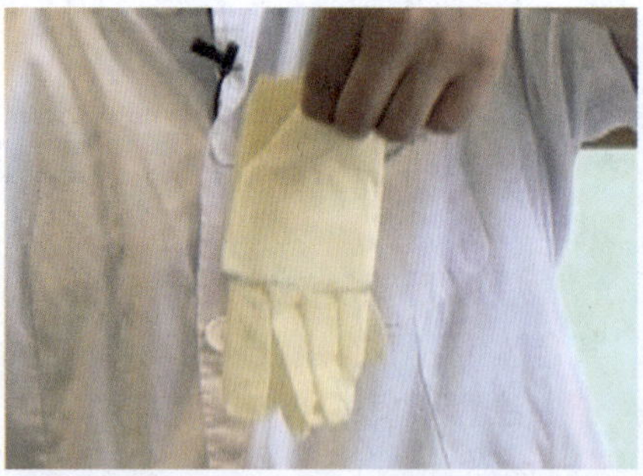

第1步

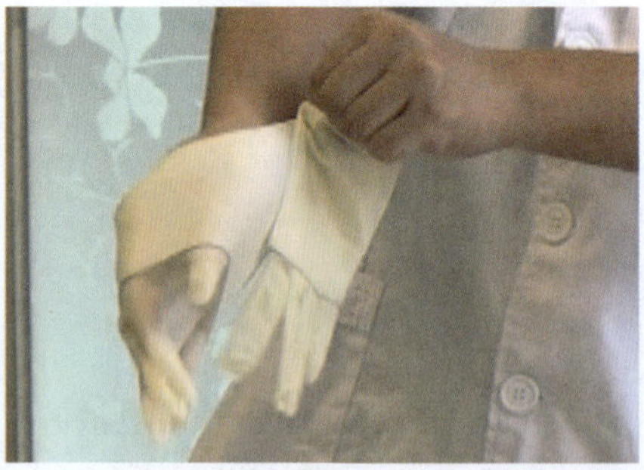

第2步

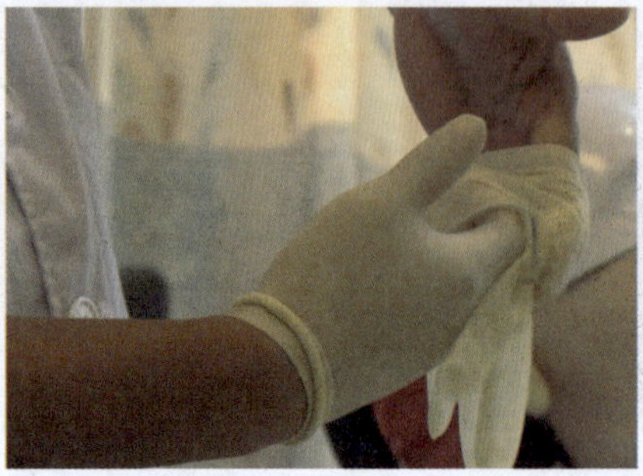

第3步

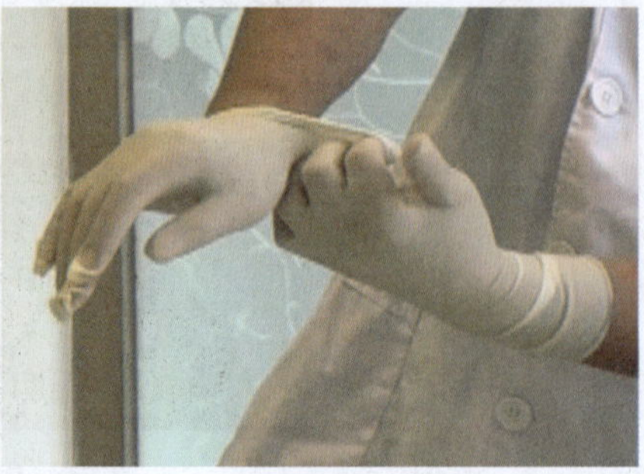

第4步

图 1-2 戴手套

2. 消毒 先用**干棉球擦干术区**，再用无菌棉签**蘸取**适量**消毒剂**，由手术**中心**部**向四周**涂擦，消毒范围应该超过手术区域。如为**感染伤口**，应从手术区**外周涂向感染伤口**。

**注意事项**：①已接触感染部位的棉球，不应再擦清洁处。②做口腔黏膜活组织检查时，不宜用碘剂及其他有色药物消毒，可以用75%乙醇消毒。

> ❖易扣分点：①消毒术区前未用干棉球擦干。②消毒剂为1%碘酊时，忘记用75%乙醇脱碘。③消毒顺序错误，无感染伤口应以手术区为中心由内向外擦，感染伤口则由外周涂向患处。④消毒剂蘸取过多，涂擦时在黏膜表面流淌。

## 第二节 基本检查技能

### 考点：口腔一般检查，填写检查表

### 一、口腔一般检查

1. 检查前准备

（1）**医师准备**：医师检查前剪指甲，应穿白大衣，戴帽子、口罩和眼罩，调整好椅位和灯光，洗手、戴手套。注意戴手套后避免交叉感染。

（2）**被检者准备**：口腔检查时患者口腔应保持清洁。被检者仰卧位，头部与医师肘部平行，上颌牙检查时患者咬合平面与地面成45°~90°角，下颌牙检查时咬合平面尽量与地面平行。

（3）**器械准备**：器械应经高温高压灭菌消毒。常用口镜、探针、镊子，一些特殊检查需用专门的器械和仪器，如叩诊检查时的叩诊器械。

2. 检查方法 检查前向被检者做适当说明，检查**动作轻柔**，检查结束后告知被检者结果并给予一定防治指导。先检查主诉部位，再按顺序（如右上象限→左上象限→左下象限→右下象限）检查全口牙。

（1）**视诊**

1）一般情况：发育、营养、神态与面容、精神状态、全身健康状况。

2）颌面部：颌面部**发育**是否正常，是否左右**对称**，有无肿胀、畸形、肿物及**窦道**、皮肤颜色及其光洁度等。

3）口腔软组织：**牙龈**的颜色，有无肿胀、水肿、糜烂，有无萎缩、增生等。**口腔黏膜**的颜色，有无充血、糜烂、溃疡、疱疹、肿物等。

4）牙齿：牙的**颜色**，如龋损、着色；牙**形态**，如牙体缺损、畸形、隐裂及磨耗；牙的**排列**，如牙数目及牙列是否完整，有无牙齿错位、倾斜、扭转、覆𬌗、覆盖及接触关系、咬合关系等；**修复体**情况，如充填体是否完整、边缘是否密合、有无悬突。

> ❖易扣分点：视诊项目遗漏，如未观察牙的形态情况。

（2）**探诊**：常用普通探针（5号镰形探针），大弯端用于检查𬌗面，三弯端用于检查邻面。见图1-3~图1-6。

1）牙齿：有无**龋洞**，龋病部位、范围、深浅、有无疼痛（对深龋近髓处或可疑露髓孔不可用力探入）；牙齿的**敏感范围**、程度；**充填物**的边缘密合度，有无悬突、继发龋等。龋病常用普通探针的大弯端检查咬合面，三弯端检查邻面。采用执笔式握持探针，

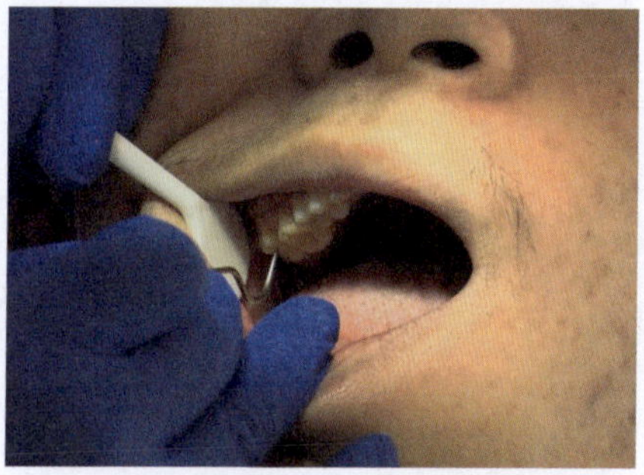

图1-3 大弯端检查牙齿𬌗面

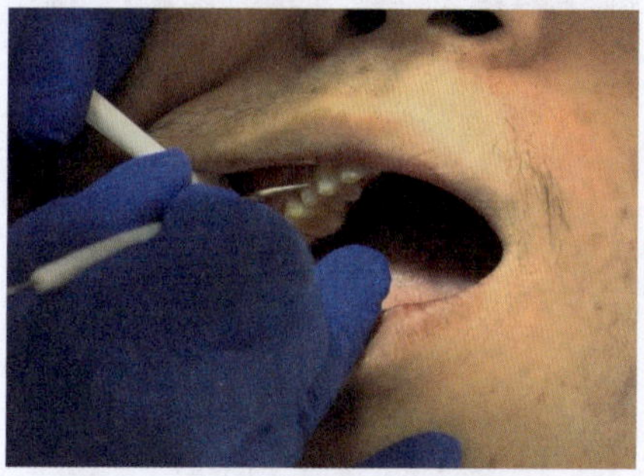

图1-4 大弯端检查牙齿颊面

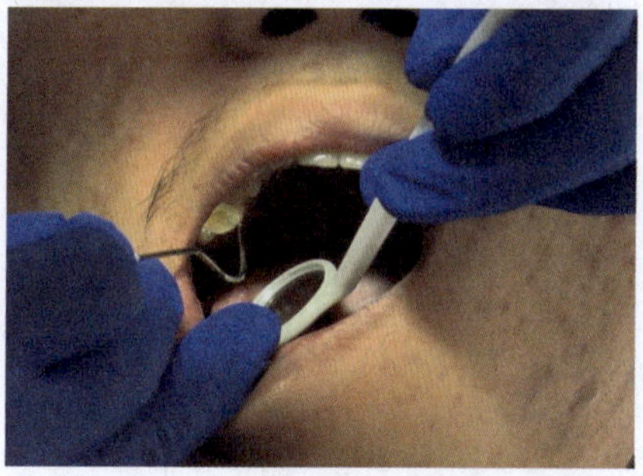

图1-5 大弯端检查牙齿舌面

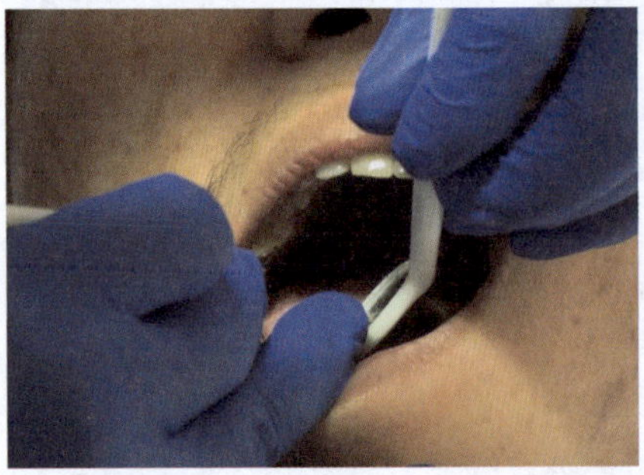

图 1-6　三弯端检查牙齿邻面

**要有支点**，动作轻巧。

2）牙周：牙龈表面**质感**（松软、坚实）、有无**出血**，有无**牙石**及其程度，有无**牙周袋**及其深度、分泌物，牙龈**附着**情况等。常用钝头刻度探针探查牙周情况。

3）窦道：探明窦道来源，常用圆钝质软的探针探查。

> ❖易扣分点：对深龋近髓处或可疑露髓孔用力探入，加重患者不适。

（3）**叩诊**：见图 1-7、图 1-8。

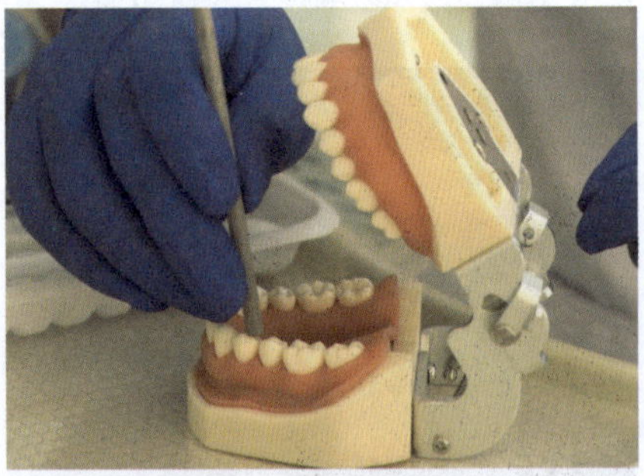

图 1-7　垂直叩诊牙齿

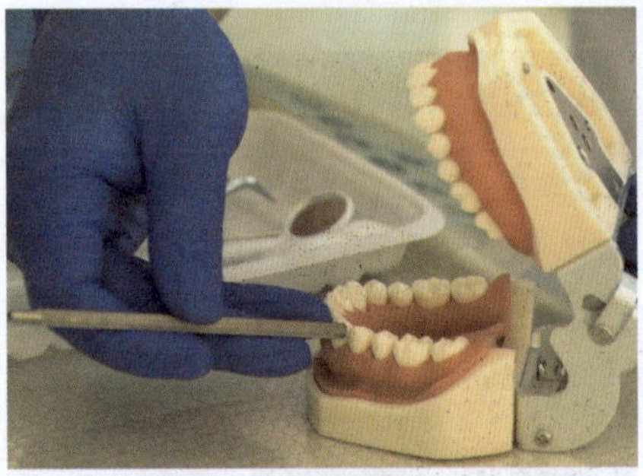

图 1-8　水平叩诊牙齿

1）以金属手持**器械的平端**为叩诊工具，如银汞充填器的柄端、金属口镜柄等，采用**执毛笔式**握持器械。

2）叩击方向：垂直向叩诊牙尖或切缘（检查根尖部炎症），水平向叩诊牙冠部唇舌面中部或牙尖嵴（检查牙周组织炎症）。

3）叩诊顺序：**先**叩击**对照牙**（一般为正常邻牙），逐渐过渡到可疑牙。

4）叩诊力度：力量由小到大，以叩诊对照牙不痛的最大力度为上限。

5）记录叩诊结果，见表 1-1。

**表 1-1　叩诊结果及意义**

| 结　果 | 意　义 | |
|---|---|---|
| | 叩诊力度 | 患牙反应 |
| 叩痛（-） | 适宜力量 | 同正常牙 |
| 叩痛（±） | 适宜力量 | 感觉不适 |
| 叩痛（+） | >适宜力量 | 轻痛 |
| 叩痛（++） | 适宜力量 | 介于叩痛（+）与叩痛（+++）之间 |
| 叩痛（+++） | <适宜力量 | 剧烈疼痛 |

> ❖易扣分点：①直接叩击患牙。②叩诊结果记录不规范，如记为疼痛、不痛。

（4）**扪诊**：见图 1-9、图 1-10。

1）**颌面部**：手指触压颌面部范围、硬度、是否有触痛、有无压痛及波动感等。

2）**牙周组织**：有无龈沟溢脓（提示牙周炎），根尖区有无压痛（提示根尖周炎）、波动感（提示脓肿形成）。

3）**牙齿**：咬合时松动度情况，以明确是否有创伤𬌗。

4）**淋巴结**：大小、数目、硬度、活动度、有无压痛及与周围组织的关系。

5）**肿块**：位置、数目、范围、质地、活动度、有无压痛、表面温度及和周围组织的关系。

6）其他：**窦道**有无溢脓，**溃疡**处有无硬结及其范围。

（5）**松动度检查**：见图 1-11、图 1-12。

1）方法：用镊子夹持前牙切端，或抵住后牙的𬌗面窝沟，唇（颊）舌向、近远中向和上下推（摇）动牙，观察牙松动的程度。

2）结果记录，见表 1-2。

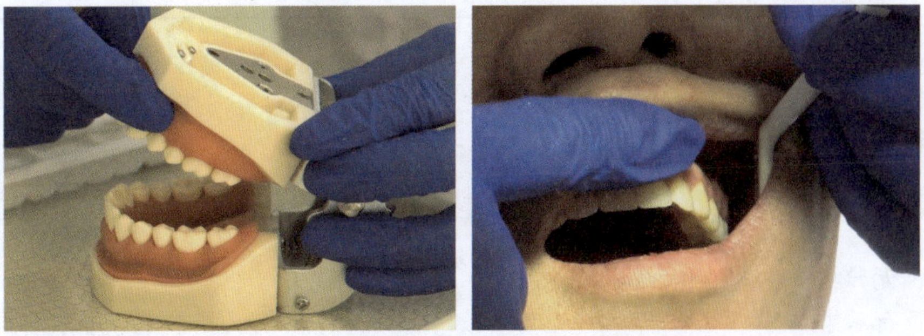
（1）　（2）

图 1-9　示指扪诊根尖区检查有无压痛

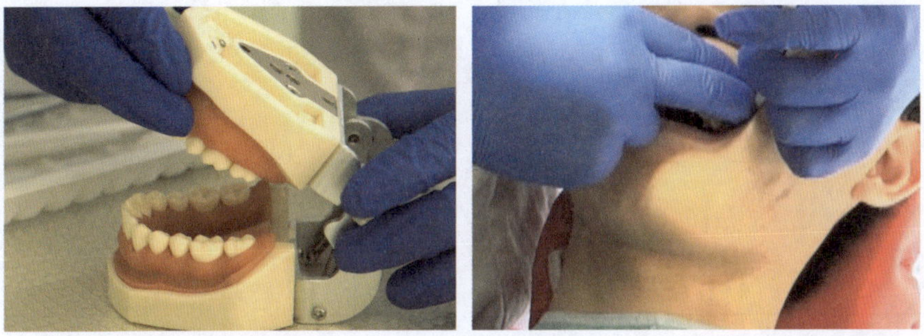
（1）　（2）

图 1-10　示指、中指扪诊根尖区脓肿

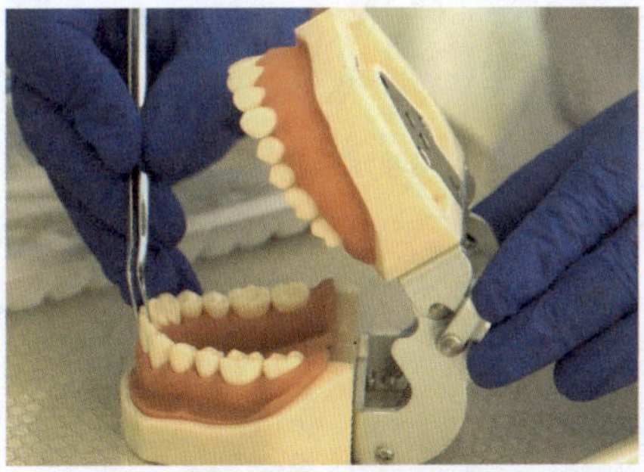
图 1-11　前牙松动度检查

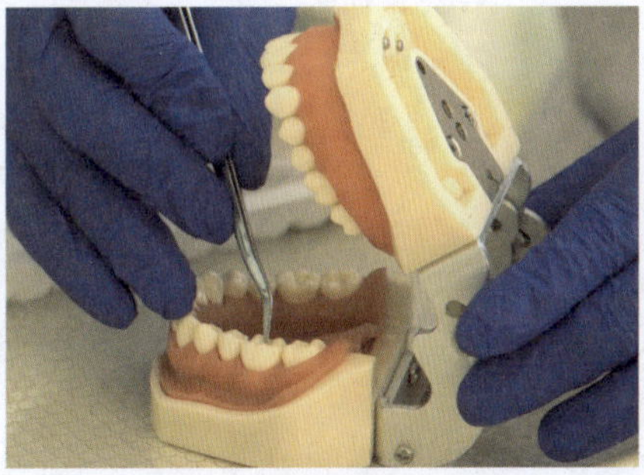
图 1-12　后牙松动度检查

**表 1-2　牙松动度的结果及意义**

| 松动程度 | 意　义 |
| --- | --- |
| Ⅰ度松动 | 唇（颊）舌向松动，或松动幅度<1mm |
| Ⅱ度松动 | 唇（颊）舌向松动和近远中向松动，或松动幅度在 1~2mm |
| Ⅲ度松动 | 唇（颊）舌向松动、近远中向及垂直方向均有松动，或松动幅度>2mm |

## 二、填写检查表（图 1-13）

检查者：

姓名：　　　　　　　　　　　性别：男　　女　　　　　　　检查日期：

1. 全口牙列检查结果

（1）牙体视诊和探诊检查结果：

牙体情况符号：0　无异常　　　　　　　　　　4　牙缺失
1　有龋　　　　　　　　　　　　　　5　牙体损伤（指非龋、非发育异常的牙体疾患）
2　有充填体无龋（包括窝沟封闭）　　6　牙发育异常
3　有充填体有龋

牙位

| 18 | 17 | 16 | 15 | 14 | 13 | 12 | 11 |
|---|---|---|---|---|---|---|---|
| | | | | | | | |

| 21 | 22 | 23 | 24 | 25 | 26 | 27 | 28 |
|---|---|---|---|---|---|---|---|
| | | | | | | | |

牙位

| 48 | 47 | 46 | 45 | 44 | 43 | 42 | 41 |
|---|---|---|---|---|---|---|---|
| | | | | | | | |

| 31 | 32 | 33 | 34 | 35 | 36 | 37 | 38 |
|---|---|---|---|---|---|---|---|
| | | | | | | | |

（2）考官指定部位的检查结果（在牙列式上写出牙位，并在结果相应处画“○”）：

叩痛：　　牙位：———┼———　结果：–、±、+、++、+++

松动度：　牙位：———┼———　结果：0度、Ⅰ度、Ⅱ度、Ⅲ度

根尖部扪痛：牙位：———┼———　结果：无、有

2. 口腔其他情况的视诊结果

如未见异常，在相应处用“√”表示；如有异常，请用牙列式和/或文字记录异常所见。

（1）口腔颌面部情况：　未见异常□；异常表现＿＿＿＿＿＿＿＿

（2）口腔软组织情况：　未见异常□；异常表现＿＿＿＿＿＿＿＿

（3）牙列：　　　　　　未见异常□；异常表现＿＿＿＿＿＿＿＿

（4）阻生牙：　　　　　无□；有（牙位、类型）＿＿＿＿＿＿＿＿

（5）修复体：　　　　　无□；有（牙位、类型）＿＿＿＿＿＿＿＿

图 1-13　口腔检查记录表示例

### 考点：牙髓温度测验

牙髓温度测验主要用于反映患牙牙髓的病变状态，包括冷测验和热测验。

## 一、冷测验

1. 检查前准备　①医师和被检者准备，可适当参考口腔一般检查部分。②口镜、镊子、探针、棉纱

卷等。③自制**小冰棒**或成品化学挥发剂罐（如四氟乙烷、氯乙烷、乙醚等）。

2. 检查方法

（1）告知被检者冷测验的目的和受试牙可能出现的感觉，并请被检者有感觉时示意。

（2）用干棉纱卷放置于被测牙的唇（颊）和/或舌侧，**隔离唾液**。

（3）先测**对照牙**，再测**可疑牙**。对照牙首选**同颌对侧同名牙**，如果该牙丧失、有病变或有修复体，可选对侧牙中与可疑牙萌出时间接近、体积相当的牙齿。

（4）被测牙面完整、无病损或充填体，因牙**唇颊面**中1/3处牙釉质比较完整，不受磨耗影响，引起反应有可比性，故常在此部位测试。

（5）从冰箱中取出小冰棒放于手中稍加捂化，慢慢挤出**冰棒头贴放在测试牙面**上数秒，观察牙的反应，也可用小棉球**蘸化学挥发剂放在牙面**上测试。

3. 测验结果　见表1-3。

## 二、热测验

1. 检查前准备　①医师和被检者准备，可参考口腔一般检查部分。②口镜、镊子、探针、棉纱卷等。③凡士林、**牙胶棒**、酒精灯、火柴或打火机。

2. 检查方法

（1）告知被检者冷测验的目的和受试牙可能出现的感觉，并请被检者有感觉时示意。

（2）用干棉纱卷放置于被测牙的唇（颊）和/或舌侧，**隔离唾液**。

（3）先测**对照牙**，再测**可疑牙**。对照牙首选**同颌对侧同名牙**，如果该牙丧失、有病变或有修复体，可选对侧牙中与可疑牙萌出时间接近、体积相当的牙齿。

（4）被测牙面完整、无病损或充填体，因牙**唇、颊面**中1/3处牙釉质比较完整，不受磨耗影响，引起反应有可比性，故常在此部位测试。

（5）在牙面上**涂匀一层凡士林**，将牙胶棒一端置于酒精灯火焰上加热（65~70℃），使之**变软**，但不要冒烟燃烧，立即贴放在被测牙面数秒，观察牙齿反应。

3. 测验结果　见表1-3。

**注意事项：**

（1）测试对照牙与可疑牙时，应选择**相应牙面**、**相同部位**、**相同的刺激强度和时间**等，以便于对比。

（2）禁用两个可疑的牙齿互相对比，也不能在无对照的情况下仅根据被测牙对刺激的反应判断牙髓的状态。

（3）有多个可疑牙行冷测验时，应从牙列**后部向前**逐个测验，避免冰水流入后牙。

（4）用牙胶热测验时，牙面应呈湿润状态，避免牙胶黏于牙面，注意不要烫伤口腔软组织。

> 易扣分点：①检查前未向被检者做必要的解释说明。②未选对照牙或对照牙选择错误。③测试顺序错误。④温度测验结果记录不规范，如记为（+）、（-）或疼痛、不痛。⑤测试时未隔湿。

**表1-3　冷、热测验的测验结果及临床意义**

| 测验结果 | 临床意义 | |
|---|---|---|
| 正常 | 被测牙与对照牙反应程度和时间相同，可表现为短暂、轻度的感觉反应，如冷、热刺激传入等 | |
| 敏感 | 敏感 | 疼痛程度较重，测试牙的反应速度快，持续时间长 |
| | 一过性敏感 | 测试时立即出现一过性疼痛反应，刺激去除后疼痛持续数秒后消失，若无自发痛史，提示为**可复性牙髓炎** |
| | 激发痛 | 测试时引起剧烈疼痛，甚至放射性痛，持续时间较长，一般为**急性牙髓炎** |
| | 热痛冷缓解 | 热刺激极敏感，冷刺激可缓解疼痛，常见于**急性化脓性牙髓炎** |
| 迟钝 | 被测牙较正常对照牙的感觉反应轻微且慢，或施加更强烈刺激时才有微弱的感觉。表示患牙可能有**慢性炎症**、**牙髓变性**或牙**髓部分坏死**<br>迟缓性痛：指温度刺激去除后片刻才出现疼痛反应，并持续一段时间，表示患牙可能为**慢性牙髓炎**或牙髓**大部分坏死** | |
| 无反应 | 反复测试、加大刺激强度均无反应。表示**牙髓**可能**坏死**或牙髓**变性**，或经过牙髓治疗的无髓牙 | |

## 考点：牙周探诊检查

### 一、检查前准备

1. 医师和被检者准备　可适当参考口腔一般检查部分。

2. 牙周探针　钝头、圆形工作端，尖端逐渐变细，利于插入，一般尖端处直径为0.5mm。工作端表面带刻度，每个刻度为1mm或2~3mm，以用于探测牙周袋的深度。

3. 普通弯探针或Nabers探针。

### 二、检查方法

1. 用**改良握笔**式握持探针。

2. 以口内相邻牙的殆面或近切缘处的唇面做支点，也可用口外支点。

3. 探诊力量要轻，以20~25g为宜（探针轻插入指甲内不引起疼痛）。探入时探针应与牙体长轴**平行**，探针顶端**紧贴**牙面，避免进入软组织，避开牙石而到达袋底，直到在龈沟底感到轻微的阻力。

4. 以**提插方式**移动探针，探查每个牙的各个牙面的龈沟或牙周袋情况，以了解牙周袋的位置、范围、深度及形状。

5. 探查牙齿邻面牙周袋时，探针要紧贴牙**邻面接触点**探入，并将探针向龈谷方向稍倾斜，以探测到邻面牙周袋的最深处。

6. 探针应有顺序，对多个牙或全口牙探诊时每个牙的探查位点为**近中颊**、**颊面正中**、**远中颊**、**近中舌**、**舌面正中**、**远中舌**。

7. 探诊内容　**牙周袋**探诊**深度**（指龈缘至袋底或龈沟底的距离，以mm为单位记录）、**附着水平**、探诊后**出血**情况。还应用普通探针探查根面**牙石**情况，并用普通弯探针或Nabers探针探查后牙有无**根分叉病变**。

> ❖易扣分点：①器械选择错误。②探诊力量不合适。③探诊角度错误。④牙周探诊过程中探针要提插式移动，避免移动探针时探针在龈沟或牙周袋内水平划过。⑤探诊时无支点。

## 考点：咬合关系检查

### 一、检查前准备

医师和被检者准备，可适当参考口腔一般检查部分。嘱被检者做正中咬合，手持口镜牵开被检者口角，观察并记录两侧磨牙的近远中咬合关系、前牙覆殆覆盖关系和中线位置关系。

### 二、检查方法

1. 嘱被检者做**咬合**动作并**咬牙**。

2. 磨牙咬合关系　确定并记录正中殆时上、下颌第一磨牙的近远中向咬合接触关系。

（1）**中性关系**：指上颌第一磨牙的近中颊尖咬合在下颌第一磨牙的颊沟处。

（2）**远中关系**：指上颌第一磨牙近中颊尖与下颌第一磨牙近中颊尖相对，甚至位于下颌第二前磨牙与第一磨牙之间。

（3）**近中关系**：指上颌第一磨牙的近中颊尖与下颌第一磨牙远中颊尖相对，甚至位于下颌第一、第二磨牙之间。

3. 前牙咬合关系　确定上下前牙是否有接触，它们的覆殆、覆盖关系是否正常。

（1）覆殆（表1-4）：为上前牙切端盖过下前牙唇面的垂直距离。

**表1-4　覆殆程度及临床表现**

| 覆殆程度 | 临床表现 |
|---|---|
| 正常覆殆 | 上前牙切端覆盖下前牙唇面切1/3以内 |
| Ⅰ度深覆殆 | 上前牙切端覆盖至下前牙唇面中1/3以内 |
| Ⅱ度深覆殆 | 上前牙切端覆盖至下前牙唇面颈1/3以内 |
| Ⅲ度深覆殆 | 上前牙切端覆盖至下前牙唇面颈1/3以上，下前牙切端咬在上前牙腭侧牙龈组织上 |
| 开殆 | 正中殆时上下前牙切端垂直向无覆盖关系，存在一定垂直向间隙 |

（2）覆盖（表1-5）：为上前牙切端至下前牙唇面的水平距离。

**表1-5　覆盖程度及临床表现**

| 覆盖程度 | 临床表现 |
|---|---|
| 正常覆盖 | 上前牙切端至下前牙唇面的水平距离在3mm以内 |
| Ⅰ度深覆盖 | 上前牙切端至下前牙唇面的水平距离在3~5mm |
| Ⅱ度深覆盖 | 上前牙切端至下前牙唇面的水平距离在5~7mm |
| Ⅲ度深覆盖 | 上前牙切端至下前牙唇面的水平距离大于7mm |
| 对刃殆 | 上、下颌前牙切端相对者 |
| 反殆 | 下前牙切端盖过上前牙切端者 |

4. **中线关系**　牙列中线是指通过左右中切牙近中接触点的垂线。

（1）正常中线关系：上、下颌牙列中线应重合一致，且与面部中线一致。

（2）牙列中线偏移：记录上、下颌中线之间及与面部中线之间的左右偏移程度。

### 考点：颞下颌关节检查

## 一、检查前准备

医师和被检者准备，可适当参考口腔一般检查部分。检查过程中嘱被检者配合做开闭口运动，并做下颌的前伸与侧方运动。

## 二、检查方法

1. **观察面型**　面部是否对称，包括关节区、下颌角、下颌支和下颌体的大小和长度是否正常、双侧是否对称；颏点是否居中，面下1/3是否协调。

2. **关节动度检查**（检查髁突活动度）

（1）方法一：以双手**示指或中指**分别**置于**两侧**耳屏前方**、**髁突外侧**（图1-14），嘱患者做**开闭口**运动，感觉髁突动度。检查时注意双侧对比。

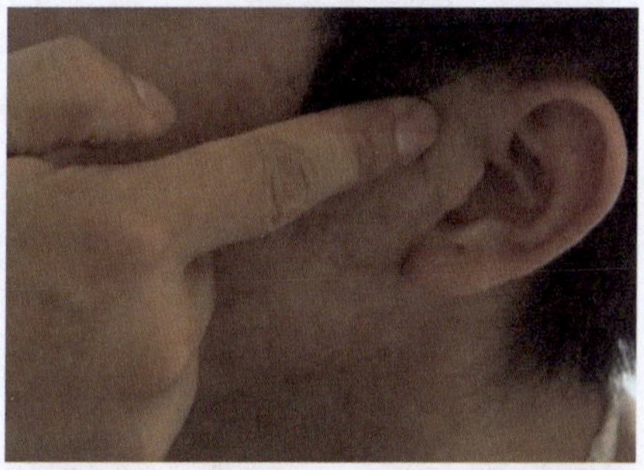

图1-14　示指置于耳屏前方检查法

（2）方法二：将**小指伸入外耳道内**（图1-15），嘱患者做**开闭口**运动，贴外耳道前壁进行触诊，感觉冲击强度。检查时注意双侧对比。

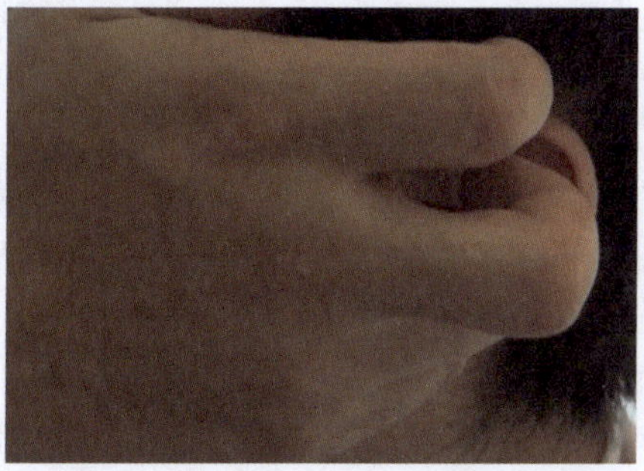

图1-15　小指伸入外耳道内检查法

3. **下颌运动检查**

（1）开口度和开口型：嘱被检者做开闭口运动，检查**开口度**是否正常（自身示、中、环指合拢时**3指末节的宽度**）和**开口型**是否正常（开闭口**垂直向下**），两侧**关节动度**是否一致（图1-16）。

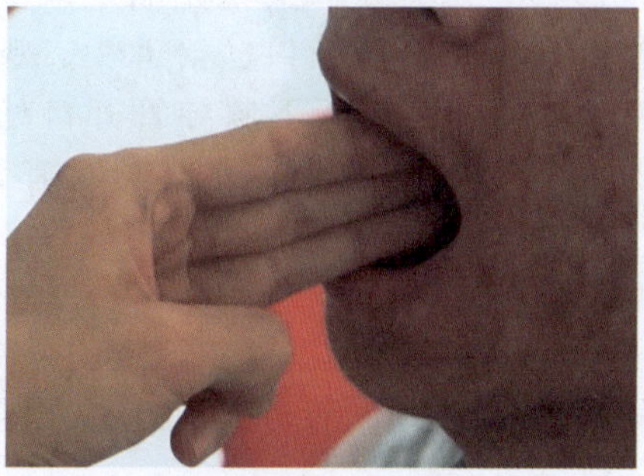

图1-16　开口度检查

（2）弹响和杂音：嘱被检者做开闭口运动，注意有无**关节弹响和杂音**，弹响发生的时间、性质、次数和响度；在开闭口运动时是否有**绞锁**。

4. **关节区触诊**　检查髁突后区和髁突外侧是否有压痛。

5. **咀嚼肌检查**（图1-17）　检查颞肌、咬肌等咀嚼肌群的收缩力，触压其是否有**压痛**，观察其两侧是否对称协调。口内检查**颞肌前部**（下颌支前缘向上）、**翼外肌下头**（上颌结节上方）和**翼内肌下部**（下颌磨牙舌侧后下方和下颌支内侧面）。注意检查肌群**收缩力**，有无压痛，双侧是否对称、协调。

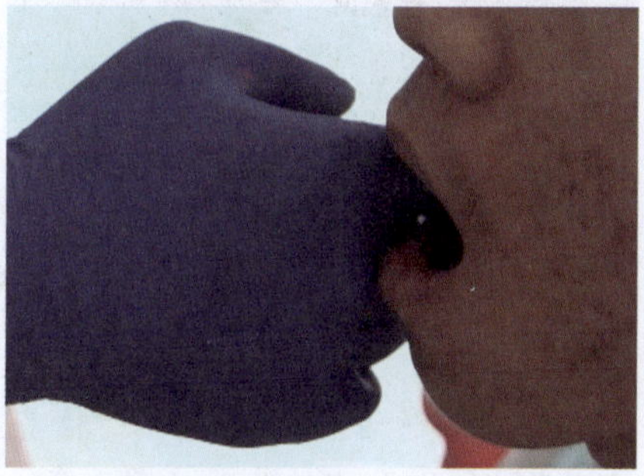

图1-17　口内检查咀嚼肌

6. **咬合关系检查**　检查咬合关系是否正常、有无紊乱，咬合错乱在临床上常与颌骨骨折、颌骨畸形、颌骨肿瘤和颞下颌关节病等病变有关；覆𬌗覆盖情况及咬合曲线、补偿曲线是否正常；牙磨耗程度如何，是否均匀一致。还应检查有无龋病、牙周病、牙缺失等。

### 考点：下颌下腺检查

## 一、检查前准备

被检者取坐位，头稍低，略偏向检查侧；检查者应站在其右前方或右后方。

## 二、检查方法

1. 视诊 平视时及仰头位正面观双侧**下颌下区**是否**对称**；嘱被检者张口、抬舌头，观察双侧**口底**是否**对称**；口底下颌下腺导管开口处有无**异常分泌物**（颜色、量和性质）或黏膜有无红肿、溃疡等。

2. 触诊

（1）检查者手指紧贴下颌下区皮肤，首先触诊下颌下腺的大小、质地、活动度、有无异常包块和触压痛。

（2）嘱被检者张口、抬舌头，检查者对其下颌下区行**双合诊**检查（图1-18），即一手托住下颌区一手示指放入舌下区，复查（1）内容，同时**由后向前**检查口内下颌下腺导管的质地，有无**结石**，口外挤压腺体后观察口内**导管口分泌**情况。注意口内检查时要**戴手套**。

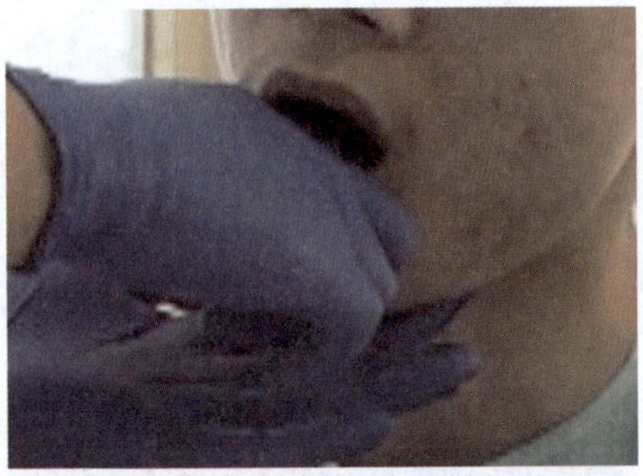

图1-18 下颌下区行双合诊检查

> 易扣分点：①患者体位错误。②检查时未进行双侧对比。③口内检查时未戴手套。

### 考点：改良社区牙周指数（CPI）检查和记录

## 一、检查前准备

1. 医师和被检者准备 可适当参考口腔一般检查部分。

2. CPI探针 见图1-19。

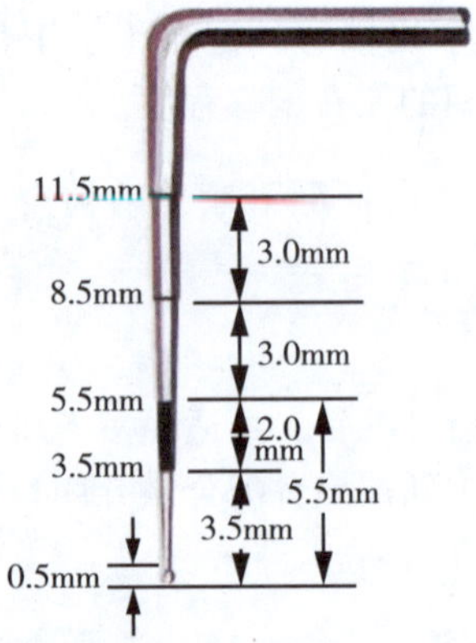


图1-19 CPI探针

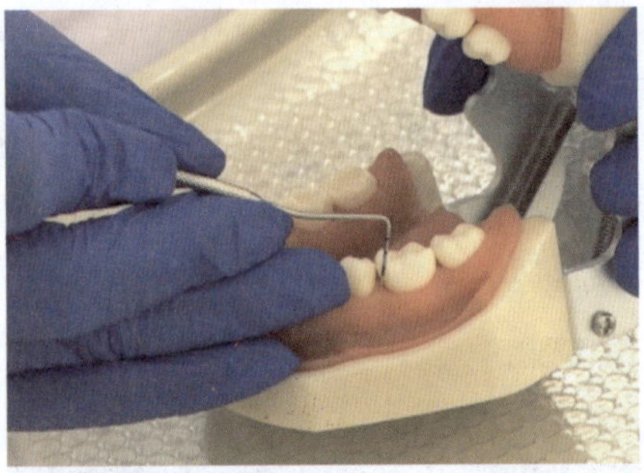

图1-20 探针的握持方式

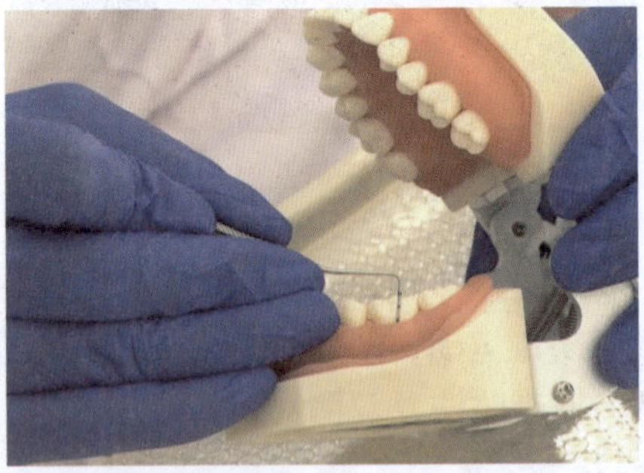

图1-21 检查牙周袋深度

## 二、检查方法

1. 检查内容（图1-20～图1-22） 在**全部留存牙**上检查牙龈出血和牙周袋深度（未满15岁者，只检查牙龈出血，不检查牙周袋深度）。以探诊为主，结合视诊。

2. 检查步骤

（1）以**改良握笔**式握持CPI探针，以**环指**做支点，支于受检牙附近的硬组织上。

（2）将探针轻缓地插入龈沟或牙周袋内（探针用力不超过20g），探针与牙长轴**平行**，紧贴牙根。沿龈沟**从远中向近中**探查，探针上下短距离地移动，

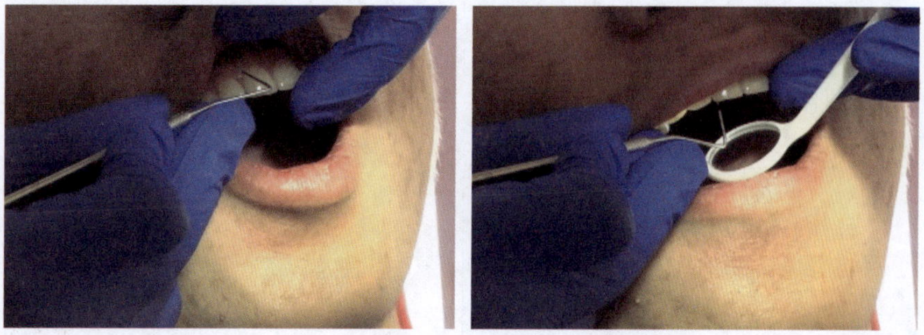

（1）　　（2）

图 1-22　CPI 探针检查 11 的演示

查看牙龈出血情况，并根据探针上的刻度观察**牙周袋深度**。唇（颊）侧和舌（腭）侧均需检查。

3. 计分标准

（1）牙龈出血记分

0＝牙龈健康

1＝探诊后出血

9＝除外

X＝牙齿缺失

（2）牙周袋记分

0＝袋深不超过 3mm

1＝袋深在 4~5mm

2＝袋深在 6mm 或以上

9＝除外

X＝牙齿缺失

上述记分填入改良 CPI 记分表，每个格子填一个记分（图 1-23）。

| | 18 | 17 | 16 | 15 | 14 | 13 | 12 | 11 | 21 | 22 | 23 | 24 | 25 | 26 | 27 | 28 |
|---|---|---|---|---|---|---|---|---|---|---|---|---|---|---|---|---|
| 牙龈出血 | | | | | | | | | | | | | | | | |
| 牙周袋 | | | | | | | | | | | | | | | | |

| | 48 | 47 | 46 | 45 | 44 | 43 | 42 | 41 | 31 | 32 | 33 | 34 | 35 | 36 | 37 | 38 |
|---|---|---|---|---|---|---|---|---|---|---|---|---|---|---|---|---|
| 牙龈出血 | | | | | | | | | | | | | | | | |
| 牙周袋 | | | | | | | | | | | | | | | | |

图 1-23　改良 CPI 记分表

# 第二考站 口腔操作

## 考试大纲

1. 窝沟封闭术
2. 口腔局部麻醉术
3. 橡皮障隔离术
4. G. V. Black Ⅱ类洞制备术（磨牙邻殆面洞）
5. 磨牙开髓术
6. 龈上洁治术
7. 牙槽脓肿切开引流术（助理不考）
8. 牙拔除术
9. 口内缝合术（助理不考）
10. 颌面部绷带包扎技术（助理不考）
11. 牙列印模制取
12. 磨牙铸造金属全冠的牙体预备
13. 磨牙邻殆面合金嵌体的牙体预备（助理不考）

## 考点精析

### 考点：窝沟封闭术

#### 一、操作前准备

1. 医师和被检者准备，可适当参考口腔一般检查部分。

2. 准备好综合治疗椅、三用枪、低速手机、吸唾器、光固化灯、口镜、探针、镊子、小毛刷或橡皮杯、棉纱卷、清洁剂、酸蚀剂、封闭剂等。

#### 二、操作要点

1. **清洁牙面（图 2-1）** 在低速手机上装好锥形小毛刷或橡皮杯，蘸上适量**清洁剂**（浮石粉或不含氟牙膏，不要使用含有油质的清洁剂或过细磨料）或不用清洁剂刷洗牙面（也可干刷），彻底冲洗后漱口，再用**尖锐探针**清除窝沟中残余的清洁剂。

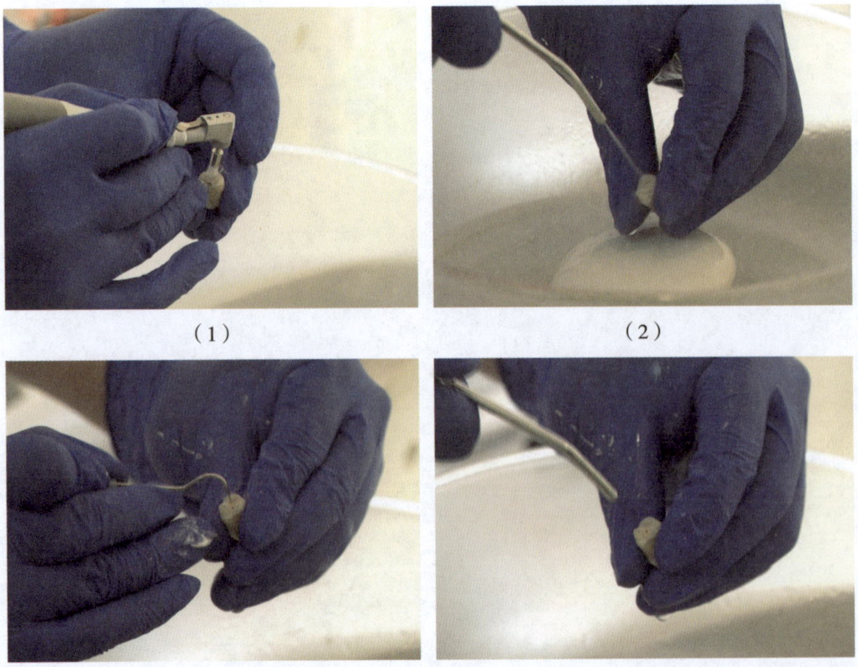

（1）（2）（3）（4）

图 2-1 清洁牙面

2. **酸蚀（图 2-2）**　清洁牙面后即用棉纱球**隔湿**，吹干牙面，用细毛刷蘸取适量**酸蚀剂**（磷酸液或含磷酸的凝胶）置于要封闭的牙面上。酸蚀面积一般为**牙尖斜面的 2/3**。**恒牙**酸蚀时间为 20~30 秒，乳牙酸蚀 60 秒。

3. **冲洗和干燥（图 2-3、图 2-4）**　用磷酸液酸蚀，通常加压水枪冲洗牙面 10~15 秒，边冲洗边用吸唾器吸干，用含磷酸的凝胶酸蚀者，冲洗时间加倍。冲洗后立即更换干棉纱卷隔湿。随后用无油无水的压缩空气吹干牙面约 15 秒，表面呈白色雾状外观。

4. **涂布封闭剂（图 2-5）**　用细刷笔将**光固化封闭剂**涂布在已酸蚀的牙面上使封闭剂渗入窝沟，并**覆盖全部酸蚀面**。

5. **固化（图 2-6）**　用可见光源照射在距牙尖约 1mm 处，照射 20~40 秒。照射的部位要大于封闭剂涂布的部位。

6. **检查（图 2-7）**　完成固化后用探针检查固化程度、黏接情况、有无气泡存在，寻找遗漏或未封闭的窝沟，观察有无过多封闭材料和是否需要去除等。

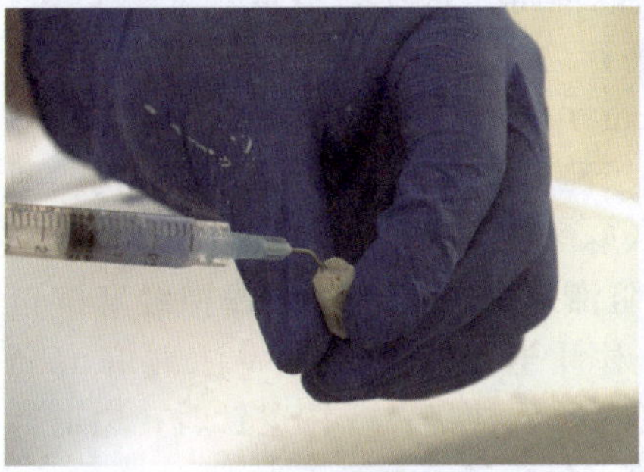
图 2-2　酸蚀牙面

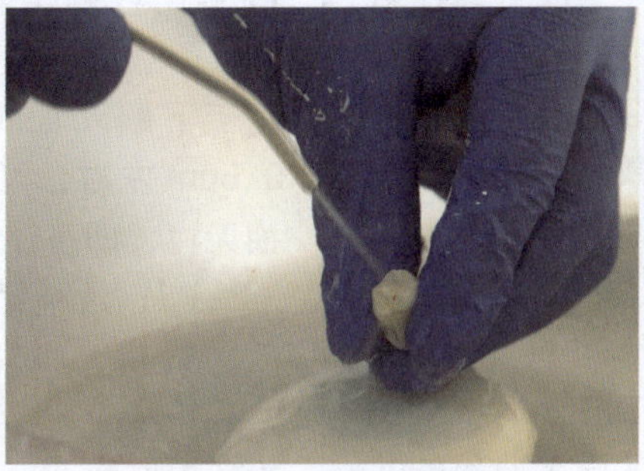
图 2-3　加压冲洗牙面

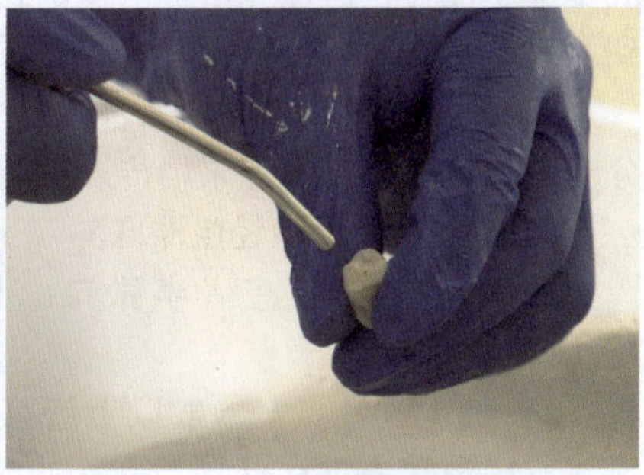
图 2-4　干燥牙面

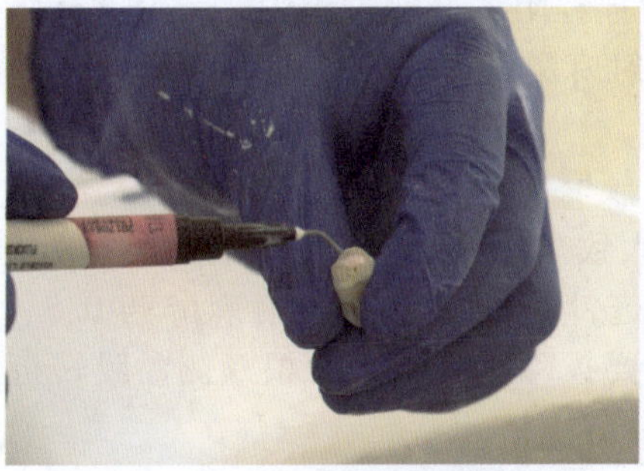
图 2-5　涂布封闭剂

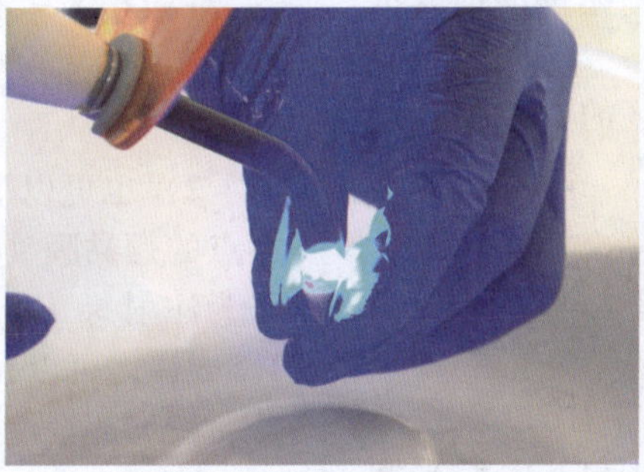
图 2-6　固化

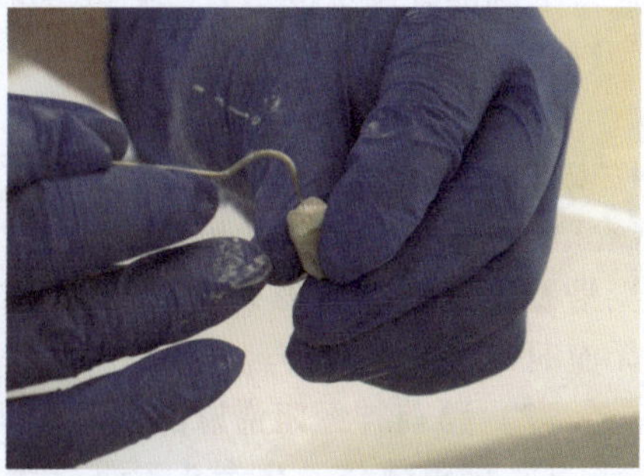
图 2-7　探针检查固化情况

● 考官提问

1. 窝沟封闭的适应证有哪些？

答：①窝沟深，特别是可以插入或卡住探针。②对侧同名牙患龋或有患龋倾向的牙。

2. 窝沟封闭的非适应证有哪些？

答：①牙面无深的沟裂点隙、自洁作用好。②患者不能配合正常操作。③牙尚未完全萌出。

3. 牙酸蚀过程中可以擦拭酸蚀牙面吗？

答：不能擦拭酸蚀牙面，因为会破坏被酸蚀的牙釉面，降低黏结力。

4. 放置酸蚀剂时需注意什么？

答：注意酸的用量适当，不要溢出到口腔软组织，注意避免产生气泡。

5. 操作中酸蚀牙面被唾液污染，应如何处理？

答：如果发生唾液污染，应再冲洗牙面，彻底干燥后重新酸蚀。

6. 封闭后复查的时间及内容是什么？

答：封闭后于 3 个月、半年或 1 年进行复查，观察封闭剂保留情况，脱落时应重做封闭。

7. 窝沟封闭成功的标准是什么？

答：①所有窝沟包括上颌牙的腭沟和下颌牙的颊沟均已进行封闭。②封闭材料固化完全并牢固附着在窝沟表面。③封闭剂厚薄适中、无气泡。

## 考点：口腔局部麻醉术

### 一、操作前准备

1. 医师和被检者准备，可适当参考口腔一般检查部分。

2. 准备好口腔检查器、口腔黏膜消毒药物、棉签和干棉球、配备 5 号黏膜针头的 5ml 一次性注射器等。

### 二、操作方法

1. 浸润麻醉　牙及牙槽外科手术，一般多在上颌牙槽突或下颌前牙区的牙槽突应用浸润麻醉。

（1）**骨膜上浸润**

1）调整患者体位，告知患者注射时会感微痛。

2）对注射点区的口腔黏膜用1%碘酊或碘伏**规范消毒**。

3）牵引注射处的黏膜，使之绷紧。一般在拟麻醉牙的唇颊侧**前庭沟**进针，注射针尖达到麻醉牙根尖平面的骨膜上后，酌量注射麻醉药0.5~2.0ml。

（2）**黏膜下浸润**：注射少量麻醉药于黏膜内形成一个**小皮丘**；后从此沿手术切口线，由浅入深注射到术区组织中。

2. 阻滞麻醉　将局麻药注射到神经干或其主要分支附近，以阻断神经末梢传入的刺激。

（1）**上牙槽后神经阻滞麻醉**（上颌结节注射法）

1）调整体位：患者**半张口**，上颌平面与地面**成45°**。

2）确定进针点：一般以**上颌第二磨牙远中颊侧根部前庭沟**作为进针点。上颌第二磨牙尚未萌出的儿童，则以第一磨牙的远中颊侧根部的前庭沟作为进针点。上颌磨牙缺失的患者，则以颧牙槽嵴部的前庭沟为进针点。

3）进针方向及注药：对注射点区的口腔黏膜用1%碘酊或碘伏规范消毒，暴露进针点。注射针与上颌牙的长轴成40°，向上、**后**、**内方**刺入，进针时针尖**沿着上颌结节弧形表面**滑动，深15~16mm，回抽无血时即可注入麻醉药1.5~2.0ml。

（2）**腭前神经阻滞麻醉**（腭大孔注射法）

1）调整体位：患者头后仰，**大张口**，上颌平面与地面**成60°**。

2）进针标志：**腭大孔**位于上颌第三磨牙腭侧龈缘至腭中线弓形凹面连线的中点，覆盖其上的黏膜可见**小凹陷**，即为进针标志。如第三磨牙尚未萌出则应在第二磨牙腭侧。

3）进针方向及注药：对注射点区的口腔黏膜用1%碘酊或碘伏规范消毒，注射针在腭大孔的表面标志稍前处刺入腭黏膜，往上后方推进至腭大孔，注入麻醉药0.3~0.5ml。

（3）**鼻腭神经阻滞麻醉**

1）调整体位：嘱患者头后仰，**大张口**。

2）进针标志：**腭前孔**位于左右尖牙连线与腭中线的交点上，表面**腭乳突**覆盖。

3）进针方向及注药：对注射点区的口腔黏膜用1%碘酊或碘伏规范消毒，注射针自**腭乳头侧缘**刺入黏膜，然后将针摆向**正中**，使之与中切牙长轴**平行**，向**后上**方推进约0.5cm，可进入腭前孔。一般注入麻醉药0.25~0.50ml。

（4）**下牙槽神经阻滞麻醉**（翼下颌注射法）

1）调整体位：嘱患者大张口，下牙平面与地面平行。

2）进针标志：患者大张口时，可见磨牙后方、腭舌弓（前柱）之前有一索条样的**翼下颌皱襞**。还可见，颊部的**三角形颊脂垫**。此二者均为重要标志。或在大张口时以上下颌牙槽嵴相距的中点线上与翼下颌韧带外侧**3~4mm的交点**，作为注射标志。

3）进针方向及注药：对注射点区的口腔黏膜用1%碘酊或碘伏规范消毒，将注射器放在对侧口角，即第一、第二前磨牙之间，与中线成45°。注射针应高于下颌牙面1cm并与之平行。按此标志点**进针2.5cm左右**，可达下颌骨骨面的下牙槽神经沟。回抽无血，即可注入麻醉药1.0~1.5ml。

（5）**舌神经阻滞麻醉**：在行**下牙槽神经麻醉**口内注射后，将注射针**退出1cm**，此时注射麻醉药0.5~1.0ml，即可麻醉舌神经；或在退针时，边退针边注射麻醉药，直到**针尖退至黏膜下**为止。

（6）**颊神经阻滞麻醉**

1）在下牙槽神经阻滞麻醉过程中，针尖**退至肌层和黏膜下**时注射麻醉药0.5~1.0ml，即能麻醉颊神经。

2）也可以下颌磨牙面的水平线与下颌支前缘交界点的**颊黏膜**（大致在腮腺导管口下、后约1cm处）作为注射标志，进针后在黏膜下注射麻醉药0.5~1.5ml，还可以在要拔除磨牙的远中根颊侧黏膜转折处，行局部浸润麻醉。

- 考官提问

1. 上牙槽后神经阻滞麻醉的适应证有哪些？

答：上牙槽后神经阻滞麻醉适用于上颌磨牙的拔除，以及相应的颊侧牙龈、黏膜和上颌结节部的手术。

2. 上牙槽后神经阻滞麻醉的区域包括哪些？

答：上牙槽后神经阻滞麻醉的区域包括除第一磨牙颊侧近中根外的同侧磨牙的牙髓、牙周膜、牙槽突及其颊侧的骨膜、牙龈黏膜。

3. 腭前神经阻滞麻醉的适应证及麻醉区域有哪些？

答：①适用于上颌前磨牙、磨牙拔除术时的腭侧麻醉。②麻醉区域包括同侧磨牙、前磨牙腭侧的黏骨膜、牙龈及牙槽骨。

4. 下牙槽神经阻滞麻醉的适应证有哪些？

答：下牙槽后神经阻滞麻醉适用于下颌牙的拔除以及下颌牙槽外科手术。

5. 下牙槽神经阻滞麻醉的区域包括哪些？

答：下牙槽神经阻滞麻醉的区域包括同侧下颌骨、下颌牙、牙周膜、前磨牙至中切牙唇（颊）侧牙龈、黏骨膜及下唇部，以同侧口角麻木为注射成功的主要标志。

6. 舌神经阻滞麻醉的区域包括哪些？

答：舌神经阻滞麻醉的区域包括同侧下颌舌侧牙龈、黏骨膜、口底黏膜及舌前2/3部分。

## 考点：橡皮障隔离术

### 一、操作前准备

1. 医师和被检者准备，可适当参考口腔一般检查部分。

2. 准备好橡皮布、打孔器、橡皮障夹钳、橡皮障支架、橡皮障夹、辅助工具等（图 2-8）。

### 二、操作方法

1. 术区准备　**清洁**需隔离的牙齿，去除结石。用牙线检查接触点，并使**邻面光滑**。牙线不能通过时应**分离牙齿**获得间隙。**调磨**牙齿锐利边缘。

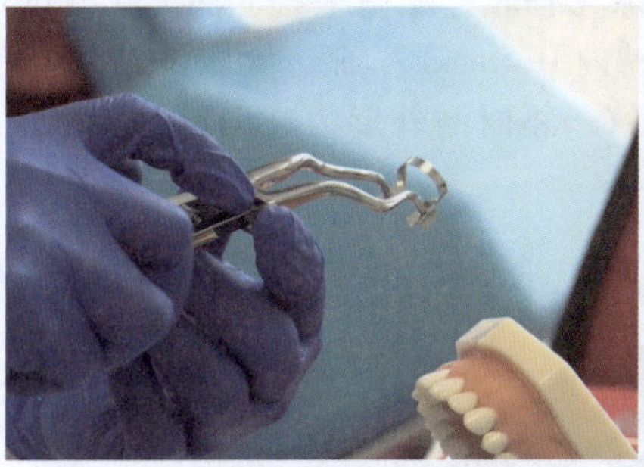

（1）橡皮障夹钳和橡皮障夹

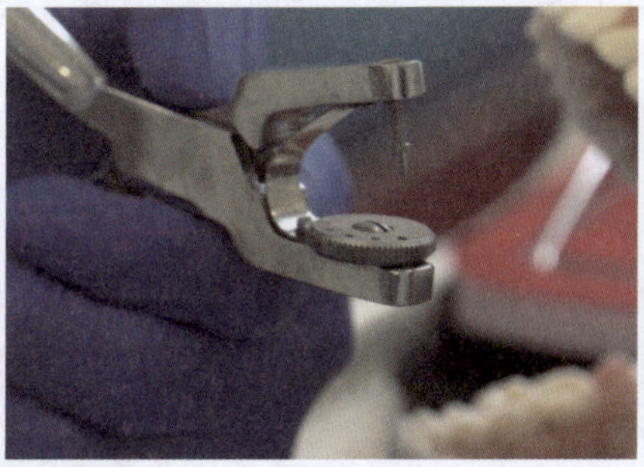

（2）打孔器

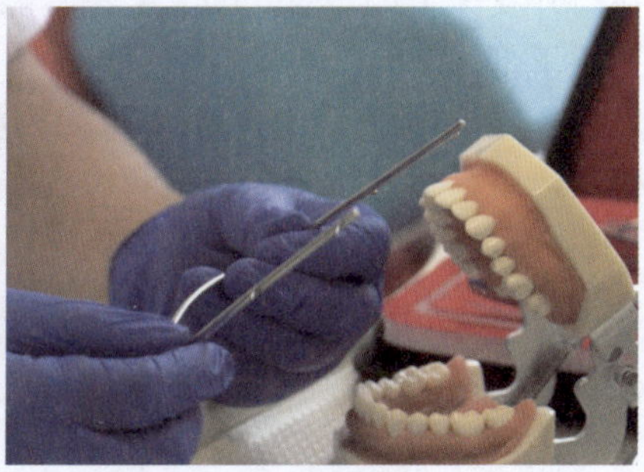

（3）橡皮障支架

图 2-8　橡皮障隔离术部分器械

2. **选择**橡皮布　大小要能完全**盖住口腔**，其暗面朝向术者。牙髓病者多选中、厚型橡皮布，前牙或刚萌出的牙用薄型橡皮布。

3. 打孔（图 2-9）　预先标记好打孔的位置。①范围：上颌牙约在橡皮布**上缘以下 2.5cm**，下颌牙则在其**下缘以上 5cm**。②选择合适的孔径。③孔间距离以 2~3mm 为宜。④数目：由牙位、治疗的牙数和缺损部位决定。⑤橡皮布内侧、患者口角处**涂润滑剂**。

4. 选择橡皮障夹（图 2-10）　根据牙位、安装方式和剩余牙体组织等选择。

5. **放置**橡皮障　有翼法、橡皮布优先法、弓法等。

（1）翼法（图 2-11）：用于隔离单颗牙。将有翼橡皮障夹的翼部**套入**橡皮布（已打好孔），露出橡皮障夹体部→用橡皮障夹钳**撑开**橡皮障，将橡皮布一起**夹在牙颈部**，夹的弓部**位于牙的远中**→将翼上方的橡皮布推至翼下牙颈部，暴露翼部。

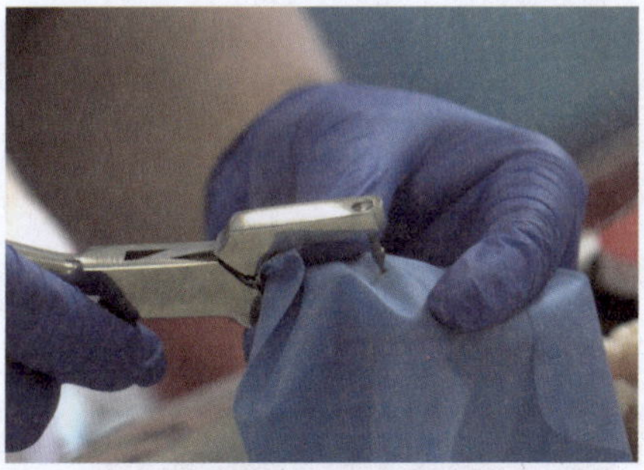

图 2-9　打孔标记点

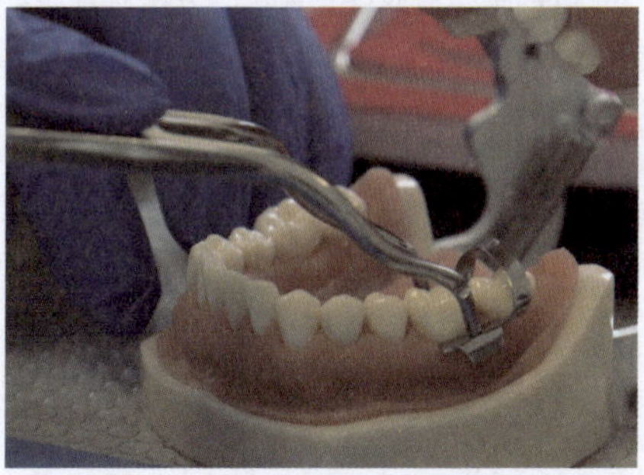

图 2-10　选择橡皮障夹

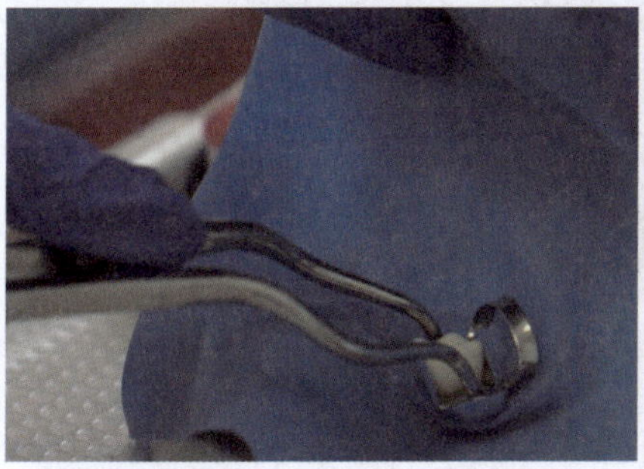

（1）将橡皮障夹、橡皮布夹在牙颈部

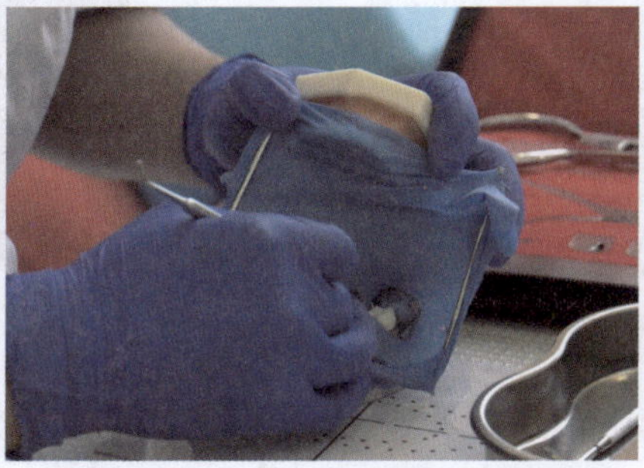

（2）放置橡皮障支架后调整橡皮障布

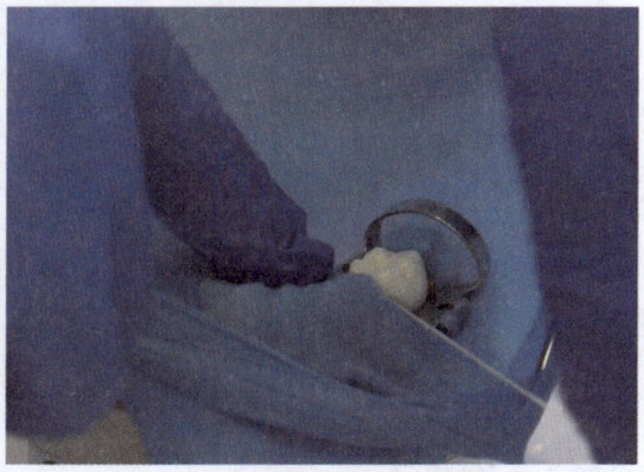

（3）牙线调整橡皮障布的位置

图 2-11　翼法

（2）橡皮布优先法：用于隔离多颗牙。双手**撑开**打好孔的橡皮布，按打孔部位**套入牙齿**并推向牙颈部，可用牙线帮助通过邻面接触点，逐一从远中向近中套入→用橡皮障夹钳将**橡皮障夹固定**到牙颈部。

6. **调整**橡皮障　橡皮障就位后，要调整橡皮布在口外支架上的位置，使其上缘不能阻挡鼻孔，下缘达颏下部。

7. **拆卸**橡皮障　单颗牙可先用橡皮障夹钳取下橡皮障夹，再将橡皮障支架和橡皮布一块取出。多颗牙或邻面洞，先剪除牙间的橡皮布，再除去橡皮障夹，将支架和橡皮布一块取出。

❈易扣分点：①操作前未确认牙位。②操作过程中损伤牙龈和黏膜。③橡皮布在牙颈部未收紧。

● 考官提问

1. 术区的常用隔离方法有哪些？
答：术区的隔离可采用棉卷隔离唾液或安置橡皮障等方法。吸唾器一般与之配合使用。
2. 使用橡皮障的目的是什么？
答：①提供干燥、清洁和消毒的术野。②保护患者。③方便医师操作。④防止医源性交叉感染等。
3. 当放置橡皮障的操作时间过长或患者发生过敏时，应如何处理？
答：如果操作时间较长或患者发生过敏，则最好在橡皮障与皮肤之间垫纸巾或成品的纸垫。
4. 橡皮障的主要优点有哪些？
答：橡皮障的安全性和无菌性均较佳，常用于牙髓治疗中。

## 考点：G. V. Black Ⅱ类洞制备术（磨牙邻殆面洞）

### 一、操作前准备

1. 患者和医师准备，可适当参考口腔一般检查部分。

2. 准备好口镜，探针，镊子，喷水高速涡轮机头、低速弯机头和三用枪，涡轮裂钻、低速弯机头用球钻和倒锥钻，离体磨牙（自备）等。

### 二、操作方法

1. 固定　一手**拇指**、**示指**、**中指**分别固定前磨牙的颈部和根部，一手**执笔式**握持手机，以持钻手的环指作支点。

2. **邻面洞制备**（图2-12）　用喷水冷却的涡轮裂钻从牙的**近中或远中边缘嵴**钻入，采用间断点磨方式，向深处钻磨的同时应向颊舌方向扩展至**外展隙**（自洁区），形成略外敞的颊、舌壁，洞壁与釉柱方向保持一致，**去除无基釉**；龈壁平直，**深度1.5mm**（即釉质牙本质界内0.5mm）；轴壁与牙长轴**平行**，与牙邻面弧度一致；邻面洞外形为略向殆面聚拢的梯形。

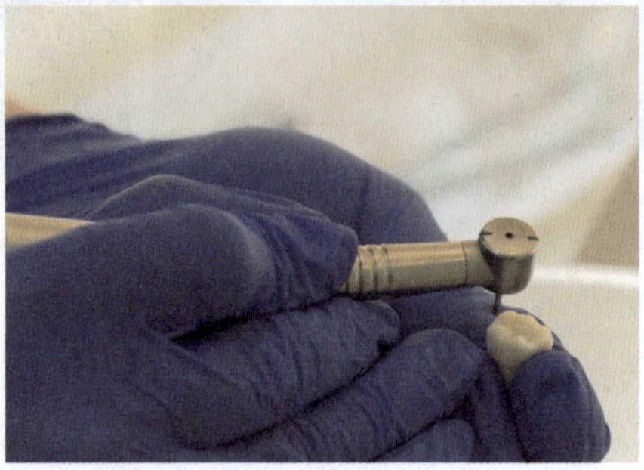

图2-12　邻面洞制备

3. **殆面洞制备**（图2-13）　用涡轮裂钻自邻面洞口从釉质牙本质界下0.5～1.0mm处向殆面窝沟处水平扩展，制备鸠尾固位形，**鸠尾深度为1.5～2.0mm**，达釉质牙本质界0.2～0.5mm。鸠尾峡部应放在**颊舌两牙尖之间**，在轴髓线角的靠近牙齿中线一侧，宽度为邻面边缘嵴处洞口宽度的1/2或2/3；鸠尾膨大的尾部放在殆面窝内，于峡部两侧均匀对称膨出，宽于鸠尾峡即可，尾梢处的洞壁应与斜嵴或边缘嵴平行。

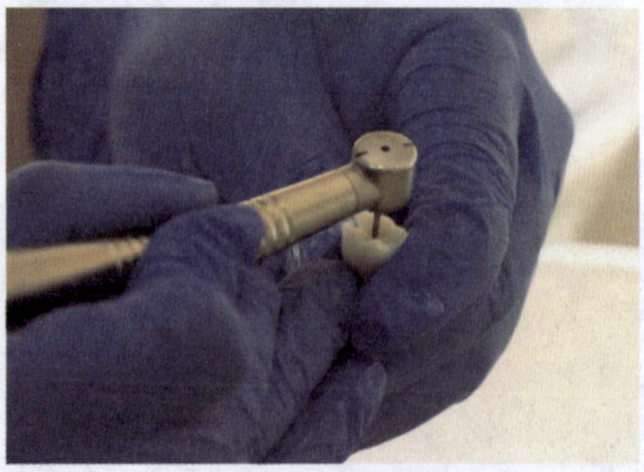

图2-13　殆面洞制备

4. 修整检查洞形　**用裂钻修整窝洞**，使洞缘线圆缓流畅，洞缘角成直角；**用倒锥钻修整洞底**，裂钻修整洞壁，**小球钻修整点线角**（图2-14），使窝洞呈

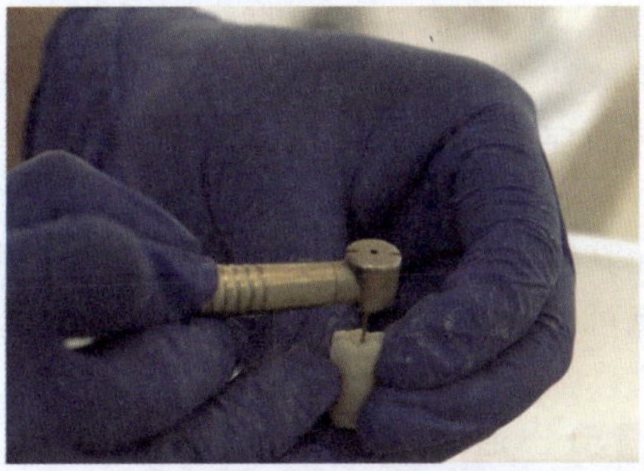

图 2-14　球钻修整点线角

现𬌗洞底平壁直，邻面洞颊舌壁外敞、龈阶平直、轴壁弧形与牙邻面一致的形态。用探针检查窝洞，**深度位于釉质牙本质界下 0.5~1.0mm**，大小适当，邻𬌗面洞各部位置正确、比例协调、没有无基釉、没有露髓孔（图 2-15）。

❖易扣分点：鸠尾膨大的尾部做的比邻面边缘嵴处洞口还宽。

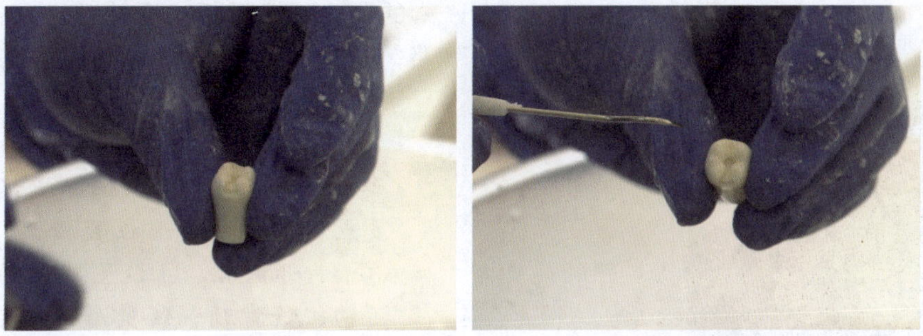

（1）　　（2）

图 2-15　制备完成后的邻面洞、𬌗面洞

• **考官提问**

1. 窝洞制备的基本原则有哪些？

答：①生物学原则，包括彻底清创、消除细菌感染，保护牙髓，维护髓腔完整封闭状态，尽量保存健康牙体组织。②力学原则，窝洞的洞形应兼顾固位形态和抗力形态。

2. 制备磨牙邻𬌗复面洞常用的固位形有哪些？

答：常用的固位形有侧壁固位、梯形固位和鸠尾固位。

3. 窝洞的良好抗力形体现在哪些方面？

答：①牙釉质下方有牙本质支持。②应力分布均匀。③盒状洞形、窝洞深度等。

4. 鸠尾固位的峡部宽度一般是多少，为什么？

答：鸠尾峡部放在颊舌牙尖之间，宽度一般为两牙尖距离的 1/4~1/3，峡与邻面边缘嵴洞口宽度的适宜比例为 1/2~2/3。峡部过窄，充填体容易折断；峡部太宽，则会磨除较多牙体组织，还会减弱或丧失扣锁固位的功能。

## 考点：磨牙开髓术

### 一、操作前准备

1. 医师准备，可适当参考口腔一般检查部分。

2. 准备好口镜，探针，镊子，喷水高速涡轮机头、低速弯机头，涡轮裂钻、球钻（圆钻）、长柄球钻或长颈球钻，探针和根管口探针，根管挫或扩大器，离体牙（自备前磨牙或磨牙）等。

### 二、操作方法

1. 术前可**考虑拍 X 线片**，以便了解磨牙长度、形态和数目。

2. 入口**洞形**设计　一般上颌磨牙为偏近中的钝圆三**角形**，下颌磨牙为偏近中的钝圆角**梯形**，上颌前磨牙为略**偏颊**侧的**卵圆形**，下颌前磨牙为**偏颊侧的椭圆**形。

3. **固定**　一手拇指、示指、中指分别固定磨牙的颈部和根部，一手**执笔式**握持手机，以持钻手的环指作支点（图 2-16）。

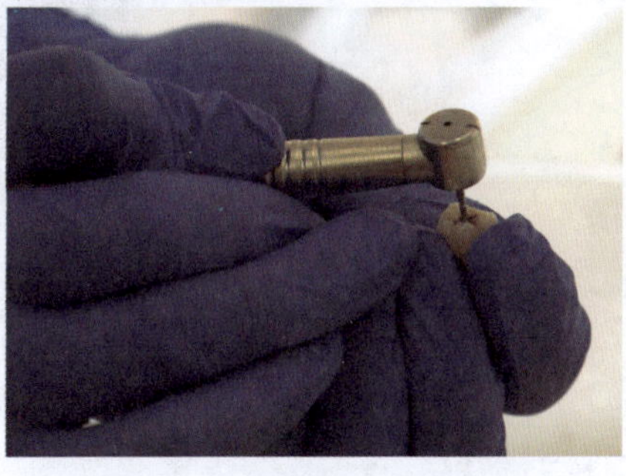

图 2-16　固定及持钻的演示

4. **穿通髓腔** 用带有喷水冷却的涡轮裂钻从磨牙**𬌗面中央窝钻入**，备出牙本质深洞。向深部钻入的同时向外周扩展，钻针应与牙长轴平行。穿通髓腔常选在**髓角处**；如髓室较宽大，可从髓室顶中央穿入（会有落空感）；如髓室较小、顶底相近甚至相接，可考虑从对应最粗的根管口处穿入。

5. **揭净髓室顶**（图2-17） 用**裂钻**侧刃水平向切割牙本质或用**球钻**向外提拉去除髓室顶，保持钻针与牙长轴平行，若钻至预计髓室底深度仍未有明显的穿通髓腔迹象，注意检查、调整钻针和穿髓部位。

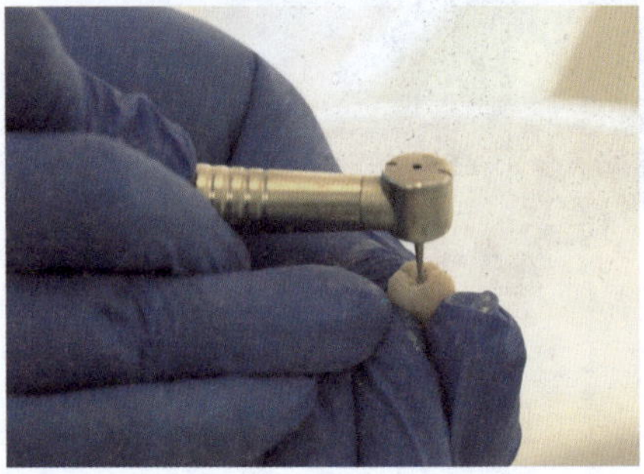

图2-17 用球钻向外提拉去除髓室顶

6. **修整髓室侧壁**（图2-18）、**定位根管口** 去除四壁的牙本质凸起，形成直线到达各根管口的入路，可用球钻向外提拉式操作，注意清理髓室，保持髓室底的**完整**、**洁净和干燥**。在寻找根管口时，应随时修整入口洞缘。可利用探针尖端循着髓室底的暗线在其终端稍用力戳探，**探软或能卡住探针针尖的位点**可能就是根管口。同时注意有无额外根管的存在。

7. **探查、通畅根管，建立通路**（图2-19、图2-20） 选用**小号K锉**自根管口向根管内插入，以探明根管的分布、走向和根管内阻塞物的情况。用预弯的器械尖端不断往返转动进入根管，建立根管通路，应伴随使用**冲洗液和根管润滑剂**。

❖易扣分点：①器械选择或握持不当，没有支点。②入口洞形位置错误、形态不规范。③未打开髓腔。④髓室顶未揭净，探针弯头可钩住髓室顶；髓壁磨除过多，形成凹陷、台阶和穿孔。

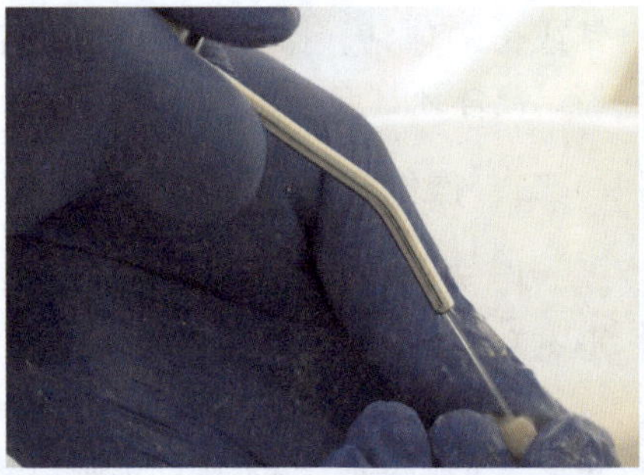

（1）

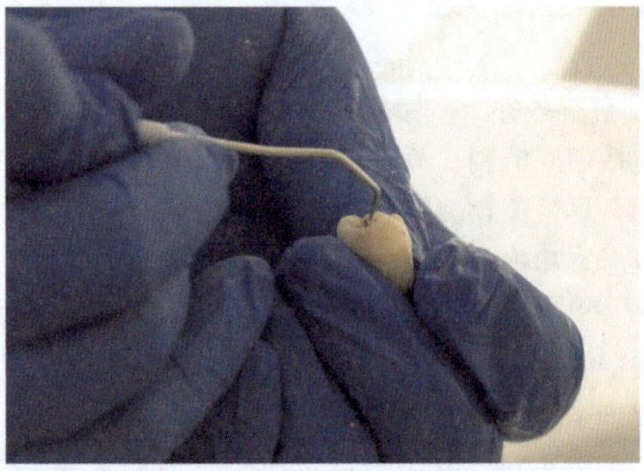

（2）

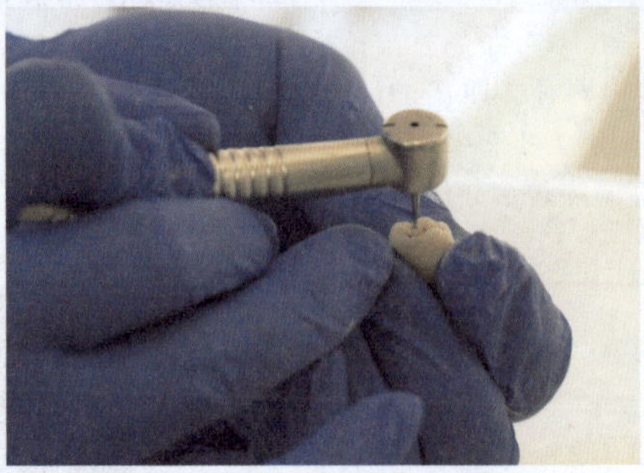

（3）

图2-18 清理、修整髓室侧壁

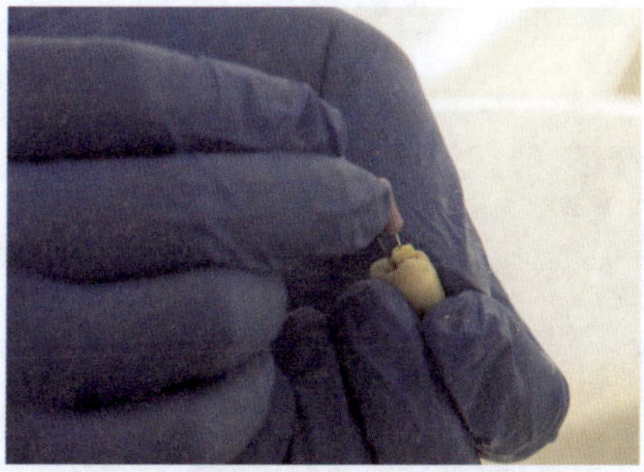

图 2-19　探查根管

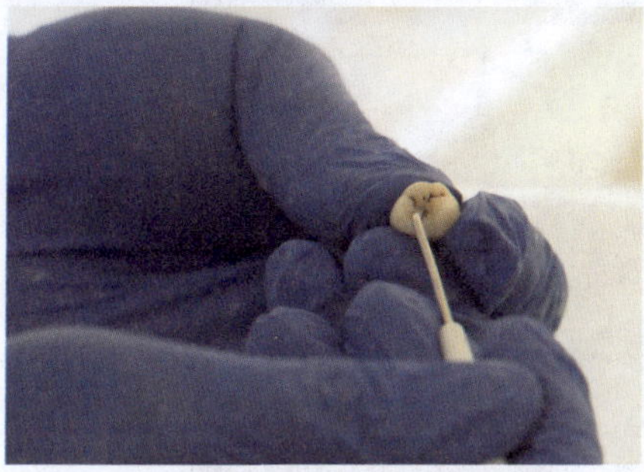

图 2-20　开髓完成

- **考官提问**

1. 磨牙开髓术的基本原则有哪些？

答：设计髓腔入口洞形、建立操作便宜形、尽量保留健康牙体组织。

2. 髓腔入口洞形的设计必须考虑哪些解剖因素？

答：入口洞形的设计依据是髓腔的解剖形态，必须考虑髓腔的形态、大小，根管的数目、根管口的位置、根管的弯曲程度和弯曲方向。

## 考点：龈上洁治术

### 一、操作前准备

1. 患者准备　了解病史，**询问患者**有无洁治的相关禁忌证（如出血性疾病等）。洁治下颌牙时下牙咬合平面基本与地面平行，洁治上颌牙时上牙咬合平面与地面成 45°~90°。

2. 医师准备　在洁治时医师肘部与患者的头部位置平齐。根据所洁治牙的不同，可移动至适宜位置，如患者右前方、右后方和正后方。

3. 物品准备　准备好洁治器，前牙可用直角形洁治器、大镰刀形洁治器（图 2-21），后牙可用弯镰刀形洁治器（两把）。锄形洁治器（图 2-22）、口镜、探针、镊子、3%过氧化氢、手套、棉签等。

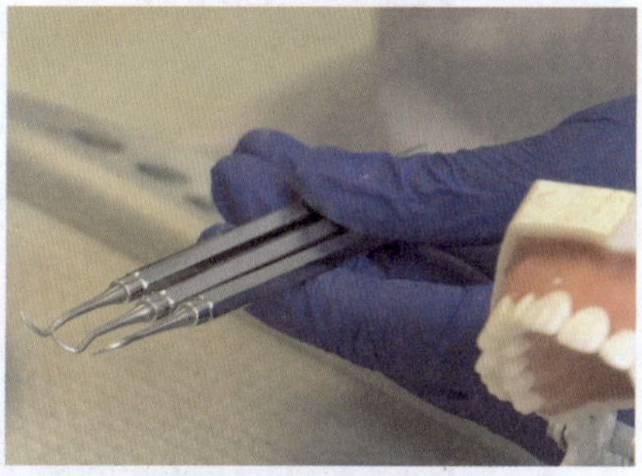

图 2-21　镰刀形洁治器

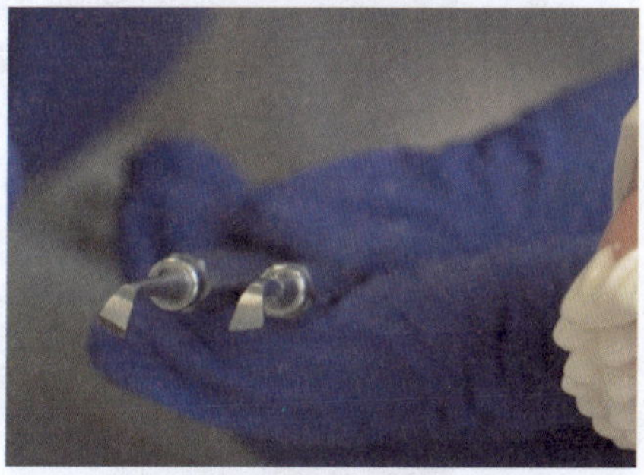

图 2-22　锄形洁治器

### 二、操作方法（图 2-23~图 2-25）

1. 器械握持　以**改良握笔法**握持洁治器，将洁治器的颈部紧贴中指腹，示指弯曲位于中指上方，握持器械柄部，拇指指腹紧贴柄的另一侧，并位于中指和示指指端之间约 1/2 处，拇指、示指、中指三指构成一个三角形力点。

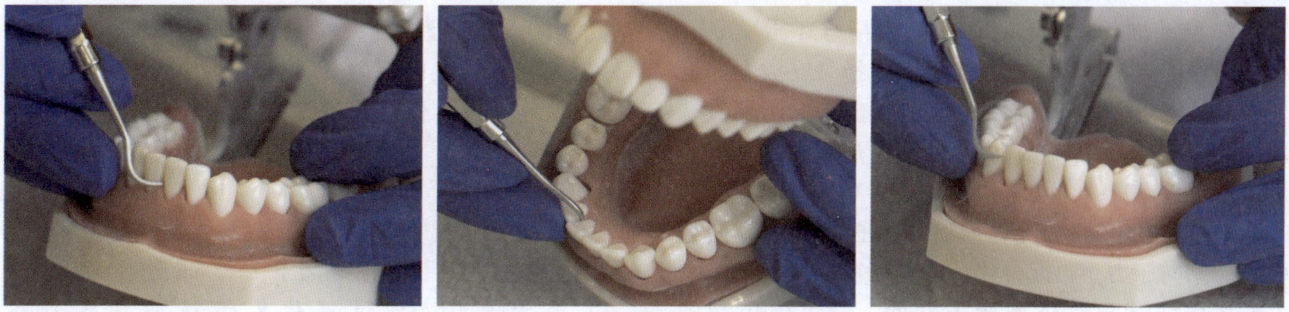

（1）　（2）　（3）

图 2-23　前牙洁治器的使用

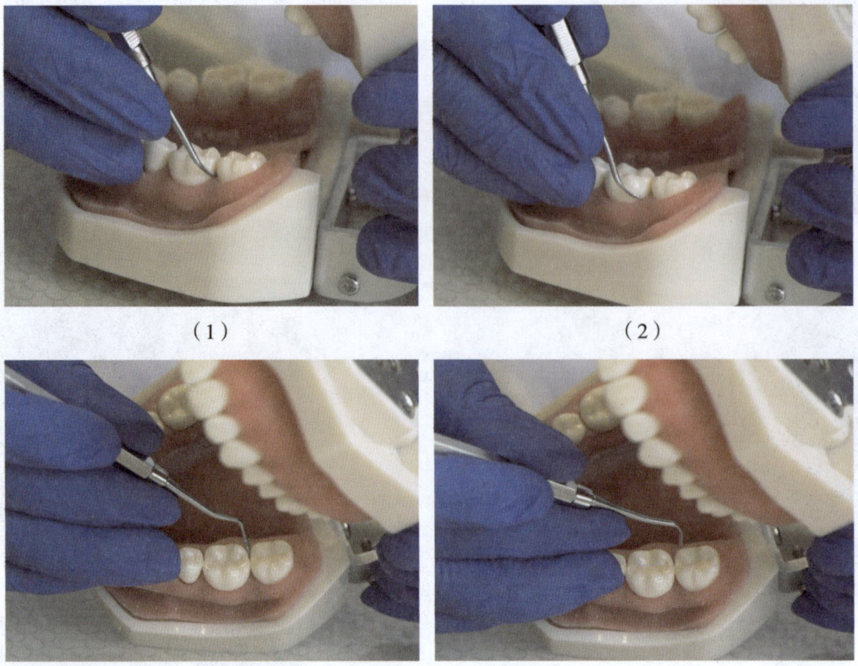

（1）（2）（3）（4）

图 2-24　后牙洁治器的使用

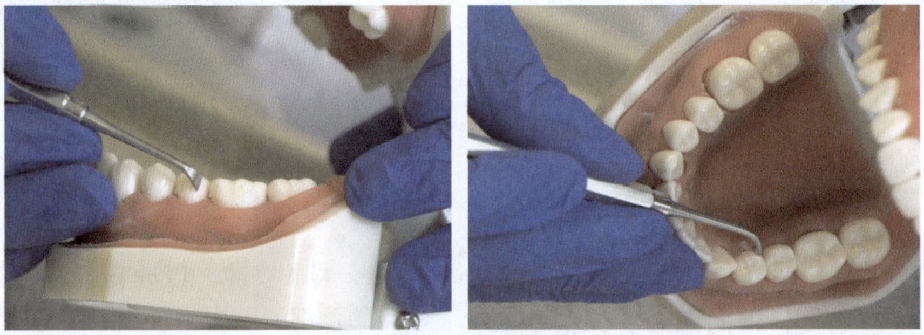

（1）（2）

图 2-25　锄形洁治器的使用

2. 洁治准备　洁治时一般以**中指与环指**贴紧一起共同**作支点**，或以中指作支点，将指腹支放在邻近牙齿上，支点位置随洁治部位而移动。将洁治器尖端1~2mm的工作刃紧贴牙面，放入牙石根方，刀刃与牙面角度**以70°~80°为宜**。

3. 洁治力度　去除牙石时用力握紧器械，向牙面施加侧向压力，再配合移动或转动**前臂和腕部**来发力，从而将牙石整体**向冠方刮除**。避免层层刮削牙石。

4. 移动器械　当洁治工作从颊（或舌）面移向邻面时，运用拇指推或拉的动作来转动洁治器柄，**保持工作端的尖端接触牙面**。洁治中及时除去过多的血液、唾液，**保持视野清楚**。完成一次洁治动作后，移动器械至下一个洁治部位，注意**洁治部位之间的连续性**。

5. 洁治后检查　洁治完成后用尖探针检查有无残留牙石，尤其是邻面和龈下1~2mm处有无残留牙石，如无则用**3%过氧化氢溶液冲洗**治疗区（图2-26）、请患者**漱口**，如有则用器械清除。还要检查有无牙龈损伤，发现损伤则及时处理。

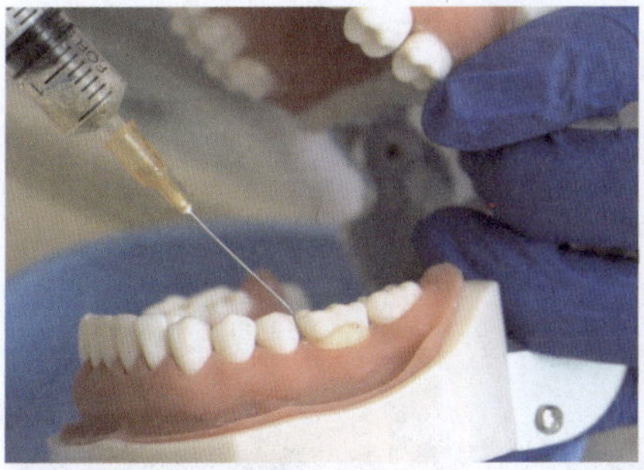

（1）

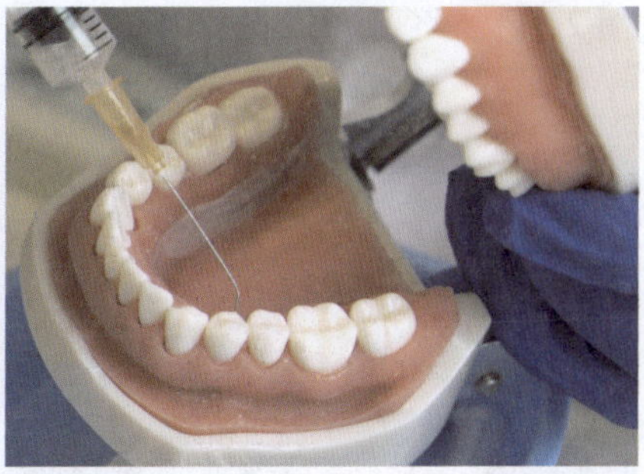

（2）

图 2-26　3%过氧化氢溶液冲洗治疗区

❖易扣分点：①器械选择或握持不当，没有支点或用力方向不正确。②操作中洁治器的尖端离开牙面刺伤牙龈。③操作中洁治器工作面与牙面形成的角度不正确。④洁治后未用 3%的过氧化氢溶液冲洗治疗区。

● 考官提问

1. 常用的洁治器械有几种？工作时与牙面形成的角度一样吗？

答：常用的洁治器包括：①超声波洁牙机，洁治时将工作头的前端部分轻轻以与牙面平行或<15°角接触牙石的下方来回移动。②手用洁治器，洁治时刀刃与牙面角度以 70°～80°为宜。

2. 去除牙石（包括精细部位）的用力方式一般是怎样的？

答：去除牙石的用力方式：①去除牙石的用力方式主要是前臂-腕部转动发力，将牙石去除。②单纯用指力来拉动工作刃，动作比较精细易于控制，用于个别精细部位，如轴角处。

3. 洁治后用 3%的过氧化氢溶液冲洗治疗区的目的是什么？

答：用 3%的过氧化氢溶液冲洗治疗区可清除散落在局部（龈沟等处）的牙石残渣，还可以止血。

### 考点：牙槽脓肿切开引流术（助理不考）

## 一、操作前准备

1. 患者与医师准备，可适当参考口腔一般检查部分。

2. 准备好口镜、镊子、探针、手术刀柄及 15 号刀片、注射器、局麻药、消毒剂、引流条、血管钳等。

## 二、操作方法

1. 对患者做必要的医嘱说明。

2. 麻醉　干棉球**擦干黏膜表面**（图 2-27），然后用 1%碘酊**规范消毒**（图 2-28）后做阻滞**麻醉**或表面麻醉。

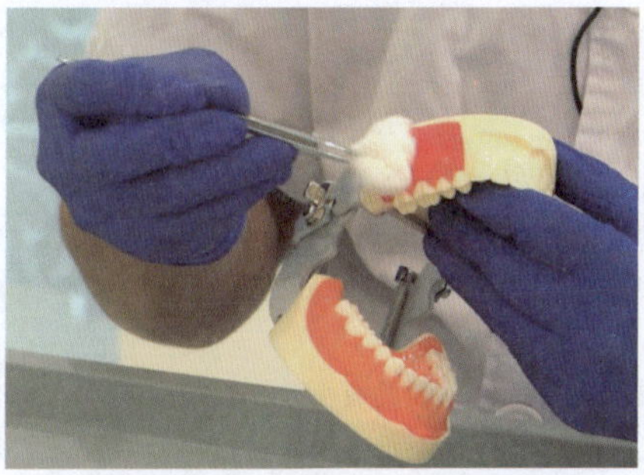

图 2-27　干棉球擦干黏膜表面

3. 切开（图 2-29）　用尖刀片在脓肿**最明显、最低处切开**，切口方向与**前庭沟平行**，直达骨面（避开神经血管），可见脓液流出，之后进行钝性分离。

4. 冲洗（图 2-30）　用**生理盐水**顺切口**冲洗**脓腔，直至脓液冲洗干净。

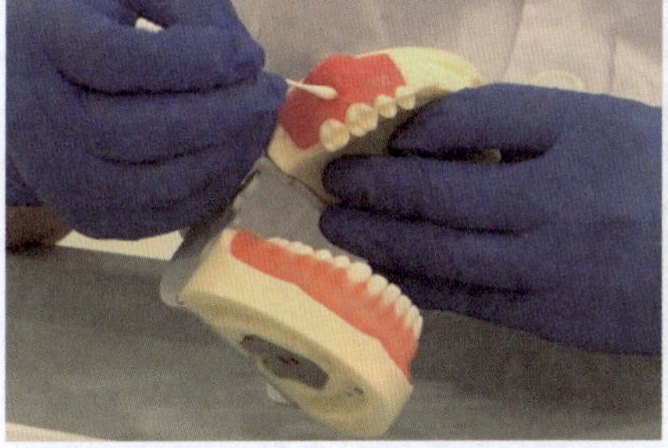

图 2-28　1%碘酊消毒

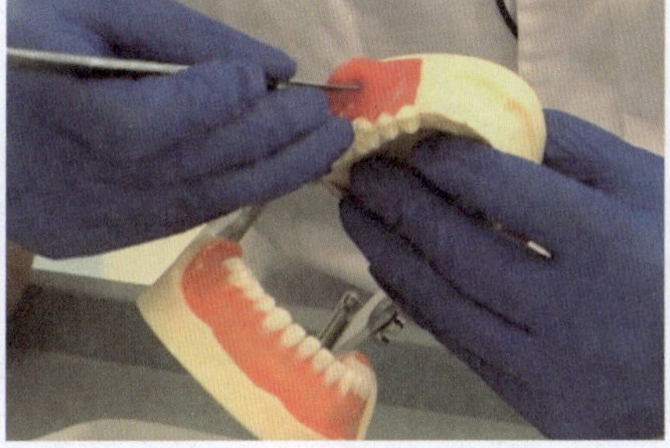

图 2-29　脓肿切开

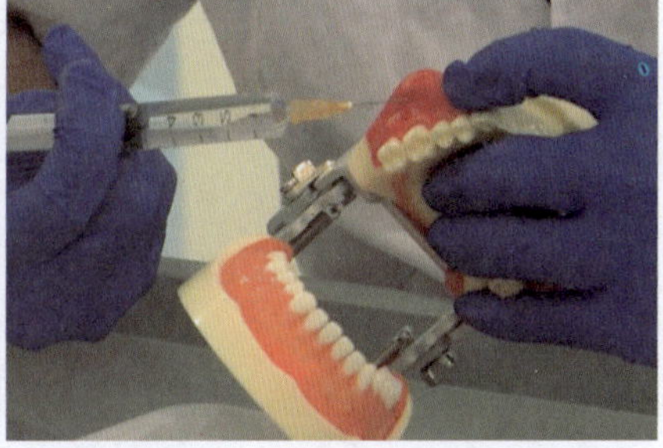

图 2-30　生理盐水冲洗脓腔

5. **放置引流**（图2-31） 将引流条放入切口，嘱第二天复诊。

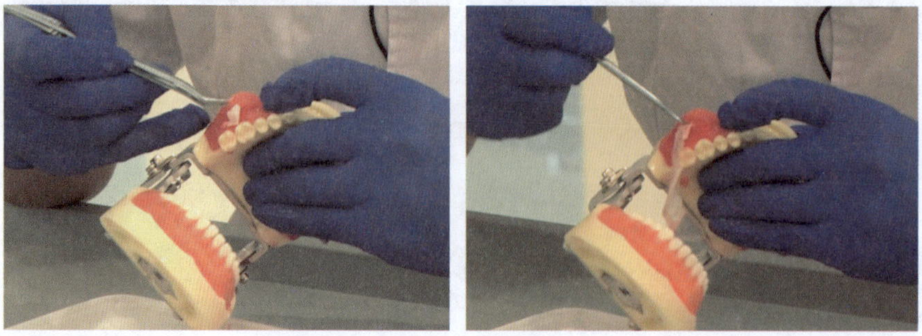

（1） （2）

图2-31 放置引流条

❖易扣分点：①违反无菌观念，操作前未消毒。②动作粗暴，引起患者不适。③切口位置不正确，应选择脓肿最低处或即将破溃处。

● 考官提问

1. 牙槽脓肿切开引流术的适应证有哪些？

答：局部呈搏动性跳痛；炎性肿胀明显，表面黏膜紧张、发红；触诊有明显压痛点、波动感；呈凹陷性水肿；穿刺有脓液抽出者。

2. 牙槽脓肿切开引流的目的有哪些？

答：引流可以使脓液和坏死组织快速排出，减轻肿胀疼痛，促进愈合。

3. 脓肿切开的位置选择哪里？

答：一般选择脓肿最明显、最低处或即将破溃处进行切开。

4. 牙槽脓肿常用的引流方法有哪些？

答：牙槽脓肿常用的方法有片状引流、纱条引流、管状引流和负压引流。

## 考点：牙拔除术

### 一、操作前准备

1. 患者准备 询问有无拔牙禁忌证，并向患者进行必要的解释工作，取得患者配合。患者取半坐位，**拔上牙**时，患者张口时上颌咬合平面与地面**成45°**，其高度在医师的肩关节和肘关节之间。**拔下牙**时，患者下颌咬合平面与地面平行，其高度在医师的肘关节以下。

2. 医师准备 医师一般站在患者右前方，但在拔除下颌前牙时，医师可站在患者右后方，便于操作。**确定**所要拔除的**牙位**、拔牙**原因**及是否符合拔牙**适应证**。

3. 物品准备 准备好口腔检查器、消毒剂、棉签、注射器、局麻药、牙龈分离器、牙挺、刮匙、拔牙钳（图2-32）、干棉球、棉纱卷等。

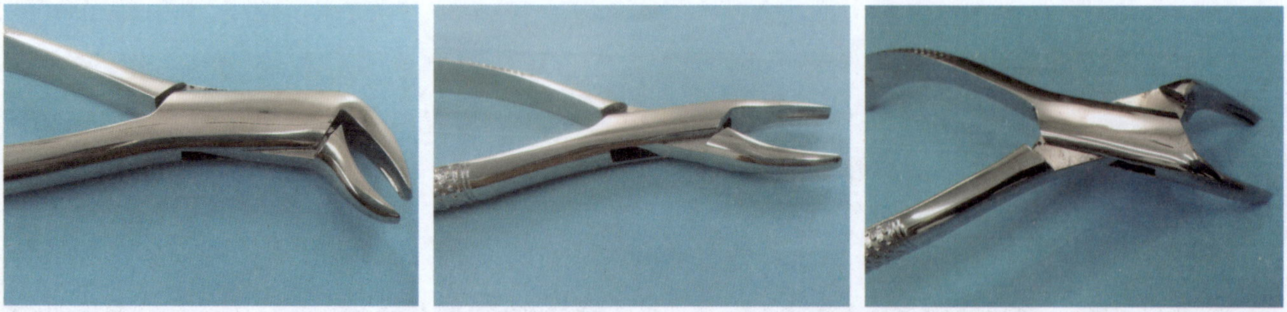

（1） （2） （3）

图2-32 常用拔牙钳

## 二、操作方法

1. **消毒、麻醉并检查麻醉效果**　不同牙位的麻醉见表2-1。

表2-1　不同牙位的麻醉

| 牙　位 | 麻醉方法 |
|---|---|
| 上颌 | 前牙：拔除牙的唇腭侧局部浸润麻醉<br>前磨牙：拔除牙的颊腭侧局部浸润麻醉<br>磨牙：上牙槽后神经+腭前神经阻滞麻醉，第一磨牙拔除时应加患牙近中颊根前庭沟局部浸润麻醉 |
| 下颌 | 前牙：拔除牙的唇舌侧局部浸润麻醉<br>前磨牙：下牙槽神经、颊神经、舌神经麻醉<br>磨牙：下牙槽神经、颊神经、舌神经麻醉 |

2. **分离牙龈**（图2-33）　分离应达牙槽嵴顶（器械可与骨接触），并应将牙龈轻轻掀离根面。

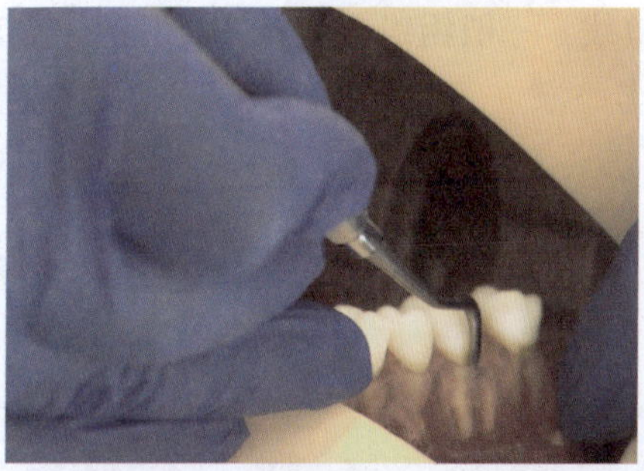

（1）

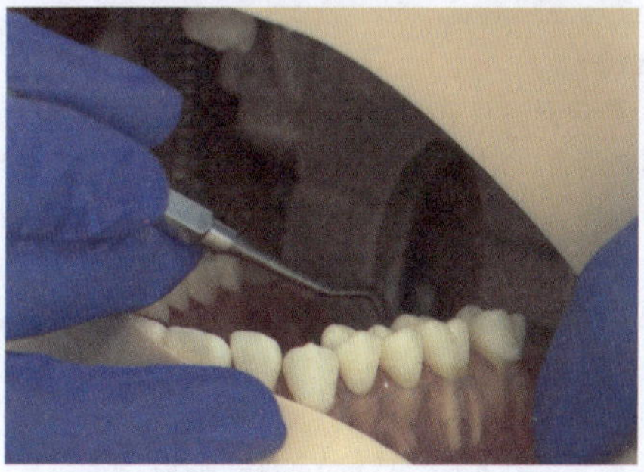

（2）

图2-33　分离牙龈

3. **挺松患牙**。
4. **安置牙钳，再次核对牙位**（图2-34）。
5. **患牙脱位**　不同牙位的拔除见表2-2。

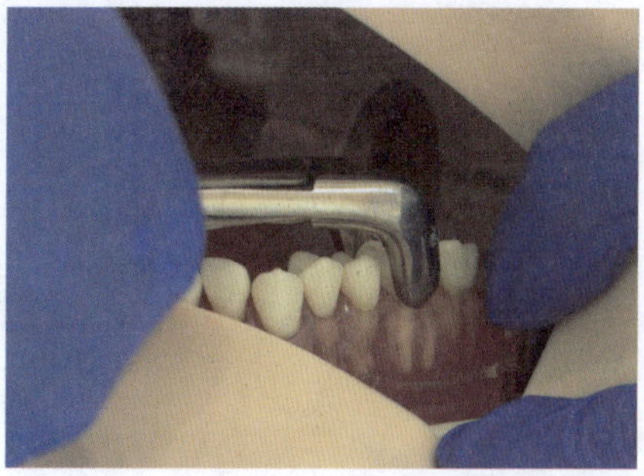

图2-34　安置牙钳

表2-2　不同牙位的拔除

| 牙　位 | 拔牙方法 |
|---|---|
| 上颌 | 切牙、侧切牙：应先扭转，待一定松动后再做直线牵引，唇侧脱位<br>尖牙：应先唇侧摇动，小幅度扭转后唇侧脱位<br>前磨牙：先向颊侧小幅度摇动，感到阻力大后转向腭侧，逐渐加大幅度，同时向颊侧牵引脱位<br>磨牙：先向颊侧再向腭侧小幅度摇动，逐渐加大幅度，沿阻力小的方向，向下、远中及颊侧牵引脱位 |
| 下颌 | 切牙和侧切牙：先充分摇动，再向唇侧上方牵引脱位，不用扭转<br>尖牙：反复向唇舌侧摇动，小幅度扭转，向上、向唇侧牵引脱位<br>前磨牙：颊舌向摇动，小幅度扭转，向上、颊侧和远中向牵引脱位<br>磨牙：颊舌向摇动，松动后向上、颊侧向牵引脱位，也可向舌侧上方牵引脱位 |

6. **处理拔牙窝**（图2-35、图2-36）　检查拔除患牙的牙根完整性。用**刮匙**取出拔牙窝内残片、牙石、肉芽组织等，令血液充满拔牙窝，牙槽窝应做**压迫复位**，令患者紧咬棉纱卷、压迫止血。

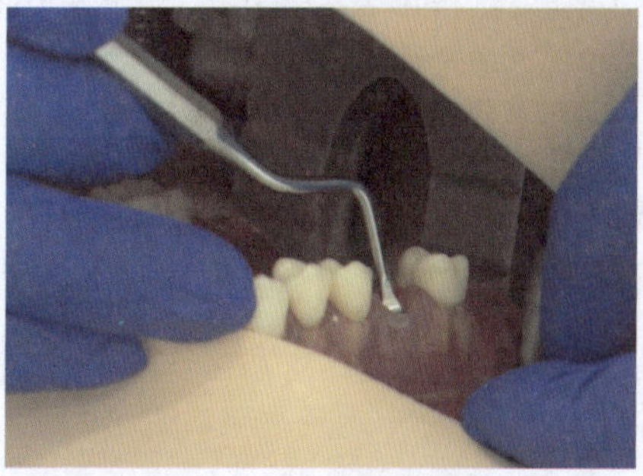

图2-35　搔刮拔牙窝

7. **拔牙后医嘱**　①30分钟后弃去压迫棉纱卷。②拔牙后**24小时**不可刷牙、漱口。③术后**避免进食过热**食物及**剧烈运动**，注意口腔卫生。④勿用患

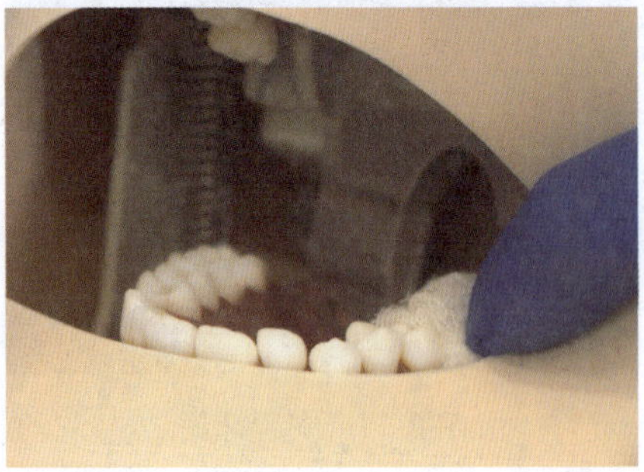

图 2-36 压迫棉纱卷

侧咀嚼，勿用舌舔伤口，更不宜反复吸吮。⑤术后24~48小时唾液中有少量血液为**正常现象**。出血不止者应用纱布紧咬后，迅速就诊。⑥向患者说明复查时间。

❖易扣分点：①违反无菌观念，触碰非术区组织，如其他牙。②忘记牙位核对。③动作粗暴，放置牙钳时损伤牙龈组织、搔刮拔牙窝时动作剧烈。

● 考官提问

1. 牙拔除术的禁忌证有哪些？

答：①心脏病，如6个月内发生过心肌梗死，不稳定的或最近才开始的心绞痛，充血性心力衰竭，未控制的心律不齐等。②高血压，血压高于180/110mmHg。③炎症与恶性肿瘤。④糖尿病。⑤血液病。⑥甲状腺功能亢进症。⑦肝肾疾病。⑧妊娠。⑨月经期。⑩长期使用抗凝药治疗，长期使用肾上腺皮质激素治疗。⑪神经精神疾病。

2. 拔牙时分离牙龈的目的是什么？

答：目的是避免安放牙钳时损伤牙龈，导致术后牙龈出血。

3. 拔牙时力的应用主要包括哪些方面？

答：拔牙时力的应用主要包括摇动、扭转（上前牙）和牵引（即拔除）。

4. 乳牙拔除时需注意什么？

答：乳牙拔除时注意不要遗漏残片，拔牙创禁忌搔刮以免损伤恒牙胚。

## 考点：口内缝合术（助理不考）

### 一、操作前准备

1. 患者和医师准备，可适当参考口腔一般检查部分。
2. 准备好缝针（常用弯针，一般为圆针或三角针）、缝线（常用5-0、3-0黑色丝线）、线剪（口腔黏膜、牙周手术常用眼科剪，其他口内手术则用普通线剪）、血管钳或组织镊、消毒用碘伏棉球、75%乙醇棉球、棉签、无菌乳胶手套等。

### 二、操作方法

1. **消毒** 术者取站位，进行术区规范消毒。

2. 准备 术者左手**持镊**，右手拿**持针器**，以拇指及环指握持持针器，示指置于持针器前端，持针器垂直夹住圆针尾端1/3。

3. **进针、缝合** 将两侧相邻创面的边缘向中线轻轻拉拢，缝针先从游离侧进入，**距创缘2~3mm处垂直进针**，刺入黏膜直达黏膜下组织，再穿过较为固定的另一侧后垂直穿出，将两侧瓣的位置对准后，准备打结固定。缝针进入两侧瓣组织离创缘的距离应相等。**每针间距3~5mm**。缝合舌组织时进针点距创缘4~5mm。

4. **打结** 器械打结多用于口腔内的创面缝合，手打结有双手打结法和单手打结法。相邻两个单结的方向必须相反，打好第一个结后，应将两根线头引向一侧，再打第二个结。

5. **剪线** 一般**组织内留线**1mm左右，**口内留线**5mm以上。

❖易扣分点：①违反无菌观念，未戴手套。②未垂直进针，距创缘边距不正确。③打结不规范，打结的位置在创口上，滑结松脱。

● 考官提问

1. 常用的缝合方法及适应证有哪些？

答：①间断缝合，用于颊、舌侧牙龈黏骨膜瓣组织高度大致相等，张力相当，且不需要加深龈颊沟和增加附着龈的缝合方法。②悬吊缝合，适用于颊、舌侧龈瓣高度不一致，且张力不同。③水平褥式缝合，用于两牙之间有较大缝隙或龈乳头较宽、张力较大时。④锚式缝合，用于最后一个磨牙远中楔形瓣的缝合，或与缺牙间隙相邻处的龈瓣闭合。

2. 缝合时两侧创缘不整、长短不等时如何处理？

答：如果创口边缘不整齐或缝合的两缘长短不一，可用刀片或剪刀予以适当修整，直至创面能相对合拢而无皱褶。长短相差较多，无法修整者可先将创口缝合，最后在创口的末端有皱褶突起处，分作1个三角形切口，切去多余组织后缝合。

3. 缝合进针时的角度应怎样掌握？

答：缝合进针时，针尖应与黏膜垂直。如两侧创缘高低不等（厚薄不均），应加以矫正，即薄（低）侧组织缝合稍多而深些，而厚（高）侧组织则稍少而浅些。

## 考点：颌面部绷带包扎技术（助理不考）

### 一、操作前准备

1. 患者准备　取坐位或仰卧位（术后即刻包扎）。

2. 医师准备　患者坐位时，立于患者前方；仰卧位时立于患者头顶部前方。

3. 物品准备　准备好绷带（宽 8～10cm、长 5m 左右）、胶布（图 2-37）。

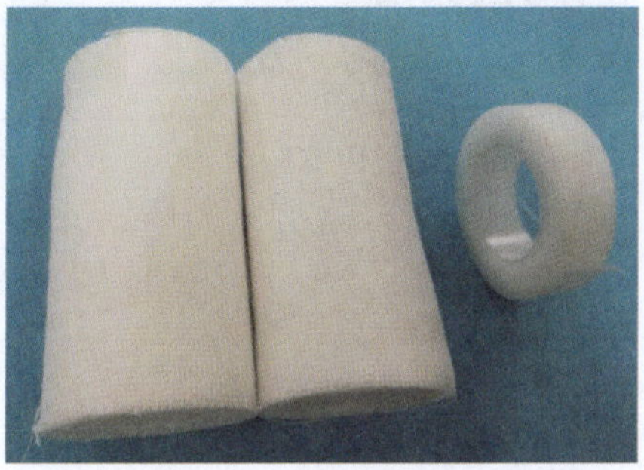

图 2-37　绷带、胶布

### 二、操作方法

1. **交叉十字绷带**（环绕法）缠绕法（图 2-38）用绷带先**由额至枕部环绕**两周，后**反折**经一侧耳前腮腺区向下，再经下颌下、颏部至**对侧耳后**向上，再经顶部向下至**同侧耳后**绕下颌下、颏部至**对侧耳前**；如此反复缠绕，最后再如前做额枕部的环绕，以防止绷带滑脱，止端以**胶布固定**。缠绕时应注意**勿使耳郭受压**，以防止疼痛或局部坏死。

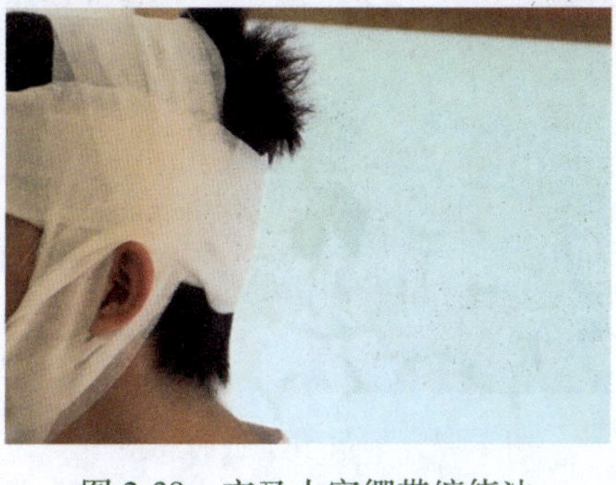

图 2-38　交叉十字绷带缠绕法（显露耳郭）

2. **面部绷带**（单眼交叉绷带）缠绕法（图 2-39）于**鼻根部健侧**先置一上下斜行的**短绷带或纱布条**，并在患侧**耳周垫以棉垫或纱布**，以免包扎时压迫耳郭。绷带自额部开始，先环绕额枕两圈，继而斜经头后绕至患侧耳下并斜行向上经同侧耳郭、颊部、眶下至鼻背、健侧眶上，如此环绕数圈，每圈**覆盖前一层绷带的 1/3～1/2**，直至包扎妥善为止，最后再绕头周一圈，以**胶布固定**，将留置的短绷带或纱布条打结收紧，以**裸露健眼**。

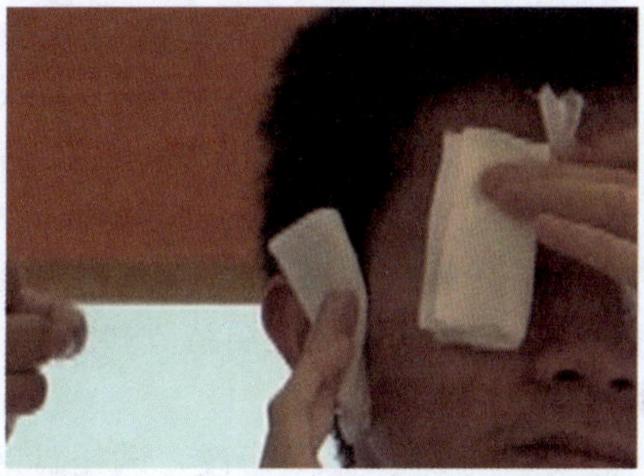

图 2-39　鼻根、患眼、耳周垫纱布

● 考官提问

1. 绷带包扎的目的有哪些？

答：①保护术区和创部，防止继发感染，避免再度受损。②止血并防止或减轻水肿。③防止或减轻骨折错位。④保温、镇痛。⑤固定敷料。

2. 绷带包扎的基本原则有哪些？

答：绷带包扎的基本原则如下。①力求严密、稳定、美观、清洁。②压力均匀，富有弹性。③松紧适度，利于引流。④注意消灭无效腔，防止出血。⑤经常检查，绷带松动、脱落时应及时加固或更换。脓血外溢或渗出时应酌情加厚或更换。

3. 常用的颌面部绷带包扎技术及其适应证有哪些？

答：①交叉十字绷带（环绕法），适用于颌面部和上颈部术后和损伤的创口包扎。②面部绷带（单眼交叉绷带），常用于上颌骨、面部、颊部手术后的创口包扎。

4. 交叉十字绷带缠绕法的主要注意事项有哪些？

答：①注意保持呼吸道通畅，防止压迫喉头和气管。②所施压力应均匀适度。③缠绕时应注意勿使耳郭受压，以防止疼痛或局部坏死等。

5. 面部绷带缠绕法的主要注意事项有哪些？

答：①所施压力应均匀适度。②裸露健眼。③注意在患侧耳周垫以棉垫或纱布，以免包扎时压迫耳郭等。

## 考点：牙列印模制取

### 一、操作前准备

1. 患者准备　坐靠在治疗椅上，头部枕在头托上，通过调整治疗椅与头托，使患者要制取印模的牙列殆平面与水平面平行。取印模时，使患者的牙列殆平面稍高于医师的肘部，便于医师操作。向患者做必要的解释说明，消除患者的紧张。

2. 医师准备　取印模时术者可站或坐于患者的右前方（下颌）或右后方（上颌）。

3. 物品准备　准备好口镜、探针、镊子、口杯、印模材料、石膏、橡皮碗、调拌刀、平钳等。

## 二、操作方法

1. 选择印模托盘

（1）根据患者牙弓情况选择合适的成品托盘（图2-40、图2-41）。托盘与牙弓内外侧应**有3~4mm的间隙**，其翼缘应**距黏膜皱襞约**2mm，不妨碍唇、颊和舌的活动，在唇颊舌系带处有相应的切迹避让。上颌托盘的远中边缘应盖过上颌结节和颤动线，下颌托盘**后缘应盖过磨牙后垫区**。

（2）必要时可对**托盘**做**修改**。试托盘时让患者练习抬舌和伸舌等边缘整塑动作。

2. **调拌印模材**　按照藻酸盐印模材的粉水比例要求，调拌印模材并均匀置于印模托盘内。

3. **托盘就位**　术者左手持口镜**牵开患者口角**，用右手示指取适量调拌好的印模材料涂抹填充在较深的组织间隙和倒凹区，然后右手持托盘，快速从左侧口角斜行**旋转**放入口内，使托盘就位。

4. **印模边缘功能整塑**（图2-42、图2-43）　须在托盘完全就位后、印模材凝固前完成。

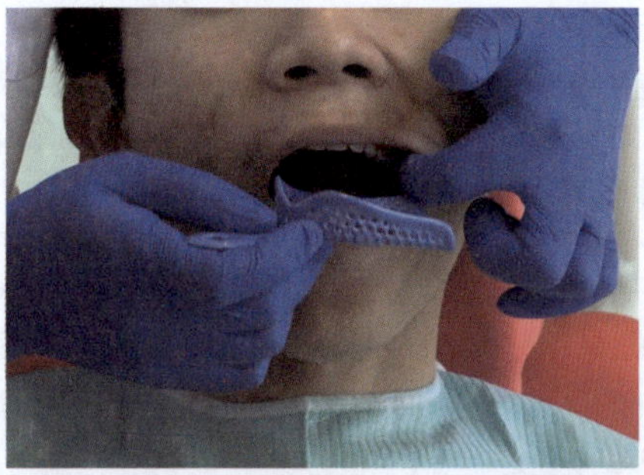

（1）

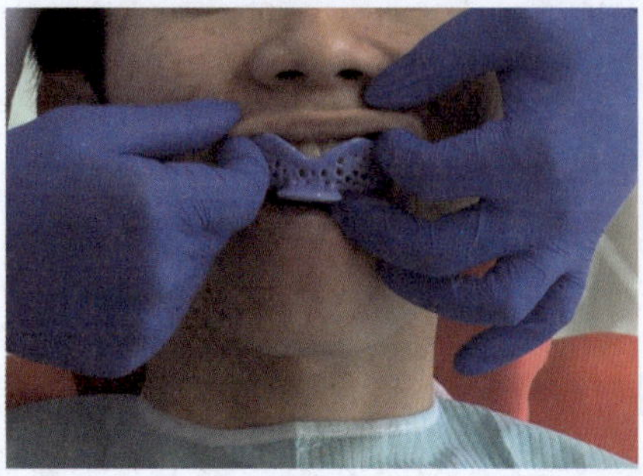

（2）

图2-40　选择上颌印模托盘

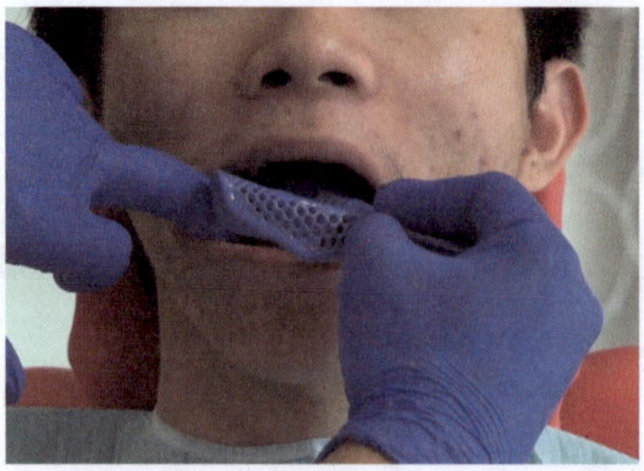

（1）

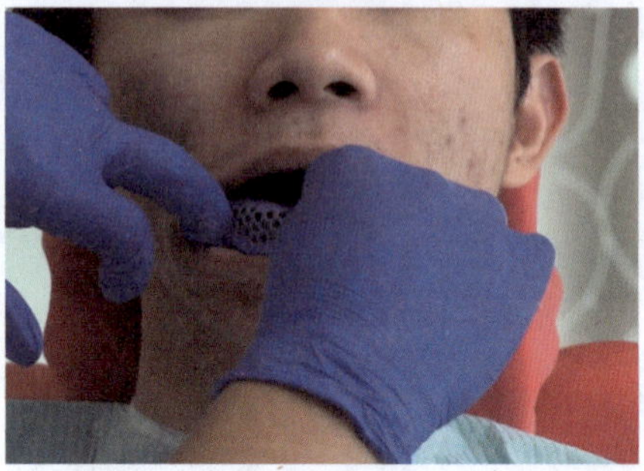

（2）

图2-41　选择下颌印模托盘

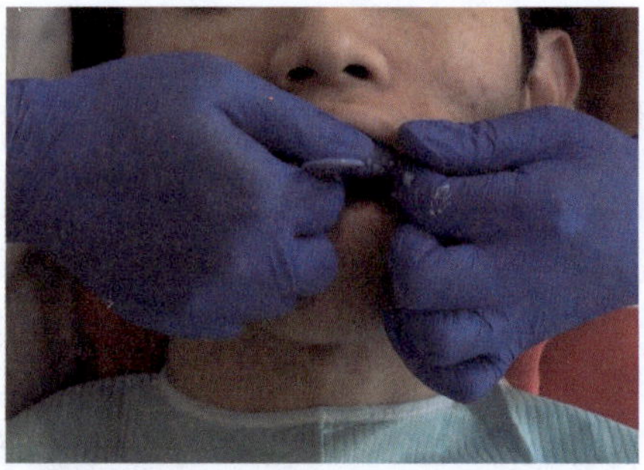

图2-42　上颌印模肌功能整塑

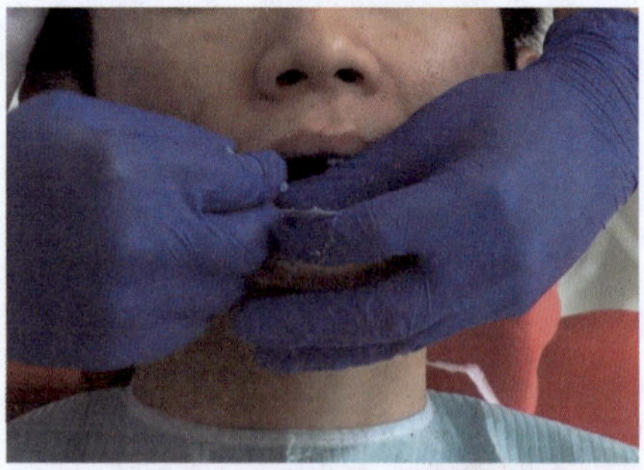

图2-43　下颌印模肌功能整塑

（1）取上颌印模时，轻轻牵拉上唇向下、左右颊部向下前内，完成唇颊侧边缘整塑。

（2）取下颌印模时，轻轻牵拉下唇向上、左右颊部向上前内，完成唇颊侧边缘整塑；让患者抬舌和伸舌并轻轻左右移动，完成口底边缘整塑。在整塑过程中保持**托盘位置稳定**直至印模材完全凝固。

5. **印模取出**　印模材完全凝固后，轻轻翘动托盘，使印模脱位，然后旋转托盘从口内取出，取时应**先取脱后部，再沿牙长轴方向取下**。

6. **检查印模质量**　印模准确、清晰、完整、边缘伸展适度，牙列印模应取得牙列及周围组织的完整形态。用清水轻轻冲洗掉唾液与碎屑，将水分吸干。

易扣分点：①托盘选择不当。②托盘就位时，过多的印模材流到咽部，刺激咽部导致患者恶心。③暴力取出印模，过度撬动托盘。

● 考官提问

1. 合适托盘的要求一般是什么？

答：托盘与牙弓内外侧有3~4mm的间隙，其翼缘距黏膜皱襞约2mm，不妨碍唇、颊和舌的活动，在唇颊舌系带处有相应的切迹避让。上颌托盘的远中边缘盖过上颌结节和颤动线，下颌托盘后缘盖过磨牙后垫区。

2. 托盘的就位顺序是怎样的？

答：托盘的后部先就位，前部后就位，可使过多的印模材料由前部排出，托盘柄要对准面部中线；也可将托盘由前向后轻轻加压，使印模材料由后部软腭处排出，为防止刺激软腭致恶心感，可用镊子将多余的印模材料夹取出口外。

3. 印模取出时应注意什么？

答：印模取出时应避免使用暴力，避免过度翘动托盘，以免托盘和印模变形，或印模材脱模，避免托盘磕碰对颌牙或损伤软组织。

## 考点：磨牙铸造金属全冠的牙体预备

### 一、操作前准备

1. 患者和医师准备，适当参考口腔一般检查部分。

2. 准备好口镜、镊子和探针、喷水冷却的高速涡轮手机、金刚砂车针、离体磨牙（**考生自备**）等。

### 二、操作方法

1. **𬌗面预备**（图2-44、图2-45）　**改良握笔式**握持手机，要**有支点**。用直径1mm的金刚砂车针在牙体𬌗面中央窝磨出几个深1.0mm的**定深窝**，开辟成**等深的沟**（功能尖处定深沟一般为1.5mm）。然后以此沟为参照，按𬌗面解剖形态均匀磨切，保持𬌗面正常外形，形成**一定宽度（约1.5mm）的功能尖斜面**（下后牙颊尖颊斜面或上后牙舌尖舌斜面），避免磨成平面。

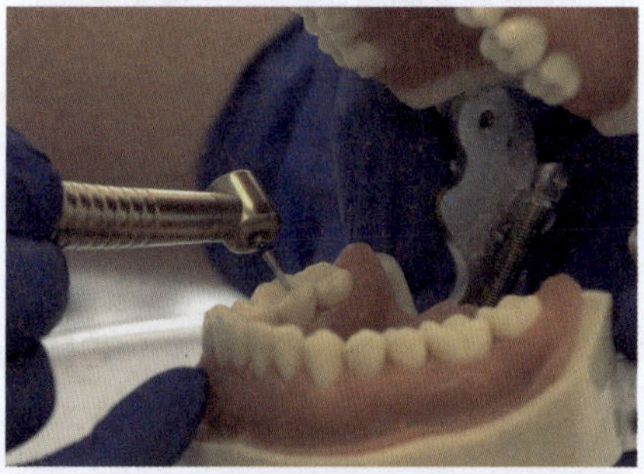

(1)

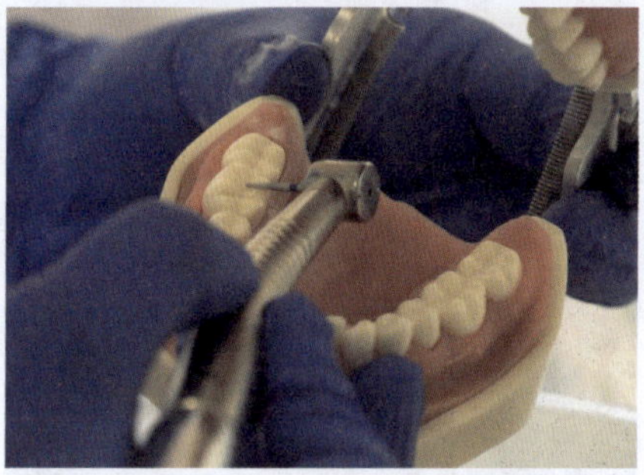

(2)

图2-44　𬌗面定深沟预备

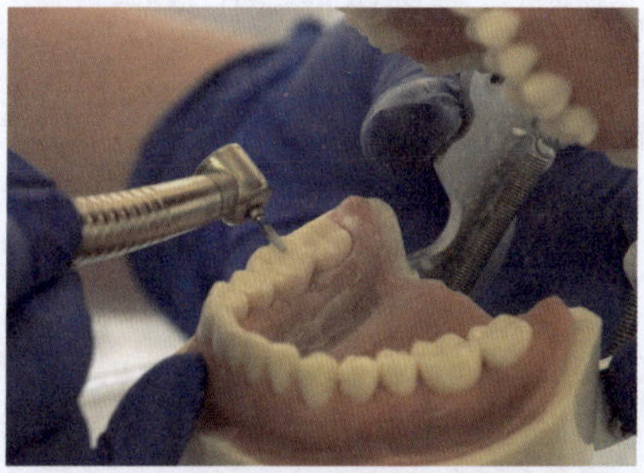

(1)

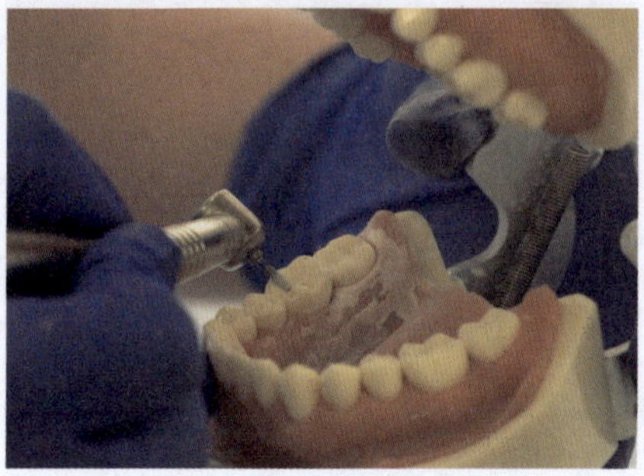

(2)

图2-45　𬌗面预备

2. **颊舌面预备**（图2-46、图2-47）　用直径1mm的圆头锥形金刚砂车针在颊舌面正中和近、远中轴角处预备**三条定位指示沟**。定位沟方向与全冠就位道平

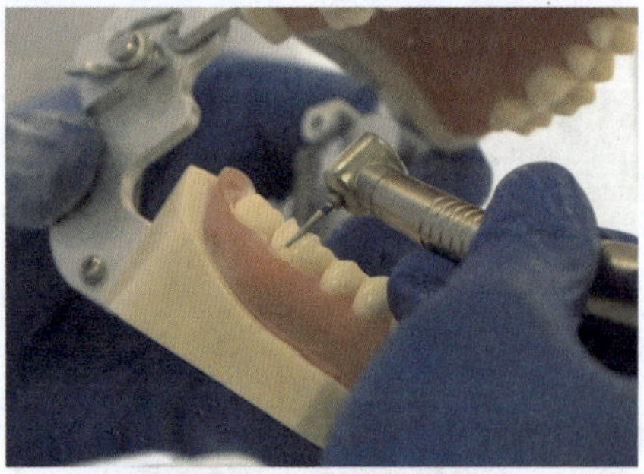

图 2-46　颊面定位沟预备

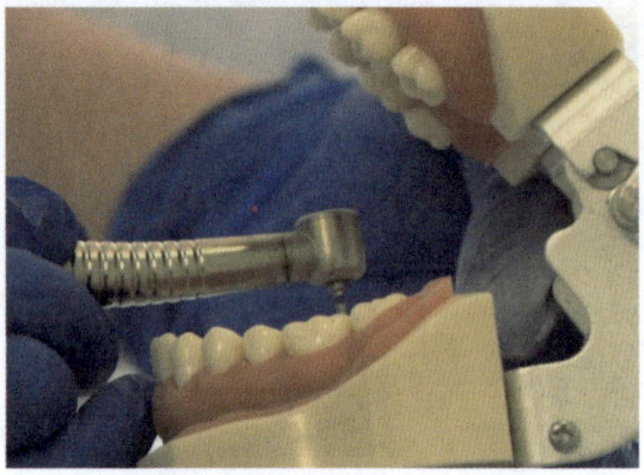

图 2-47　舌面定位沟预备

行，向𬌗方聚合角度为2°～5°。定位沟末端置于**龈上0.5～1.0mm**处，**末端深度为0.5mm**。然后用同一车针磨除定位沟间牙体组织。

3. **邻面预备**（图2-48、图2-49）　用细锥形金刚砂车针打开近远中邻面接触点，并适当增加邻面间隙的宽度。后改用直径1mm的圆头锥形金刚砂车针预备，保持**2°～5°的轴面聚合度**，边缘仍在**龈上0.5～1.0mm**处，形成与颊舌面连续的**0.5mm宽的肩台**。

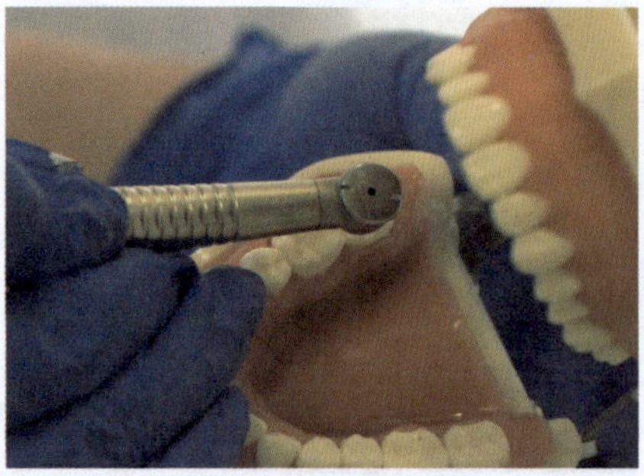

图 2-48　打开邻面接触点

4. **颈部肩台预备**（图2-50）　以轴壁无倒凹为前提，然后再预备位于龈上0.5～1.0mm、宽0.5mm肩台。

5. **精修**　用钻针精修，使预备面平整、光滑、连续，保持𬌗面形态，轴壁无倒凹，聚合度一致，颊

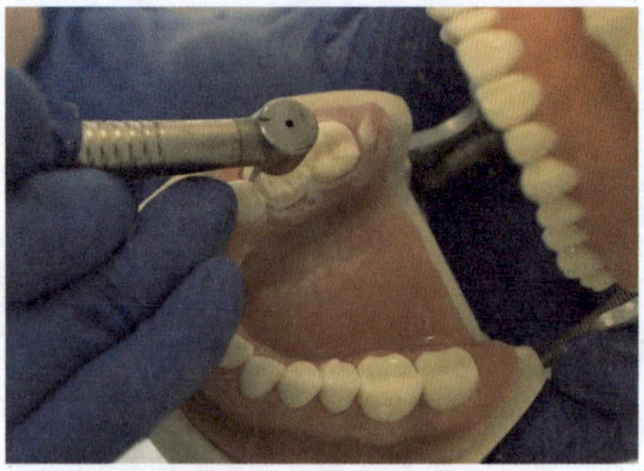

图 2-49　预备邻面

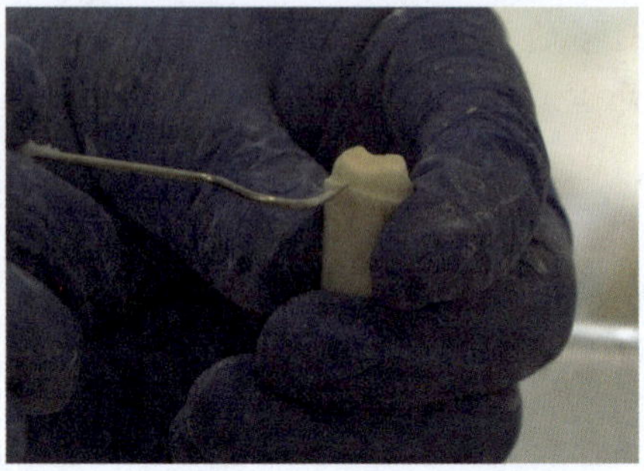

图 2-50　颈部肩台

舌面与邻面间轴角圆滑，边缘肩台连续，肩台宽度、高度一致。

易扣分点：①牙体预备时组织磨除过量甚至露髓。②𬌗面预备成平面。③邻面接触区预备时磨到邻牙。

- **考官提问**

1. 全冠修复的适应证包括哪些？

答：①牙体严重缺损，固位形、抗力形较差者。②需要以修复体恢复正常解剖外形、咬合、邻接及排列关系者。③固定义齿的固位体。④活动义齿基牙的缺损需要保护、改形者。⑤龋坏率高或牙本质过敏严重伴牙体缺损或异种金属微电流刺激引起症状者。⑥后牙隐裂，牙髓活力未见异常或牙髓治疗后无症状者。

2. 全冠修复的禁忌证包括哪些？

答：全冠修复的禁忌证：①青少年恒牙。②牙体过小。③严重深覆𬌗、咬合紧。

3. 为什么要预备定位指示沟？

答：预备定位指示沟的目的是控制牙体预备量。

4. 轴面预备时，如何避免聚合度过大？

答：轴面预备时，注意车针方向和角度，随时通过直视或口镜观察就位道方向和轴面聚合度，去净倒凹，避免聚合度过大而影响全冠固位。

## 考点：磨牙邻殆面合金嵌体的牙体预备（助理不考）

### 一、操作前准备

1. 患者和医师准备，适当参考口腔一般检查部分。

2. 准备好口镜、镊子和探针、喷水冷却的高速涡轮手机、裂钻、金刚砂车针、离体磨牙（**考生自备**）等。

### 二、操作方法

1. **改良握笔式**握持手机，要**有支点**（图2-51）。

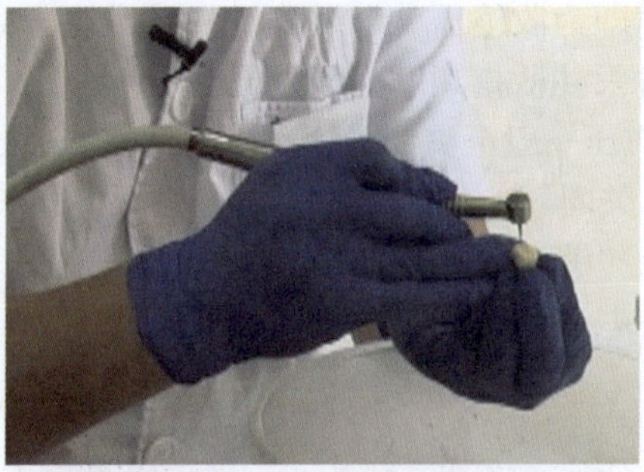

图2-51 握持手机

2. **殆面预备**（图2-52） 首先**去龋**。用裂钻或金刚砂车针从殆面缺损或龋坏最宽处开始预备，**预备深度2mm**，底部平整。如果缺损较深，则不必要求预备一致的洞底深度。所有轴壁均应相互平行或向外展2°~5°。为加强固位，可向颊沟内扩展预备出**鸠尾结构**，鸠尾峡部宽度为颊舌尖宽度的1/3~1/2。

3. 邻面预备（图2-52）

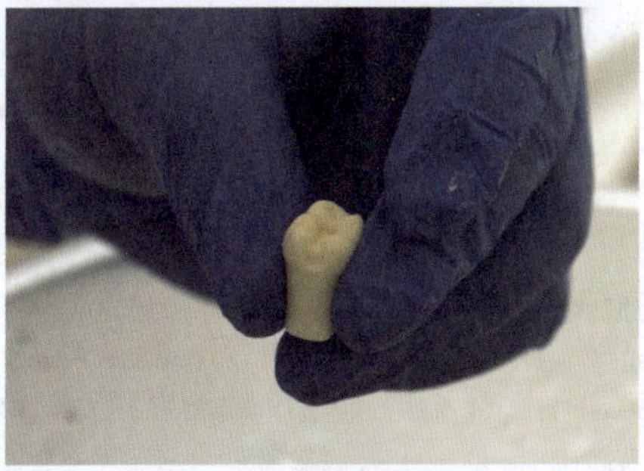

图2-52 邻面、殆面形态

（1）**箱状洞形：用于邻面有较大的缺损或较大突度的后牙**。先用裂钻在邻面接触点处与牙长轴平行方向预备出一条深达牙本质的沟，再向颊舌侧扩展至自洁区。然后预备出邻面洞形，其龈壁（宽度至少1mm）应底平，髓壁与就位道一致，**龈壁及髓壁相互垂直**。各壁无倒凹，洞缘做短斜面。轴壁可适当**向外扩展2°~5°**。

（2）片切洞形：**用于大而浅的邻面缺损**或邻面突度小、邻接不良的患牙。先用球钻或裂钻去除龋坏，再以金刚砂车针紧贴患牙切割，颊舌侧扩展到自洁区，颈部沿龈缘线预备。

4. 洞缘斜面预备（图2-53） 倾斜车针，在洞缘处预备**45°的洞缘斜面**，宽0.5~1.0mm。

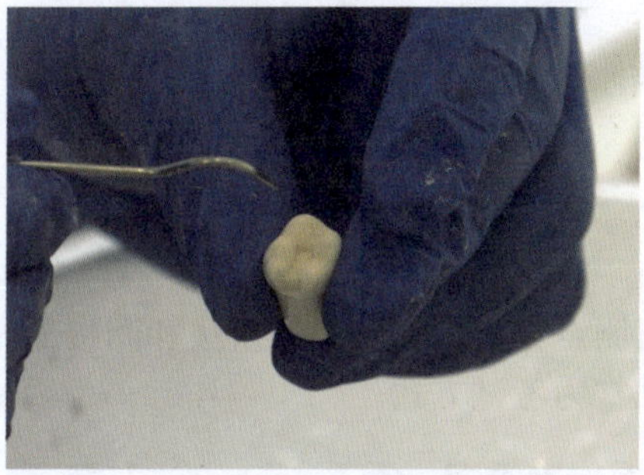

图2-53 殆面、洞缘斜面形态

5. **精修** 修整洞形，做到邻殆面洞各壁平滑连续，无倒凹，线角圆钝，洞缘斜面清楚、连续。

> 易扣分点：①牙体预备时组织磨除过量甚至露髓。②殆面洞形深度不够，小于2mm。③损伤邻牙、牙龈及颊舌组织。

> **考官提问**
>
> 1. 邻殆面合金嵌体预备时鸠尾峡部为何不宜过宽或过窄？
>
> 答：鸠尾峡部过宽会失去抵抗水平脱位的作用，而且会降低患牙的抗力；鸠尾峡部过窄则会降低嵌体的抗力，导致嵌体折断。
>
> 2. 嵌体修复的禁忌证包括哪些？
>
> 答：①青少年恒牙和儿童乳牙。②殆面缺损范围小且表浅，前牙邻、唇面缺损未涉及切角者。③牙体缺损范围大，残留牙体组织抗力形差、固位不良者。④磨耗重，不能预备出足够箱状洞形深度而影响固位或导致牙本质过敏者。⑤根管治疗后的无髓牙牙体组织抗折性能差。

# 第三考站　急救技术

## 考试大纲

1. 血压测量
2. 吸氧术
3. 人工呼吸
4. 胸外心脏按压

## 考点精析

### 考点：血压测量

血压测定方法分为直接测量法和间接测量法，间接测量法常为考试方式。

#### 一、操作前准备

1. 受检者准备，半小时内禁烟、禁咖啡、排空膀胱，**安静环境下休息至少 5 分钟**。

2. 准备好水银血压计、听诊器。

#### 二、操作方法

1. 打开血压计开关，确认汞柱顶端在“0”点水平。

2. 被检者测血压时，上肢裸露伸直并轻度外展，**肘部与心脏在同一水平**（坐位平**第四肋间**，卧位平**腋中线**）。

3. **驱尽**袖带内**气体**，将袖带均匀紧贴于上臂中部皮肤，对准肱动脉，其下缘在**肘窝以上 2.5cm**（图 3-1），松紧程度以能**放入 1 指**为宜。

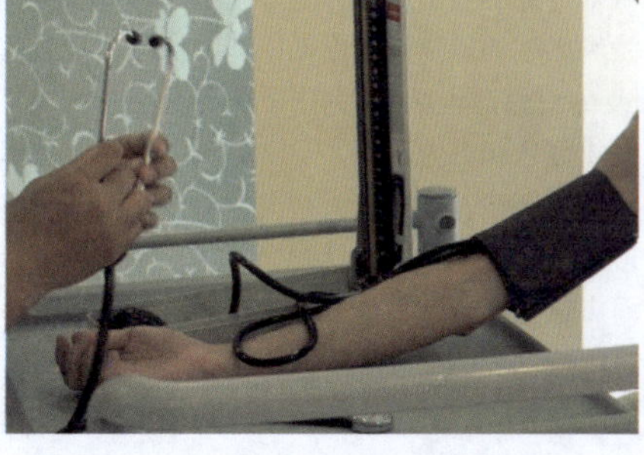

图 3-1　袖带位置

4. 在肘窝内侧处触及肱动脉搏动后将**听诊器头置于搏动明显处**，轻轻加压，用手固定，**听诊器勿放入袖带内**。

5. 右手握住充气气囊，**关闭气阀**并向袖带内**打气**。边充气边听诊，待肱动脉搏动消失后再**升高 30mmHg**，停止充气并旋开气阀后以**每秒 2～6mmHg** 使汞柱缓慢下降。

6. 放气时注意听诊肱动脉变化并观察汞柱的读数，从动脉搏动消失到**听见第一声搏动**时，此时汞柱所指刻度即为**收缩压**。继续放气，当**搏动声突然消失**时，此时汞柱所指刻度为**舒张压**。

7. 血压一般至少测量 2 次。测量完毕，排尽袖带内余气，关闭气阀，解开袖带，整理后放入盒内。将汞柱归至“0”点水平后**关闭血压计开关**（图 3-2）。

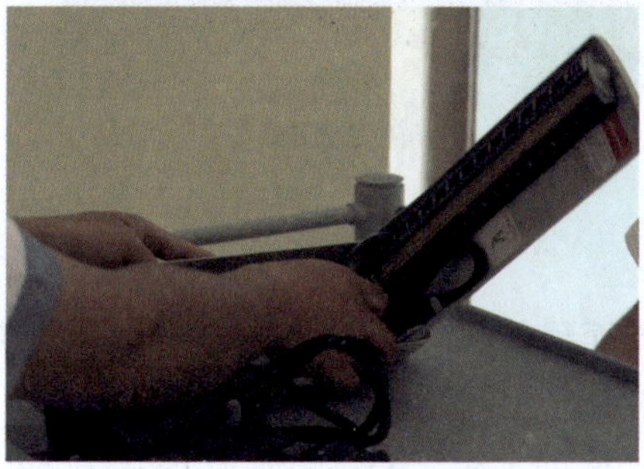

图 3-2　关闭血压计开关

8. **记录**测量数值，采用“收缩压/舒张压 mmHg”的记录方法。

> ❖易扣分点：①测量之前血压计未归“0”。②袖带绑定过紧。③听诊器头部放入袖带内。

**● 考官提问**

1. 成人上肢血压的正常测量值是多少？何为低血压、高血压？

答：成人正常血压范围是（90～139）/（60～89）mmHg。血压低于 90/60mmHg 为低血压，收缩压≥140mmHg 和/或舒张压≥90mmHg 为高血压。

2. 如何诊断高血压？

答：采用标准测量方法，至少 3 次非同日血压值达到或超过 140/90mmHg，或仅舒张压达到或超过 90mmHg 可认为有高血压，如果仅收缩压达到标准则称为收缩期高血压。

3. 影响血压测量结果的常见因素有哪些？
答：活动、精神紧张、说话、血压计未校准、使用影响血压的药物等。

## 考点：吸氧术

### 一、操作前准备

1. 患者准备　一般取仰卧位。

2. 医生准备　洗手，戴帽子、口罩。

3. 物品准备　准备好中心供氧氧气装置或者氧气瓶、一次性吸氧管（图3-3）、蒸馏水、治疗碗（内盛温开水）、棉签、弯盘、手电筒、胶布等。

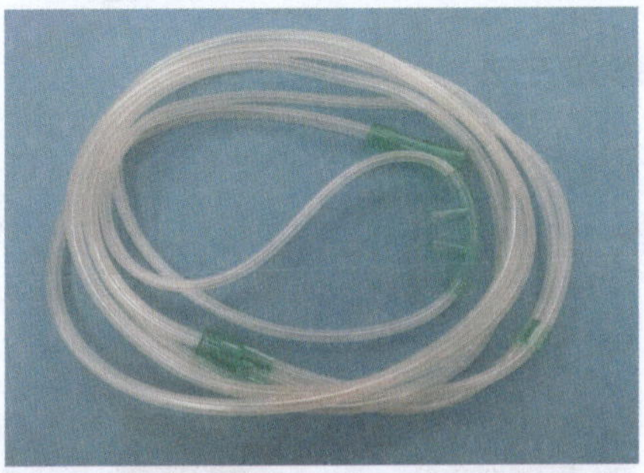

（1）

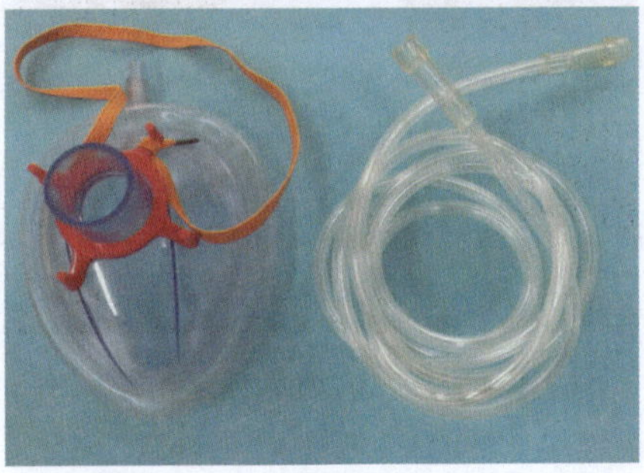

（2）

图3-3　常用吸氧装置

### 二、操作方法

1. 医生携用物至床旁，核对患者，向患者解释操作目的并取得患者同意。

2. 检查并连接供氧装置

（1）**打开氧气瓶总开关**（图3-4），**清洁气门**后迅速关好。

（2）连接氧气表于氧气瓶上，并用扳手固定，然后用橡胶管**连接氧气表及湿化瓶**。

（3）关闭氧气表的流量表开关→打开氧气瓶总开关→打开氧气表的流量表开关，**观察氧气流经湿化瓶时是否通畅**，通畅表明供氧装置正常（图3-5）→关闭氧气表的流量表开关。

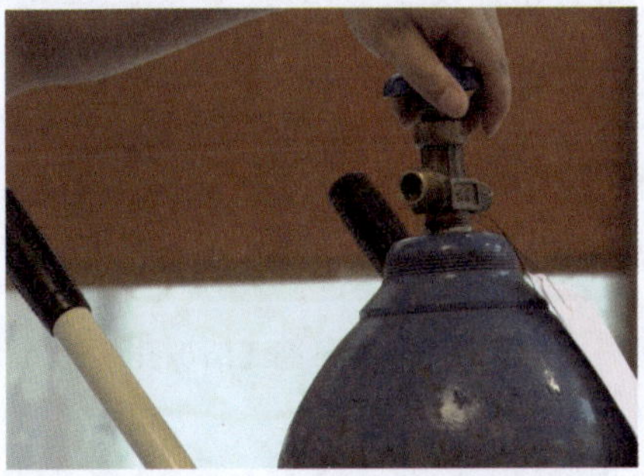

图3-4　打开氧气瓶总开关

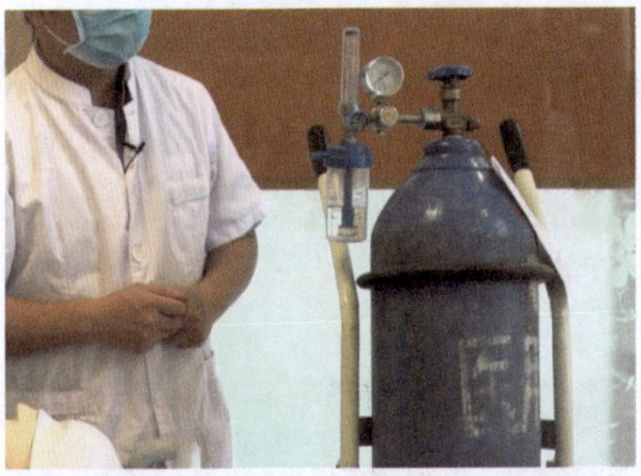

图3-5　安装氧气表的流量表及湿化瓶后检查

3. 给氧方法

（1）单侧鼻导管法

1）用手电筒**检查**患者**鼻腔**，用**湿棉签清洁**两侧**鼻孔**（图3-6、图3-7）。

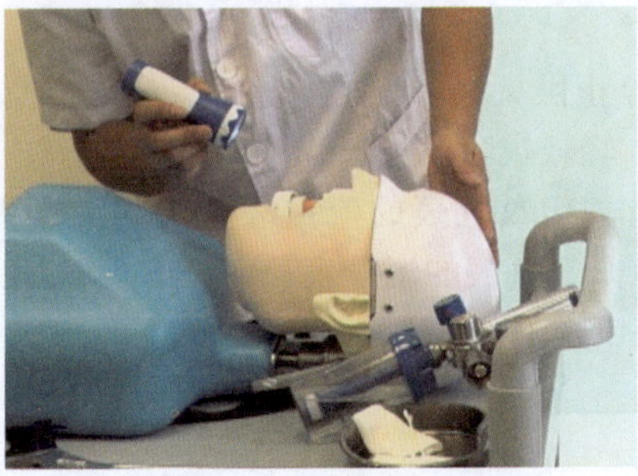

图3-6　检查患者鼻腔

2）**连接鼻导管**于氧气表的出气口上，打开氧气表的流量表开关，将鼻导管插入盛有温水的治疗碗内**检查是否漏气**。

3）**调节氧流量**，润滑**鼻导管**后将其轻轻**插入鼻孔**内（长度约为鼻尖至外耳道口长度的2/3），用胶布妥善固定。

4）**记录**给氧时间、氧流量，并向患者及家属**交**

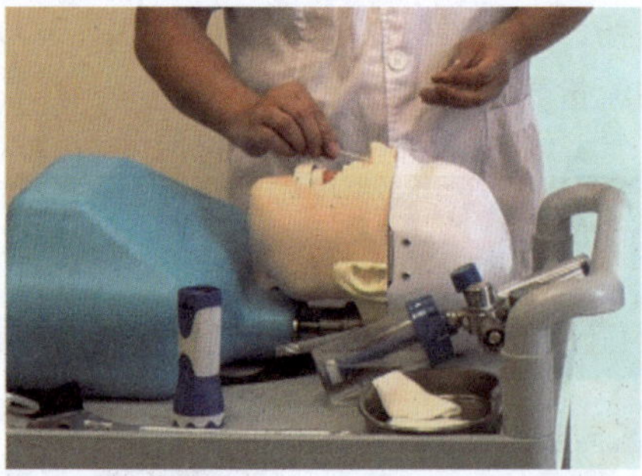

图 3-7 湿棉签清洁鼻孔

**代注意事项。**

5）清洁患者面部及整理床位。

（2）双侧鼻导管法：使用时将双侧鼻导管连接橡胶管，调节氧流量，擦净鼻腔，将导管插入双鼻孔内，**深约 1cm**，妥善固定。

（3）面罩法（图 3-8）：将氧气面罩置于患者口鼻部，松紧带固定，再将氧气接管连接于面罩的进气孔上，调节氧流量。

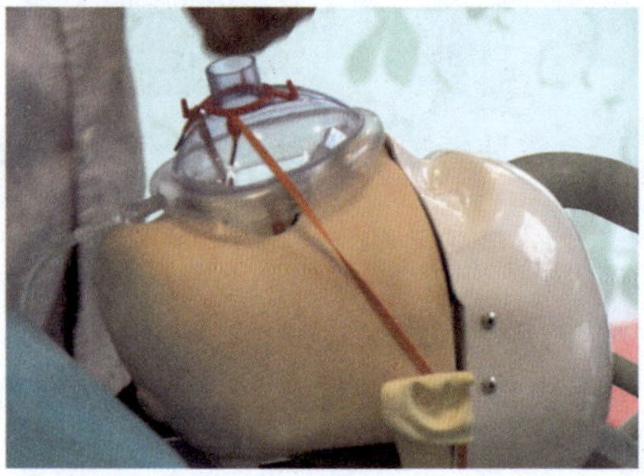

图 3-8 面罩法给氧演示

4. 停止供氧

（1）轻轻拔除鼻导管，擦净口鼻部。

（2）**关闭氧气表**的流量表开关→**关闭氧气瓶**总开关→打开**氧气表**的流量表开关**放出余气**。

（3）记录停氧时间、整理床单位。

❖易扣分点：①未清洁鼻腔。②未连接湿化瓶。③连接好吸氧装置后未检查有无漏气。

● 考官提问

1. 患者吸氧过程中，需要调节氧流量时应如何操作？

答：患者吸氧过程中，需要调节氧流量时，应当先将患者鼻导管取下，调节好氧流量后，再与患者连接。

2. 停止吸氧时，先取下鼻导管，再关流量表，正确吗？

答：正确。这样可以避免由于关闭流量表操作不当造成患者的不适。

3. 吸氧的常用方法有哪些？

答：鼻导管法、面罩法、氧气枕法、鼻塞法。

4. 为保证用氧安全，应做好哪些防护？

答：做好防火、防震、防油、防热。

## 考点：人工呼吸

### 一、操作前准备

患者仰卧，术者位于患者一侧，若观察患者胸廓无呼吸起伏动作，口鼻无气息吐出，颈动脉搏动消失，可判断为呼吸心搏停止，应立即抢救。

### 二、操作方法

1. **保持气道通畅** 迅速松开患者领口和腰带、并抽去枕头，用纱布清除患者口鼻分泌物及异物（图 3-9）。

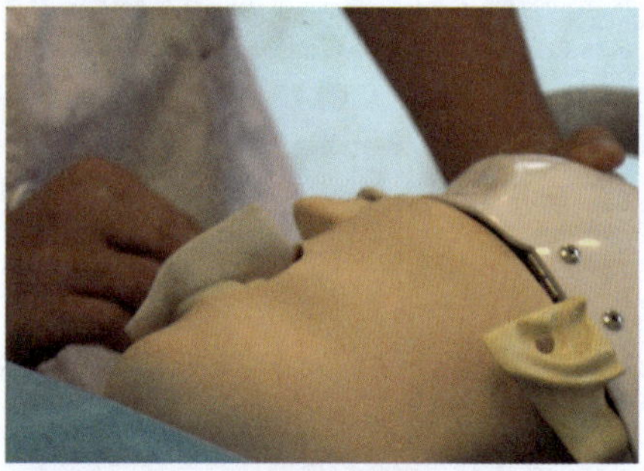

图 3-9 清除患者口鼻分泌物及异物

2. **开放气道** 一手抬起患者颈部，使其头部后仰，另一手压迫患者前额保持其头部后仰位置，**使患者下颌和耳垂连线与床面垂直**。

3. 口对口吹气

（1）**一手**将患者**下颌**向上**提起**，**另一手**以拇指和示指**捏紧**患者的双侧**鼻孔**。用两层**纱布盖于**患者口**部**，术者平静吸气后，将口唇**紧贴患者的口唇并完全包住**，**深而快**地向患者口内吹气，时间应持续 1 秒以上，直至患者胸廓向上抬起。

（2）胸廓抬起后，立刻与患者口部**脱离接触**，头偏向一侧吸入新鲜空气，以便再行下次人工呼吸。此时，使患者的**口张开**，并**松开捏鼻**的手指，观察胸部恢复状况，并有气体从患者口中排出。

（3）再次捏紧患者的双侧鼻孔，向其口内吹气，进行第二次人工呼吸。成人吹气频率为**12~16 次/分**，儿童为 20 次/分。吹气量每次**500~600ml**。呼吸与胸外按压比例为**2∶30**。

4. 报告抢救结果 一般为患者出现自主呼吸。

❖易扣分点：①操作时未打开气道。②操作时未见胸廓起伏。

● **考官提问**

1. 人工呼吸时开放气道的常用方法有哪些？
答：常用仰头举颏法、仰头抬颈法、双手抬下颌法。
2. 人工呼吸时患者取何头位使呼吸道最通畅？
答：可使患者头部后仰，下颌向上提起，下颌和耳垂连线与床面垂直。
3. 人工呼吸时吹气量是多少？心脏按压与人工呼吸的比例是多少？
答：吹气量每次 500~600ml。胸外按压与人工呼吸比例为 30∶2。
4. 人工呼吸时为多给患者输送氧气，是不是尽量多吹些气？
答：不是。每次呼气在 1 秒钟以上即可，见到胸部起伏为准。避免过度吹气或吹气过于用力，以免引起心排血量下降。
5. 如何判断口对口人工呼吸的效果？
答：以见到胸部有起伏为准，可感觉患者的呼吸道阻力，吹气间歇有呼气。

## 考点：胸外心脏按压

### 一、操作前准备

1. **轻拍**患者肩部并**呼唤**患者，判断有无意识。

2. 右手示指、中指并拢，由喉结向外侧滑移 2~3cm **检查颈动脉搏动**，判断时间为 5~10 秒。

3. 将耳朵贴近患者胸壁，**听诊**有无**心音**。

4. 观察**瞳孔**变化。

判断为呼吸心搏停止后，**一边呼救**，请人拨打 120 急救电话，**一边**开始**抢救**。

### 二、操作方法

1. 将患者置于平卧位，躺在**硬板床或地上**，去枕，解开衣扣，松解腰带。术者站立或跪在患者身体一侧。

2. 术者左手掌根置于患者**胸骨下半部**，手掌根部长轴与胸骨长轴重合，右手掌根与左手重叠，左手五指翘起，肘关节伸直，**肩肘腕关节呈一条直线**，借助身体之重力向患者脊柱方向按压。

3. 按压应使成人及儿童胸骨**下陷 5~6cm** 或胸部前后径的 1/3（婴儿约 4cm）后放松，**按压与放松**的时间比为 **1∶1**。按压频率为 **100~120 次/分**。单人抢救时，每按压 30 次，做口对口人工呼吸 2 次（30∶2）。

4. 按压 **5 个循环周期**（约 2 分钟）对患者做一次判断，包括触摸颈动脉（不超过 5 秒）与观察自主呼吸的恢复（3~5 秒）。如患者心搏恢复须进行进一步生命支持，未恢复则继续按压至高级生命支持人员及仪器设备到达。

❖易扣分点：①心脏按压用力过大，造成肋骨骨折。②心脏按压放松时掌根部离开按压部位。

● **考官提问**

1. 患者呼吸心搏停止，一人在现场抢救患者，如何进行人工呼吸和胸外心脏按压？
答：单人抢救时，胸外心脏按压 30 次，口对口人工呼吸 2 次。按压 5 个循环周期时对患者做一次判断，包括触摸颈动脉与观察自主呼吸的恢复。按压频率为 100~120 次/分。
2. 如何判断心脏按压的效果？
答：颈动脉出现搏动，面色、皮肤红润，发绀消失；瞳孔逐渐回缩；自主呼吸恢复或改善；神志逐渐清楚，收缩压升至 60mmHg 以上。
3. 为评价抢救效果，暂停胸外心脏按压不要超过多长时间？
答：心脏按压必须中断时，须将中断控制在 10 秒内。

# 第四考站 病史采集

## 考试大纲

1. 牙痛
2. 牙松动
3. 牙龈出血
4. 牙龈肥大
5. 牙龈肿痛
6. 颌面部肿痛
7. 颌面部包块（助理不考）
8. 口腔黏膜溃疡
9. 口腔黏膜白色斑纹（助理不考）
10. 口腔黏膜及皮肤窦道和瘘管
11. 口腔异味（助理不考）
12. 口干（助理不考）
13. 开口受限（助理不考）
14. 修复后疼痛

## 考点精析

### 考点：牙痛

#### 一、病史采集要点

| | |
|---|---|
| 现病史 | 疼痛的**性质**、**程度**、出现**时间**、**持续**时间、**部位**、**放射**范围，有无**激惹和缓解**因素；疼痛史**与治疗的关系**（是否接受过治疗，治疗方法及对疼痛的影响，疼痛发生在治疗前或治疗后等） |
| 既往史 | 可疑患牙的治疗、修复、牙外伤史；正畸治疗史或拔牙史；口腔颌面部及其邻近器官的病史、头颈部放疗史 |
| 全身情况 | 有无冠心病、高血压、神经症、癔症等，是否处于月经期或更年期等 |

#### 二、临床思辨要点

遇到牙痛，口腔科医师应根据主诉，考虑最可能的疾病种类，再结合相应检查，最终作出正确的诊断。鉴别诊断要点见表 4-1。

表 4-1 引起牙痛常见病的鉴别诊断要点

| 疾病名称 | 临床检查 | 疼痛特点 |
|---|---|---|
| 中龋 | 龋病到牙本质，龋洞中除有软化的牙本质外，还有食物残渣、细菌等。颈部牙本质龋的症状较明显 | 冷热酸甜食物敏感，**冷刺激尤为明显**，但刺激去除后症状立即消失 |
| 深龋 | 龋病到牙本质深层，临床见很深的龋洞，结合 X 线表现，温度测验正常 | 食物嵌入痛，冷热酸甜刺激比中龋更明显，刺激去除疼痛立即消失 |
| 牙本质敏感 | 用尖锐的探针在牙面上滑动，可找到 1 个或数个过敏区 | 冷热酸甜特别是**机械刺激痛**，疼痛发作迅速，尖锐，时间短暂 |
| 可复性牙髓炎 | 温度测验一过性疼痛 | 冷刺激引起疼痛，无自发痛，疼痛呈**一过性**，刺激去除疼痛立即消失 |
| 不可复性牙髓炎 | 温度测验疼痛持续较久 | 剧烈的**自发性痛**，**夜间痛**，冷热刺激痛，**不能定位** |
| 急性根尖周炎 | 叩痛明显，X 线辅助判断 | 自发持续性疼痛，咬合痛 |
| 冠周炎 | 常呈急性炎症，不同程度开口受限，全身症状明显 | 自发性跳痛，沿耳颞神经放射痛 |
| 慢性牙周炎 | 深牙周袋、牙齿松动 | 咀嚼无力、疼痛，温度敏感 |
| 牙周脓肿 | 深牙周袋，松动，叩痛 | 自发性持续性胀痛或跳痛，牙龈反复肿痛史 |
| 急性牙龈乳头炎 | 食物嵌塞，充血、水肿的龈乳头探痛出血 | 持续的胀痛，**能定位** |

续 表

| 疾病名称 | 临床检查 | 疼痛特点 |
|---|---|---|
| 干槽症 | 拔牙 2~3 天后出现，拔牙窝空虚，有恶臭 | 剧烈疼痛，向耳颞部、下颌下区或头顶部放射 |
| 三叉神经痛 | 有扳机点，沿三叉神经放射痛 | 突然发作，**呈电击样、针扎、撕裂痛**，程度剧烈 |
| 颌骨骨髓炎 | 急性期全身症状明显，慢性期呈慢性中毒消耗症状 | 急性期局部剧烈跳痛，病原牙明显叩痛 |
| 牙外伤 | 牙震荡轻微松动和疼痛；牙折又可分为露髓和未露髓两大类 | 露髓出现神经症状 |

## 模拟训练

### 试题 1

男，37 岁。右上后牙剧痛 1 天。

要求：作为口腔医师，请根据患者基本情况及主诉回答以下问题。

（1）询问患者现病史及相关的内容。

（2）口述考虑的可能疾病。

**参考答案**

1. 询问患者现病史及相关的内容

（1）剧痛是持续性还是有间断性发作。

（2）剧痛的性质：是尖锐痛、撕裂痛或是烧灼痛等。

（3）是否有扳机点。

（4）有无疼痛加重或缓解的因素。

（5）是否有牙痛史或牙科治疗史。

（6）全身情况。

2. 考虑的可能疾病

（1）急性牙髓炎。

（2）急性根尖周炎。

（3）干槽症。

（4）三叉神经痛。

（5）急性冠周炎。

### 试题 2

男，23 岁。下前牙遇冷痛 3 天。

要求：作为口腔医师，请根据患者基本情况及主诉回答以下问题。

（1）询问患者现病史及相关的内容。

（2）口述考虑的可能疾病。

**参考答案**

1. 询问患者现病史及相关的内容

（1）冷刺激引起的疼痛程度如何，去除刺激后疼痛是否持续。

（2）是否有过自发痛（夜间痛）。

（3）牙痛能否定位。

（4）有无牙龈出血、溢脓，牙齿松动和移位。

（5）有无牙科治疗史。

（6）全身情况。

2. 考虑的可能疾病

（1）深龋。

（2）牙本质敏感症。

（3）可复性牙髓炎。

（4）急性牙髓炎。

（5）慢性牙髓炎。

（6）楔状缺损。

（7）牙周-牙髓联合病变。

**试题3**

女，23岁。右后牙胀痛3周。

要求：作为口腔医师，请根据患者基本情况及主诉回答以下问题。

（1）询问患者现病史及相关的内容。

（2）口述考虑的可能疾病。

**参考答案**

1. 询问患者现病史及相关的内容

（1）胀痛的严重程度如何。

（2）患处的患牙对冷、热刺激是否敏感。

（3）患处有无食物嵌塞、牙龈出血。

（4）患处有无反复肿痛。

（5）疼痛史与治疗的关系。

（6）有无牙科治疗史。

（7）全身情况。

2. 考虑的可能疾病

（1）牙周炎。

（2）牙周脓肿。

（3）牙龈乳头炎。

（4）冠周炎。

**试题4**

男，26岁。右上后牙间断性疼痛5天。

要求：作为口腔医师，请根据患者基本情况及主诉回答以下问题。

（1）询问患者现病史及相关的内容。

（2）口述考虑的可能疾病。

**参考答案**

1. 询问患者现病史及相关的内容

（1）疼痛的性质如何。

（2）疼痛的程度如何。

（3）能否明确疼痛的牙位。

（4）有无疼痛的激惹或减轻因素。

（5）是否伴有自发痛。

（6）有无牙科治疗史。

（7）全身情况。

2. 考虑的可能疾病

（1）急性牙髓炎。

（2）慢性牙髓炎。

（3）慢性牙髓炎急性发作。

**试题5**

男，30岁。左侧后牙跳痛1天。

要求：作为口腔医师，请根据患者基本情况及主诉回答以下问题。

（1）询问患者现病史及相关的内容。

（2）口述考虑的可能疾病。

**参考答案**

1. 询问患者现病史及相关的内容

（1）疼痛发生的时间和持续时间。

（2）有无疼痛的激惹因素。

（3）能否明确牙痛的部位。

（4）有无牙痛和反复肿痛的病史。

(5) 是否伴开口受限、吞咽痛等相关症状。
(6) 有无牙科治疗史。
(7) 全身情况。
2. 考虑的可能疾病
(1) 急性龈乳头炎。
(2) 急性牙周脓肿。
(3) 急性冠周炎。
(4) 急性化脓性牙髓炎。
(5) 急性化脓性根尖周炎。

### 试题 6

女，41 岁。右下后牙持续痛 1 天。

要求：作为口腔医师，请根据患者基本情况及主诉回答以下问题。

(1) 询问患者现病史及相关的内容。

(2) 口述考虑的可能疾病。

**参考答案**

1. 询问患者现病史及相关的内容
(1) 持续疼痛的性质如何。
(2) 持续疼痛的程度如何。
(3) 是否可以确定疼痛的牙位。
(4) 是否有放射性痛。
(5) 什么刺激可以加重或减轻疼痛。
(6) 是否有牙痛史或牙科治疗史。
2. 考虑的可能疾病
(1) 急性牙髓炎。
(2) 急性根尖周炎。
(3) 干槽症。
(4) 龈乳头炎。
(5) 急性冠周炎。

### 试题 7

男，39 岁。右侧牙剧痛 1 天。

要求：作为口腔医师，请根据患者基本情况及主诉回答以下问题。

(1) 询问患者现病史及相关的内容。

(2) 口述考虑的可能疾病。

**参考答案**

1. 询问患者现病史及相关的内容
(1) 剧烈痛是持续性还是有间断性发作。
(2) 剧烈痛的性质：是尖锐痛、撕裂痛或是烧灼痛等。
(3) 是否有牙痛史。
(4) 是否有扳机点。
(5) 何种刺激加重或缓解牙痛。
(6) 是否有牙科治疗史。
2. 考虑的可能疾病
(1) 急性牙髓炎。
(2) 急性根尖周炎。
(3) 干槽症。
(4) 三叉神经痛。

**试题8**

女，35岁。右下后牙咬物痛2周。

要求：作为口腔医师，请根据患者基本情况及主诉回答以下问题。

（1）询问患者现病史及相关的内容。

（2）口述考虑的可能疾病。

**参考答案**

1. 询问患者现病史及相关的内容

（1）咬什么东西痛。

（2）咬物疼痛持续的时间。

（3）是否每次咬物都痛。

（4）有无牙外伤史。

（5）还有什么其他刺激引起疼痛。

（6）是否有咬物硌伤史。

2. 考虑的可能疾病

（1）深龋。

（2）牙本质敏感症。

（3）急性根尖周炎。

（4）牙隐裂。

（5）冠周炎。

## 考点：牙松动

### 一、病史采集要点

| | |
|---|---|
| 现病史 | 牙松动的出现**时间**、**部位**、**数目**，是否伴有**牙移位**；**牙龈红肿**情况；**牙龈出血**情况；是否伴**牙痛**或**根尖部肿痛**，牙痛时间，牙齿有无伸长感；有无**咬合痛**或咬合不适及出现时间；有无**外伤史**及外伤发生时间，有无咬物时硌伤；相应部位有无**肿物**或颌骨膨隆及出现时间；患者**年龄**，是否为儿童替牙期；有无全身症状，如有无发热、寒战等 |
| 既往史 | 患牙治疗史（牙周手术治疗史，患者正畸或正颌外科手术史），有无口腔颌面部及其邻近器官的疾病。有无牙因松动而脱落史 |
| 全身情况 | 有无糖尿病、白血病、冠心病、高血压、肿瘤等，是否处于月经期、产褥期或更年期等，有无头颈部放疗史 |
| 家族史 | 父母有无**牙早失**现象 |

### 二、临床思辨要点

正常情况下，牙齿只有极轻微的生理性动度，这种动度几乎不可觉察。接近替牙期的乳牙因牙根吸收也可表现牙松动。除这些生理性的牙齿动度外，牙松动常由病理性原因导致。既往病史和全身情况有助于鉴别导致牙松动的原因，例如若曾有牙齿因松动而脱落史，则可能提示患有牙周炎；如做过正畸治疗，可能提示由于正畸导致的牙根外吸收而导致牙松动等。口腔科医师应根据牙松动的主诉，考虑最可能的疾病种类，再结合相应检查，最终作出正确的诊断。鉴别诊断要点见表4-2。

表4-2 引起牙松动常见病的鉴别诊断要点

| 疾病名称 | 临床检查 | 松动表现 |
|---|---|---|
| 牙周炎 | 单个或多个牙松动，菌斑牙石，牙龈红肿；牙周袋和附着丧失，X线片见牙槽骨高度降低 | 松动**时间长**，可有牙松动而脱落或拔除 |
| 急性根尖周炎 | **单个牙**松动，浮起感，叩痛明显，扪诊根尖部疼痛有波动感 | 牙齿**突然**松动，伸长感，不敢咬合 |
| 侵袭性牙周炎 | 发病年龄早，病情发展快，病情重，年轻时表现为多个牙松动，牙龈红肿、出血、溢脓 | 牙齿松动常伴**牙齿移位** |

续　表

| 疾病名称 | 临床检查 | 松动表现 |
| --- | --- | --- |
| 牙外伤 | 常发生于前牙，牙龈黏膜有撕裂，伴发咬合干扰 | **外伤**引起牙松动，伴牙冠缺损，牙齿移位 |
| 创伤性根周膜炎（咬合创伤） | 咬合痛或不适，严重者不敢咬合，X 线片有**牙周膜增宽**，常有牙槽骨垂直吸收 | 单个或少数牙松动，叩痛或不适，牙齿松动度常和牙槽骨高度不一致 |
| 颌骨骨髓炎 | 发热、肿痛，颌骨局部肿胀，患侧下唇麻木，有瘘管，X 线片见**骨髓腔内破坏灶和死骨形成** | 多个牙迅速松动，局部黏膜有多个瘘管，排出脓和死骨片，全身症状明显 |
| 乳牙滞留 | 替牙期，新牙长出，出现双层牙 | **乳牙松动**，恒牙萌出于乳牙舌腭侧 |
| 牙早萌 | 牙齿萌出早于应萌出的年龄，X 线片显示牙根形成 1/3 | **新萌牙**松动 |
| 颌骨囊肿 | 颌骨膨隆，X 线片显示**囊性低密度影**，有骨白线 | 颌骨膨隆伴牙松动、移位 |
| 颌骨肿瘤 | 颌骨膨隆，无牙周炎症 | 颌骨膨隆，一个牙或多个牙异常松动移位 |
| 唐氏（Down）综合征 | 患者发育迟缓，智能低下。牙龈高度水肿，全口牙深牙周袋 | 牙体松动，伴**牙周袋溢脓，口臭** |

## 模拟训练

### 试题 1

男，67 岁。双侧后牙松动、咀嚼无力 3 年。

要求：作为口腔医师，请根据患者基本情况及主诉回答以下问题。

（1）询问患者现病史及相关的内容。

（2）口述考虑的可能疾病。

**参考答案**

1. 询问患者现病史及相关的内容

（1）其他部位的牙有无松动脱落。

（2）牙龈有无红肿、出血。

（3）咬合时或咬物时是否疼痛。

（4）患牙有无咬硬物时硌伤。

（5）牙松动部位是否有窦道排脓。

（6）有无发热等全身症状。

2. 考虑的可能疾病

（1）慢性牙周炎。

（2）牙外伤。

（3）颌骨囊肿或肿瘤。

### 试题 2

女，36 岁。左下倒数第 2 颗牙松动 3 天、不敢咬东西。

要求：作为口腔医师，请根据患者基本情况及主诉回答以下问题。

（1）询问患者现病史及相关的内容。

（2）口述考虑的可能疾病。

**参考答案**

1. 询问患者现病史及相关的内容

（1）是单个牙松动还是多个牙松动。

（2）有无伸长感，牙对𬌗时是否疼痛。

（3）松动牙是否伴有牙痛。

（4）患牙部位的牙龈有无红肿、疼痛或流脓。

（5）患牙有无咬硬物时硌伤。

（6）有无发热、寒战等全身症状。

2. 考虑的可能疾病

（1）急性根尖周炎。

（2）牙外伤。
（3）急性牙周脓肿。
（4）牙周炎。

**试题3**

女，58岁。下前牙松动2年。

要求：作为口腔医师，请根据患者基本情况及主诉回答以下问题。

（1）询问患者现病史及相关的内容。
（2）口述考虑的可能疾病。

**参考答案**

1. 询问患者现病史及相关的内容
（1）牙松动为一颗牙还是多颗牙，其他牙齿有无松动。
（2）有无牙龈出血、牙齿移位。
（3）有无食物嵌塞及口腔异味史，有无进食时疼痛或疼痛加重。
（4）有无牙齿剧痛史或其他感觉异常。
（5）有无外伤史、牙周手术史或正畸治疗史。
（6）是否有糖尿病等全身疾病史。
（7）家族史情况。
2. 口述考虑的可能疾病
（1）牙周炎。
（2）慢性根尖周炎。
（3）牙周脓肿。
（4）咬合创伤。
（5）糖尿病。
（6）牙外伤。
（7）颌骨肿瘤。
（8）牙髓-牙周联合病变。

**试题4**

女，33岁。牙松动4个月。

要求：作为口腔医师，请根据患者基本情况及主诉回答以下问题。

（1）询问患者现病史及相关的内容。
（2）口述考虑的可能疾病。

**参考答案**

1. 询问患者现病史及相关的内容
（1）牙松动为一颗牙还是多颗牙。
（2）有无牙周反复红肿史。
（3）有无咬合不适、牙齿伸长感或不敢咬合。
（4）有无外伤史。
（5）有无肿物或颌骨膨隆及膨隆出现的时间。
（6）有无发热、寒战等全身症状。
（7）有无牙痛史。
（8）全身情况。
2. 考虑的可能疾病
（1）牙周炎。
（2）牙外伤。
（3）慢性根尖周炎。
（4）颌骨囊肿或肿瘤。
（5）颌骨骨髓炎。

**参考答案**

1. 询问患者现病史及相关的内容

(1) 牙龈出血的部位。

(2) 是否为牙龈自发出血。

(3) 是否伴牙龈红肿、疼痛。

(4) 是否伴牙松动。

(5) 近来是否伴体重减轻、发热和乏力等全身症状。

(6) 近来是否工作紧张、劳累、熬夜。

(7) 是否处于妊娠期。

2. 考虑的可能疾病

(1) 急性坏死性溃疡性龈炎。

(2) 慢性牙周炎。

(3) 白血病。

(4) 血友病。

(5) 慢性龈炎。

(6) 妊娠期龈炎。

(7) 侵袭性牙周炎。

## 试题 2

男，56 岁。牙龈出血 5 年。

要求：作为口腔医师，请根据患者基本情况及主诉回答以下问题。

(1) 询问患者现病史及相关的内容。

(2) 口述考虑的可能疾病。

**参考答案**

1. 询问患者现病史及相关的内容

(1) 牙龈出血的部位、时间，有无自限性，出血能否止住，止血方法。

(2) 是否为牙龈自发出血。

(3) 是否伴牙龈肿胀、疼痛。

(4) 是否伴牙松动、脱落。

(5) 有无高血压，是否服用阿司匹林等抗凝血药物。

(6) 近来是否伴发热、食欲缺乏、体重减轻等现象。

(7) 有无外伤史。

2. 考虑的可能疾病

(1) 慢性龈炎。

(2) 牙周病。

(3) 急性坏死性溃疡性龈炎。

(4) 血友病。

(5) 口服抗凝药后并发症。

(6) 白血病。

(7) 牙外伤。

## 试题 3

女，24 岁。牙龈出血 3 个月。

要求：作为口腔医师，请根据患者基本情况及主诉回答以下问题。

(1) 询问患者现病史及相关的内容。

(2) 口述考虑的可能疾病。

**参考答案**

1. 询问患者现病史及相关的内容

(1) 牙龈出血的部位、时间，有无自限性，出血能否止住，止血方法。

（2）是否为牙龈自发出血。
（3）是否伴牙龈肿胀、疼痛。
（4）是否伴牙松动、脱落。
（5）有无高血压，是否服用阿司匹林等抗凝血药物。
（6）近来是否伴发热、食欲缺乏、体重减轻等现象。
（7）是否处于妊娠期。
（8）有无外伤史。
2. 考虑的可能疾病
（1）慢性龈炎。
（2）牙周病。
（3）白血病。
（4）血友病。
（5）妊娠期龈炎。
（6）牙外伤。
（7）急性坏死性溃疡性龈炎。
（8）口服抗凝药。

**试题 4**

女，28 岁。咬苹果和刷牙时牙龈出血 2 个月。

要求：作为口腔医师，请根据患者基本情况及主诉回答以下问题。

（1）询问患者现病史及相关的内容。
（2）口述考虑的可能疾病。

**参考答案**

1. 询问患者现病史及相关的内容
（1）牙龈有无自发出血。
（2）牙龈是否红肿、疼痛。
（3）是否在妊娠期。
（4）有无牙松动。
（5）有无体重减轻、发热和乏力等全身症状。
2. 考虑的可能疾病
（1）慢性龈炎。
（2）妊娠期龈炎。
（3）慢性牙周炎。
（4）侵袭性牙周炎。
（5）白血病。

**试题 5**

男，31 岁。牙龈出血、晨起时口角有血迹 3 天。

要求：作为口腔医师，请根据患者基本情况及主诉回答以下问题。

（1）询问患者现病史及相关的内容。
（2）口述考虑的可能疾病。

**参考答案**

1. 询问患者现病史及相关的内容
（1）牙龈出血的部位。
（2）牙龈是否肿胀、疼痛。
（3）近来是否工作紧张、劳累、熬夜。
（4）既往是否有刷牙出血或牙龈自发出血不易止住现象。
（5）有无体重减轻、发热和乏力等全身症状。
（6）有无牙松动。

2. 考虑的可能疾病
(1) 急性坏死性溃疡性龈炎。
(2) 白血病。
(3) 血友病。
(4) 牙周炎。
(5) 慢性龈炎。

**试题 6**

男，30 岁。牙龈自发出血 2 天。

要求：作为口腔医师，请根据患者基本情况及主诉回答以下问题。

(1) 询问患者现病史及相关的内容。

(2) 口述考虑的可能疾病。

**参考答案**
1. 询问患者现病史及相关的内容
(1) 牙龈出血的部位。
(2) 既往有无出血不易止住现象。
(3) 牙龈有无肿胀、疼痛。
(4) 近来有无体重减轻、发热和乏力等全身症状。
(5) 近来是否工作紧张、劳累、熬夜。
(6) 有无牙松动。
2. 考虑的可能疾病
(1) 白血病。
(2) 急性坏死性溃疡性龈炎。
(3) 血友病。
(4) 慢性龈炎。
(5) 牙周炎。

## 考点：牙龈肥大

### 一、病史采集要点

| | |
|---|---|
| 现病史 | 牙龈肥大的**部位**、**范围**和**时间**；有无癫痫、高血压及肾移植等病史，是否**服药**，服用的是何种药物；增生牙龈是否影响咀嚼；**牙龈**是否易**出血**，自发出血还是刷牙时出血，是否不易止住；**牙龈乳头**是否瘤样**肥大**，其大小及范围；有无牙齿萌出困难史和家族遗传史 |
| 既往史 | 有无牙龈出血史，有无白血病等血液病史，有无口腔颌面部及其邻近器官的疾病 |
| 全身情况 | 患者是否妊娠；近来有无发热、食欲缺乏、体重减轻等现象 |

### 二、临床思辨要点

多种牙龈疾病会表现为牙龈肥大，白血病等全身疾病也会表现为牙龈肥大，对这些疾病的处理方法也不同。口腔科医师应根据牙龈肥大的主诉，考虑最可能的疾病种类，再结合相应检查，最终作出正确的诊断。鉴别诊断要点见表 4-4。

**表 4-4　引起牙龈肥大常见病的鉴别诊断要点**

| 疾病名称 | 临床表现 |
|---|---|
| 牙龈瘤 | **病变局限**于 1~2 颗牙龈肥大隆起，质地中等硬度，不易出血或质地松软易出血 |

续 表

| 疾病名称 | 临床表现 |
| --- | --- |
| 药物性牙龈肥大 | 有**服药史**（如苯妥英钠、硝苯地平和环孢素），主要累及牙龈乳头和龈缘，少数重症可波及附着龈，药物性增生相对轻，一般不影响咀嚼 |
| 妊娠期龈炎 | 龈乳头常呈扁圆形肥大，向两侧扩延，可有蒂或无蒂，一般不痛，刷牙、进食等刺激后出血；牙龈乳头呈瘤样肥大，可能为**妊娠瘤** |
| 遗传性牙龈纤维瘤病 | 常为**家族性**，牙龈增生范围广泛，常影响咀嚼，增生的牙龈颜色正常，坚实，表面光滑或呈结节状，点彩明显，不易出血，无痛。增生牙龈可盖住部分和全部牙冠 |
| 白血病 | 牙龈肿大可波及龈乳头、边缘龈和附着龈，常为**全口性**，且可盖住部分牙面；可有自发牙龈出血；近来常伴发热、食欲缺乏、体重减轻等 |

## 模拟训练

### 试题

女，35岁。牙龈肥大2个月。

要求：作为口腔医师，请根据患者基本情况及主诉回答以下问题。

（1）询问患者现病史及相关的内容。

（2）口述考虑的可能疾病。

**参考答案**

1. 询问患者现病史及相关的内容

（1）牙龈肥大时间（持续或反复肥大）、部位（个别牙还是全口牙）、程度。

（2）是否伴牙龈疼痛、出血，为自发出血或刷牙出血等，能否止住。

（3）是否伴牙松动、移位。

（4）是否为妊娠期。

（5）有无癫痫、高血压及肾移植等病史，是否服药。

（6）有无白血病等血液病史。

（7）询问家族史及发病或加重年龄。

2. 考虑的可能疾病

（1）龈乳头炎。

（2）妊娠期龈炎。

（3）药物性牙龈肥大。

（4）牙龈炎。

（5）白血病的牙龈病损。

（6）遗传性牙龈纤维瘤病。

## 考点：牙龈肿痛

### 一、病史采集要点

| | |
| --- | --- |
| 现病史 | 牙龈肿痛的**部位**、**范围**、**程度**和**时间**，是否伴有**牙移位**；**牙龈出血**情况；是否伴**牙松动**、**牙脱落**；**牙齿**有无**疼痛**史；是否伴面部肿胀及肿胀部位；是否有开口受限；是否有反复发作史；是否有食物嵌塞 |
| 既往史 | 身体其他部位外伤后有无出血不易止住现象，有无白血病等血液病史，有无口腔颌面部及其邻近器官的疾病 |
| 全身情况 | 近来有无发热、食欲缺乏、体重减轻等现象，有无劳累 |

### 二、临床思辨要点

多种疾病会有牙龈肿痛的表现，如牙周疾病、牙体牙髓疾病；牙龈肿痛也可以为全身疾病在口腔的表现。口腔科医师应根据牙龈肿痛的主诉，考虑最可能的疾病种类，再结合相应检查，最终作出正确的诊断。鉴别诊断要点见表4-5。

**表4-5　引起牙龈肿痛常见病的鉴别诊断要点**

| 疾病名称 | 临床特征 |
| --- | --- |
| 牙周脓肿 | 常反复发作，牙龈肿胀、**患牙搏动性跳痛**，触诊可有**波动感** |
| 急性根尖周脓肿 | 根据根尖周脓肿的病程进展，可依次表现为**冷热**痛→**自发**痛→牙痛短暂消失→**明显**的牙龈肿**痛**，可伴相应部位的肿胀 |
| 智齿冠周炎 | 常反复发作，面部肿胀疼痛，咀嚼吞咽时疼痛加重，**开口受限**，全身发热 |
| 牙周炎 | 牙齿松动、移位，牙龈出血溢脓 |
| 慢性龈炎 | 有**牙龈反复肿痛**史，牙龈出血 |
| 白血病 | 牙龈发白，自动出血**不易止住**和/或伴牙龈疼痛 |
| 急性龈乳头炎 | 常伴食物嵌塞，有时伴**冷热痛**或**自发痛** |

## 模拟训练

### 试题1

男，40岁。牙龈肿痛1周。

要求：作为口腔医师，请根据患者基本情况及主诉回答以下问题。

（1）询问患者现病史及相关的内容。

（2）口述考虑的可能疾病。

**参考答案**

1. 询问患者现病史及相关的内容

（1）肿痛部位、范围、程度和时间。

（2）牙龈有无出血、溢脓。

（3）牙齿有无松动脱落。

（4）牙齿有无疼痛史。

（5）是否伴面部肿胀及肿胀部位；有无开口受限；有无全身发热。

（6）有无牙周治疗史、牙体治疗史。

（7）有无外伤史。

2. 考虑的可能疾病

（1）根尖周脓肿。

（2）牙周炎。

（3）牙周脓肿。

（4）慢性龈炎。

（5）智齿冠周炎。

（6）白血病。

（7）外伤。

### 试题2

女，24岁。牙龈肿痛3周。

要求：作为口腔医师，请根据患者基本情况及主诉回答以下问题。

（1）询问患者现病史及相关的内容。

（2）口述考虑的可能疾病。

**参考答案**

1. 询问患者现病史及相关内容

（1）疼痛的程度，部位、范围和时间。

（2）牙龈有无出血，自动出血还是刺激后出血。

（3）是否伴有牙齿松动、牙齿脱落。

（4）牙齿有无疼痛史。
（5）是否伴有颌面部肿胀，肿胀的部位。
（6）有无开口受限。
（7）是否有反复发作史。
（8）有无血液病史和全身其他疾病史。
2. 考虑的可能疾病
（1）牙周脓肿。
（2）根尖周脓肿。
（3）智齿冠周炎。
（4）白血病。
（5）急性牙乳头炎。
（6）牙周-牙髓联合病变。

## 考点：颌面部肿痛

### 一、病史采集要点

| | |
|---|---|
| 现病史 | 肿胀出现的**时间**（为先天性或后天性）、**发展**过程；**肿胀范围**，有无改变，有无全身反应；是否伴疼痛及其性质；肿胀**性质**，质地松软还是较硬，**皮肤颜色**有无改变等。肿胀是否造成开口受限、吞咽困难等**功能障碍** |
| 既往史 | 有无反复肿胀发作史，有无外伤、手术、注射美容、过敏及其他治疗史 |
| 全身情况 | 体温及末梢血象检查情况 |

### 二、临床思辨要点

口腔科医师应根据颌面部肿痛的主诉，考虑最可能的疾病种类，再结合相应检查，最终作出正确的诊断。鉴别诊断要点见表4-6。

表4-6　具有口面部肿胀症状常见疾病鉴别诊断要点

| 疾病名称 | 临床表现 |
|---|---|
| 冠周炎 | **第三磨牙萌出不良**，周围软组织及牙龈肿胀，开口受限，全身发热 |
| 急性根尖周炎 | 牙浮起感，叩痛，扪诊根尖部疼痛有**波动感** |
| 颌面部间隙感染 | 病变区肿胀、压痛，伴**全身症状** |
| 血管神经性水肿 | 肿胀突然发作，皮肤黏膜**局限性水肿**，唇颊好发 |
| 颌骨骨髓炎 | 口腔黏膜及面颊软组织充血、肿胀，全身发热 |
| 颌面部创伤 | 创伤部位肿胀压痛，有时**伴骨折** |
| 颌面部肿瘤 | 颌骨或关节区**膨隆**伴咬合错乱 |
| 某些先天疾病（如神经纤维瘤病） | **出生就有肿胀**，大多呈进行性加重，肿胀范围较弥散，质地多松软，**病程**进展往往比较**缓慢** |

### 模拟训练

**试题1**

男，24岁。面部左侧肿痛10天。

要求：作为口腔医师，请根据患者基本情况及主诉回答以下问题。

（1）询问患者现病史及相关的内容。

（2）口述考虑的可能疾病。

**参考答案**

1. 询问现病史及相关病史

（1）肿胀出现的时间、发展过程；肿胀范围，有无改变；肿胀性质，质地松软还是较硬，皮肤颜色有无改变等。

（2）疼痛性质，有无放射痛，有无加重或缓解疼痛的因素。

（3）是否有左侧牙痛、牙松动及反复肿痛史。

（4）是否有张口困难史或症状。

（5）肿胀之前是否有牙齿遇冷热疼痛。

（6）是否有左侧面部淋巴结肿大并有发热、头痛等全身症状。

（7）是否有口臭、下唇麻木等症状。

2. 考虑的可能疾病

（1）智齿冠周炎。

（2）颌面部间隙感染。

（3）根尖周脓肿。

（4）淋巴结炎。

（5）颌骨骨髓炎。

（6）皮脂腺囊肿伴发感染。

### 试题 2

女，28 岁。左下颌角部肿痛 3 天。

要求：作为口腔医师，请根据患者基本情况及主诉回答以下问题。

（1）询问患者现病史及相关的内容。

（2）口述考虑的可能疾病。

**参考答案**

1. 询问患者现病史及相关的内容

（1）是否首次发生。

（2）有无消长史。

（3）是否伴红、肿，热、痛及开口受限。

（4）是否伴发全身不适及发热。

（5）是否有第三磨牙或伴肿痛。

（6）有无下唇麻木和口腔异味。

2. 考虑的可能疾病

（1）急性智齿冠周炎。

（2）慢性智齿冠周炎急性发作。

（3）急性咬肌间隙感染。

（4）边缘性骨髓炎急性发作。

（5）下颌骨囊性病变继发感染。

（6）下颌骨（下牙龈、颈）癌继发感染。

## 考点：颌面部包块（助理不考）

### 一、病史采集要点

| | |
|---|---|
| 现病史 | 颌面部包块的出现**时间**、**发展过程**、**部位**、是否多发，有无**消长史**，全身反应；活动性及**与周围组织的关系**；是否伴疼痛及其性质；**质地**及表面皮肤张力和颜色有无改变等；是否造成开口受限、吞咽困难等**功能障碍** |
| 既往史 | 有无包块反复发作史，有无肿瘤、外伤、手术、注射美容及其他治疗史 |
| 全身情况 | 有无全身其他部位的恶性肿瘤，体温及末梢血象检查情况 |

## 二、临床思辨要点

颌面部包块可以是口腔颌面部肿瘤或炎症性疾病的主要临床主诉。患有其他恶性肿瘤的患者也可能转移到面颈部淋巴结或经过血行转移到口腔颌面颈部形成包块。口腔科医师应根据颌面部包块的主诉，考虑最可能的疾病种类，再结合相应检查，最终作出正确的诊断。鉴别诊断要点见表4-7。

表4-7　引起颌面部包块常见病的鉴别诊断要点

| 疾病名称 | 临床表现 |
|---|---|
| 淋巴结炎 | 单发实性包块突然发生（3天或更短），有**明显消长史**，伴明显全身发热，可有疼痛 |
| 恶性淋巴瘤 | 包块突然发生，常**多发**，伴有低热，局部红、肿、热、痛不明显，生长快，**活动度较差** |
| 颌面部创伤 | 创伤部位肿胀压痛，有时**伴骨折** |
| 颌面部良性肿瘤 | 包块生长缓慢，与周围组织**界限清楚**，**活动度较好**，很少伴疼痛 |
| 某些先天性疾病（如鳃裂囊肿、甲状舌管囊肿等） | **出生就有包块**，大多有反复发作病史，病程进展往往比较缓慢 |

### 模拟训练

**试题**

男，55岁。发现面部包块1周。

要求：作为口腔医师，请根据患者基本情况及主诉回答以下问题。

（1）询问患者现病史及相关的内容。

（2）口述考虑的可能疾病。

**参考答案**

1. 询问患者现病史及相关的内容

（1）包块的出现时间、发展过程、部位、是否多发，活动性及与周围组织关系，质地、表面皮肤张力和颜色有无改变等。

（2）是否伴疼痛及其性质。

（3）包块有无消长史，是否伴全身反应。

（4）是否造成开口受限、吞咽困难等功能障碍。

（5）是否伴发热、寒战、疲倦乏力、食欲缺乏。

（6）有无包块反复发作史。

（7）有无肿瘤、外伤史。

2. 考虑的可能疾病

（1）结核病。

（2）淋巴结炎。

（3）颌面部创伤。

（4）颌面部良性肿瘤。

（5）恶性淋巴瘤。

## 考点：口腔黏膜溃疡

## 一、病史采集要点

| | |
|---|---|
| 现病史 | 溃疡的**大小**、**深浅**、**数目**、**持续时间**，**好发部位**，疼痛情况，是否为**周期性**发作，有无残根、残冠及不良修复体等**创伤因素** |
| 既往史 | 是否有结核病史、药物过敏史、恶性肿瘤史 |
| 全身情况 | 有无外生殖器溃疡、皮肤病、眼病 |

## 二、临床思辨要点

口腔黏膜表面坏死或缺损形成凹陷为溃疡。浅层溃疡愈合后不留瘢痕；深层溃疡可达结缔组织深层，故愈合后留有瘢痕。口腔科医师应根据口腔黏膜溃疡的主诉，考虑最可能的疾病种类，再结合相应检查，最终作出正确的诊断。鉴别诊断要点见表 4-8。

表 4-8　引起黏膜溃疡常见病的鉴别诊断要点

| 疾病名称 | 好发年龄及性别 | 溃疡特征 | 好发部位 | 全身情况 | 自限性 |
|---|---|---|---|---|---|
| 复发性阿弗他溃疡 | 中青年 | **深在**，周围炎症，周边整齐，底部微凹，有假膜 | 口腔后部 | 较好 | 有 |
| 创伤性溃疡 | 青少年 | 深或浅，周围炎症不明显，有创伤史，**形态与创伤吻合** | 唇、颊、舌、颊脂垫尖 | 好 | 无 |
| 带状疱疹 | 12 岁以后，**老年多见** | 疱疹密集，溃疡面大 | 胸、腹、腰三叉神经 | 较重 | 有 |
| 单纯疱疹 | 婴幼儿 | **成簇小水疱**，破后成为大片表浅溃疡 | 口腔黏膜各处 | 全身反应重 | 有 |
| 口腔癌 | 老年 | 深或浅，浸润周围质硬，边缘不整齐，**底部菜花状，基底有硬结** | 舌腹、舌缘、口角区、软腭复合体 | 恶病质或体弱 | 无 |
| 贝赫切特综合征（白塞病） | 青年人及成人 | 是一种慢性血管炎症性疾病，反复发作口腔溃疡，同时有**眼病、外生殖器病损和皮肤病损** | 口咽和软腭 | 较重 | 有 |

### 模拟训练

**试题 1**

男孩，6 岁。舌尖部小溃疡 5 天。

要求：作为口腔医师，请根据患儿基本情况及主诉回答以下问题。

（1）询问患儿现病史及相关的内容。

（2）口述考虑的可能疾病。

**参考答案**

1. 询问患儿现病史及相关的内容

（1）有无溃疡反复发作史，此次溃疡的大小、深浅及数目。

（2）有无发热史。

（3）有无皮肤病史。

（4）有无外生殖器溃疡史。

（5）有无眼部病史。

2. 考虑的可能疾病

（1）口炎型口疮。

（2）疱疹性龈口炎。

（3）带状疱疹。

（4）手足口病。

（5）贝赫切特综合征。

**试题 2**

男，15 岁。咽部溃疡 5 天。

要求：作为口腔医师，请根据患者基本情况及主诉回答以下问题。

（1）询问患者现病史及相关的内容。

（2）口述考虑的可能疾病。

**参考答案**

1. 询问患者现病史及相关的内容

（1）有无溃疡反复发作史，此次溃疡的大小、数目和形态。

（2）有无局部创伤史。
（3）有无外生殖器溃疡史。
（4）有无皮肤病及眼部病史。
（5）有无体重下降和消瘦。
（6）有无盗汗或结核病史。
2. 考虑的可能疾病
（1）复发性阿弗他溃疡。
（2）创伤性溃疡。
（3）结核性溃疡。
（4）贝赫切特综合征。

**试题3**

女，25岁。下唇黏膜溃疡10天。

要求：作为口腔医师，请根据患者基本情况及主诉回答以下问题。

（1）询问患者现病史及相关的内容。

（2）口述考虑的可能疾病。

**参考答案**

1. 询问患者现病史及相关的内容
（1）有无溃疡反复发作史，此次溃疡的大小、深浅及数目。
（2）有无局部创伤史。
（3）有无皮肤病史。
（4）有无外生殖器溃疡史。
（5）有无眼部病史。
2. 考虑的可能疾病
（1）复发性阿弗他溃疡。
（2）创伤性溃疡。
（3）贝赫切特综合征。

**试题4**

女，26岁。舌右侧缘溃疡5天。

要求：作为口腔医师，请根据患者基本情况及主诉回答以下问题。

（1）询问患者现病史及相关的内容。

（2）口述考虑的可能疾病。

**参考答案**

1. 询问患者现病史及相关的内容
（1）有无溃疡复发史，此次溃疡的大小、深浅及数目。
（2）有无局部创伤史。
（3）有无皮肤病史。
（4）有无外生殖器溃疡史。
（5）有无眼部病史。
2. 考虑的可能疾病
（1）轻型阿弗他溃疡。
（2）贝赫切特综合征。
（3）创伤性溃疡。

**试题5**

女，26岁。左颊黏膜溃疡6天。

要求：作为口腔医师，请根据患者基本情况及主诉回答以下问题。

（1）询问患者现病史及相关的内容。

（2）口述考虑的可能疾病。

**参考答案**

1. 询问患者现病史及相关的内容

（1）有无溃疡反复发作史，此次溃疡的大小、深浅及数目。

（2）有无局部创伤史。

（3）有无皮肤病史。

（4）有无外生殖器溃疡史。

（5）有无眼部病史。

2. 考虑的可能疾病

（1）复发性阿弗他溃疡。

（2）创伤性溃疡。

（3）贝赫切特综合征。

## 试题 6

女，55 岁。右颊部溃疡 1 个月。

要求：作为口腔医师，请根据患者基本情况及主诉回答以下问题。

（1）询问患者现病史及相关的内容。

（2）口述考虑的可能疾病。

**参考答案**

1. 询问患者现病史及相关的内容

（1）有无溃疡反复发作史，此次溃疡的大小、深浅及数目。

（2）有无局部创伤史。

（3）有无外生殖器溃疡史。

（4）有无皮肤病史及眼病史。

（5）有无肺结核病史。

2. 考虑的可能疾病

（1）腺周口疮。

（2）口腔癌。

（3）创伤性溃疡。

（4）结核性溃疡。

## 考点：口腔黏膜白色斑纹（助理不考）

### 一、病史采集要点

| | |
|---|---|
| 现病史 | 有无局部**创伤**因素；**吸烟**、**饮酒**和咀**嚼槟榔**情况；是否感染**白念珠菌**；**日晒**情况；白色病损的**发病时间** |
| 既往史 | 有无人类免疫缺陷病毒（HIV）**感染史**、精神创伤史、梅毒病史 |
| 全身情况 | 有无 HIV 感染的其他疾病发病情况；有无皮肤病 |
| 家族史 | 如白色海绵状斑痣是常染色体显性遗传疾病，有**家族遗传性** |

### 二、临床思辨要点

口腔科医师应根据口腔黏膜白色斑纹的主诉，考虑最可能的疾病种类，再结合相应检查，最终作出正确的诊断。鉴别诊断要点见表 4-9。常见的口腔黏膜斑纹类疾病包括以白色斑块病损为主要表现的口腔白斑病和以白色网纹为主要表现的口腔扁平苔藓。

表4-9　引起黏膜白色斑纹常见病的鉴别诊断要点

| 疾病名称 | 临床表现 | 检　查 |
| --- | --- | --- |
| 口腔白斑病 | **颊部黏膜咬合区域常见**，颗粒型以颊黏膜口角区多见，疣状型多发于牙龈或上腭；多无症状或仅有粗涩感，糜烂或溃疡时感疼痛 | 白斑常为白色或灰白色**均质型**的斑块，或呈**皱纸状**，粗糙稍硬；有些可为颗粒状白斑或疣状白斑 |
| 口腔扁平苔藓 | 多见于双颊黏膜及前庭沟，病变常呈**对称性**；多无症状或仅有粗涩感，充血病变对刺激性食物敏感，糜烂或溃疡时感疼痛，病损单发于黏膜，或与皮肤同时并发 | **白色条纹多见**。斑块型扁平苔藓与口腔白斑有时难以鉴别 |
| 口腔白角化症 | 双颊多见，无自觉症状 | 灰白、浅白或乳白色边界不清的斑块或斑片，不高出于或微高于黏膜表面，**平滑**、**柔软无结节** |
| 梅毒黏膜斑 | Ⅱ期梅毒患者颊部黏膜，可出现“梅毒斑” | 初为**圆形**、**椭圆形红斑**，随后表面糜烂，**周围**出现**乳白色斑片**，稍高出黏膜表面，**中间凹陷**，表面柔软，基部较硬，可伴**玫瑰疹** |
| 毛状白斑 | 多见于双侧舌侧缘黏膜，可延伸至舌背部或舌腹部黏膜；男性多见，多见于HIV感染的初期 | 损害呈**白色皱纸状隆起**，不可擦去 |
| 白色海绵状斑痣 | 双颊黏膜多见；为常染色体显性遗传疾病 | 损害呈灰白色或乳白色，表现为皱襞状、海绵状、**鳞片状**粗厚软性组织。触诊时有黏膜的柔性与弹性，但**状如海绵** |
| 口腔苔藓样损害 | 颊、舌黏膜常见，使用银汞合金充填治疗牙或金属冠修复后发生，**充填物改为其他树脂材料后，病变会明显减轻或消失** | 类似扁平苔藓样反应 |
| **盘状红斑狼疮** | 唇部常见，皮肤损害多见于头面部，与日晒有关，常有家族史 | 黏膜损害的特征为**中央萎缩**，**外围为白色放射状条纹**，边缘不规则但**界限清楚** |
| 口腔黏膜下纤维性变 | 以颊、咽、软腭多见，后期可出现舌运动及开口受限、吞咽困难等自觉症状 | 初期为小水疱与溃疡，随后为淡白色斑纹，似云雾状，并可触及黏膜下纤维性条索 |

## 模拟训练

### 试题1

男，58岁。发现右侧舌侧缘白色斑块1月余。

要求：作为口腔医师，请根据患者基本情况及主诉回答以下问题。

（1）询问患者现病史及相关的内容。

（2）口述考虑的可能疾病。

**参考答案**

1. 询问患者现病史及相关的内容

（1）有无吸烟史。

（2）有无咀嚼槟榔史。

（3）有无局部创伤史。

（4）有无梅毒病史。

（5）有无家族史。

2. 考虑的可能疾病

（1）口腔扁平苔藓。

（2）毛状白斑。

（3）口腔苔藓样损害。

（4）梅毒黏膜斑。

（5）口腔白角化症。

（6）口腔白斑病。

**试题 2**

女，46 岁。发现右颊部白色斑块 1 个月。

要求：作为口腔医师，请根据患者基本情况及主诉回答以下问题。

（1）询问患者现病史及相关的内容。

（2）口述考虑的可能疾病。

**参考答案**

1. 询问患者现病史及相关的内容

（1）有无吸烟史。

（2）有无咀嚼槟榔史。

（3）有无局部创伤史。

（4）有无梅毒病史。

（5）有无家族史。

2. 考虑的可能疾病

（1）口腔白斑病。

（2）口腔白角化症。

（3）白色水肿。

（4）口腔扁平苔藓。

（5）梅毒黏膜斑。

（6）白色海绵状斑痣。

## 考点：口腔黏膜及皮肤窦道和瘘管

### 一、病史采集要点

| | |
|---|---|
| 现病史 | **就诊**时是否有任何**症状**；瘘管和/或窦道的出现与牙髓、牙周、黏膜、牙槽和颌面部**疾病**的关系；瘘管是否持续有排出物，**排出物**的性质和量；瘘管是否有暂时封闭情况，封闭后**面部**的**肿胀和疼痛**情况 |
| 既往史 | 牙髓、牙周炎症或不完善牙髓治疗史；急性颌骨骨髓炎有发热、肿痛等病史和不良治疗史；颌面部炎症、外伤及口腔内手术史；头颈部肿瘤和放疗史；甲状舌管囊肿史 |

### 二、临床思辨要点

瘘管是连接体表与脏腔，或脏腔与脏腔的一种病理性管道，有两个开口；窦道是由深部组织通向皮肤和黏膜的病理性盲管，只有一个外口。口腔科医师应根据口腔黏膜及皮肤窦道和瘘管的主诉，考虑最可能的疾病种类，再结合相应检查，最终作出正确的诊断；诊断其原发疾病是彻底治疗的基础。鉴别诊断要点见表 4-10。

表 4-10　引起瘘管和窦道常见疾病的鉴别诊断要点

| 疾病名称 | 症状、病史 | 瘘管、窦道特点 | 瘘管排出物 |
|---|---|---|---|
| 慢性根尖周炎 | 就诊时一般无疼痛，有患牙反复肿痛病史或不完善牙髓治疗史 | **病史之后出现瘘管和窦道**；瘘管可暂时封闭，当发生牙痛或肿痛后，原瘘管和窦道又出现 | 牙痛后**排出脓**液，**量不多** |
| 慢性中央性颌骨骨髓炎 | 颌骨局部肿胀、疼痛 | 瘘管和窦道在急性颌骨骨髓炎发病史和不良**治疗史后出现** | 持续**排出脓**液和**死骨片**，量较多 |
| 牙髓-牙周联合病变 | 有牙龈反复肿痛病史，牙髓炎疼痛症状 | **病史之后出现瘘管和窦道**；瘘管可暂时封闭，当发生牙痛或肿痛后，原瘘管和窦道又出现 | 牙痛后**排出脓**液，量不多 |

续 表

| 疾病名称 | 症状、病史 | 瘘管、窦道特点 | 瘘管排出物 |
| --- | --- | --- | --- |
| 涎瘘 | 就诊时一般无疼痛 | 瘘管和窦道出现在颌面部**手术**、**炎症**或**外伤史之后** | 持续排出**清亮**液体，排出量**与饮食有关** |
| 甲状舌管瘘 | 患者为1~10岁**儿童**，有甲状舌管囊肿史 | 颈前**正中线**皮肤出现**瘘管** | 持续排出微混浊的**黄色**稀薄或黏稠性**液体** |
| 放射性骨坏死 | 有头颈部肿瘤和**放疗史** | 患病局部黏膜或皮肤出现的瘘管和窦道 | 持续**排出**脓液和**死骨片**，量较多 |

## 模拟训练

### 试题1

男，35岁。右下颌颊部皮肤3个瘘管，反复肿痛2年。

要求：作为口腔医师，请根据患者基本情况及主诉回答以下问题。

（1）询问患者现病史及相关的内容。

（2）口述考虑的可能疾病。

**参考答案**

1. 询问患者现病史及相关的内容

（1）该部位有无牙齿疾病、炎症或外伤病史。

（2）该部位有无手术和放射治疗史。

（3）瘘管是否持续有排出物，以及排出物的性质和量的变化。

（4）瘘管是否有暂时封闭情况，以及封闭后面部的肿胀情况。

（5）该瘘管是否经过治疗。

2. 考虑的可能疾病

（1）慢性中央性颌骨骨髓炎。

（2）颌骨放射性骨坏死（放射性颌骨骨髓炎）。

（3）慢性智齿冠周炎。

（4）牙周-牙髓联合病变。

（5）慢性根尖周炎。

### 试题2

男，34岁。面部右侧颊部瘘口溢脓半年。

要求：作为口腔医师，请根据患者基本情况及主诉回答以下问题。

（1）询问患者现病史及相关的内容。

（2）口述考虑的可能疾病。

**参考答案**

1. 询问现病史及相关病史

（1）是否有右侧后牙区牙痛、牙松动及反复肿痛史。

（2）是否有张口困难史或症状。

（3）疮口形成前是否有右侧面颊部反复肿胀。

（4）脓液的颜色，是否稀薄。

（5）是否有发热、口臭、下唇麻木等症状，炎症与下唇麻木的先后顺序。

（6）是否有放射治疗史。外伤史。

（7）抗生素治疗效果如何。

（8）是否拍摄X线片。

（9）询问治疗史。

2. 考虑的可能疾病

（1）慢性根尖周炎。

(2) 慢性冠周炎、颊皮瘘。
(3) 化脓性颌骨骨髓炎（中央性/边缘性）。
(4) 放射性颌骨骨髓炎。
(5) 咬肌间隙感染。

## 考点：口腔异味（助理不考）

### 一、病史采集要点

| | |
|---|---|
| 现病史 | 口腔异味的**发现过程**（自觉还是被人告知）、出现**时间**、**气味种类**、**诱因**（食用带气味的食物和饮料）；有无**牙痛**（冷刺激痛、放射痛、夜间痛），有无**残根**、**残冠**；有无**牙龈出血**（自发还是刷牙出血）、红肿、疼痛，有无脓肿或**溃疡**；牙齿有无松动、脱落，**牙松动**的数量；口腔内有无**肿块**（有无溃疡或坏死、疼痛）；近来是否过度劳累或精神紧张；有无**鼻咽部异常**症状；有无胃部**反酸**、**打嗝**、**食管反流**等症状；吸烟及服用药物情况 |
| 既往史 | 口腔疾病，如龋病、牙周疾病、口腔癌病史及口腔治疗史 |
| 全身情况 | 鼻咽部疾病史、呼吸系统疾病、消化道疾病史，有无糖尿病等及其他系统性疾病史 |

### 二、临床思辨要点

口腔科医师应根据口腔异味的主诉，考虑最可能的疾病种类，再结合相应检查，最终作出正确的诊断。鉴别诊断要点见表 4-11。

表 4-11 引起口腔异味常见病的鉴别诊断要点

| 疾病名称 | 临床表现 | 异味特点 |
|---|---|---|
| 龋病 | 牙体硬组织病损，伴牙痛，或有残根、残冠；牙痛为冷热刺激痛、放射痛、夜间痛，可能是龋病致牙髓炎 | **食物嵌入**腐败引起异味 |
| 牙龈炎 | 龈缘较多菌斑、牙石，**牙龈炎症**表现 | 口腔异味伴**牙龈出血（刷牙、进食等引起）** |
| 牙周炎 | 牙龈炎症表现，**牙周袋形成** | 口腔异味伴**牙松动或牙脱落** |
| 急性坏死性溃疡性龈炎 | 牙龈自发出血和牙龈疼痛，龈乳头和龈缘坏死表现，坏死区出现**灰褐色假膜**，近期有过度劳累或精神紧张 | 被人告知口腔异味，呈**腐败性口臭** |
| 口腔癌 | 口腔内有**肿块**，肿块有溃疡或坏死，**边缘隆起呈菜花样**，伴疼痛 | 口腔异味出现时，肿瘤常有溃烂 |
| 慢性鼻窦炎 | 流脓涕、鼻塞、嗅觉障碍或丧失、咽部异物感等 | 被人告知口腔异味，中鼻道嗅沟**脓性分泌物** |
| 慢性胃炎 | 胃部反酸、呃逆等症状 | 反酸、嗳气 |

### 模拟训练

**试题**

女，24 岁。口腔有异味并伴有刷牙时牙龈出血 2 个月。

要求：作为口腔医师，请根据患者基本情况及主诉回答以下问题。

(1) 询问患者现病史及相关的内容。
(2) 口述考虑的可能疾病。

**参考答案**

1. 询问患者现病史及相关的内容
(1) 自己感觉到异味，还是周围人告之口腔有异味。
(2) 出现口腔异味是否有诱因。
(3) 牙龈有无红肿或疼痛。

(4) 有无牙松动、脱落。
(5) 牙遇冷热刺激时是否酸痛。
(6) 口腔内有无肿块。
2. 考虑的可能疾病
(1) 慢性龈炎。
(2) 牙周炎。
(3) 龋病。
(4) 口腔癌。

## 考点：口干（助理不考）

### 一、病史采集要点

| | |
|---|---|
| 现病史 | 口干症状的严重**程度**、患病**时间**、是**持续性**口干还是**发作性**口干、有无腮腺或其他唾液腺的肥大和/或疼痛、有无反复发作等病史 |
| 既往史 | 有无头颈部恶性肿瘤放疗史、大剂量和/或长时间使用抗生素或免疫抑制剂史 |
| 全身情况 | 注意有无眼干及泪腺肿大、全身结缔组织疾病、糖尿病和尿崩症等内分泌疾病、严重的感染性疾病、免疫力低下（如AIDS病史）等 |

### 二、临床思辨要点

口腔科医师应根据口干的主诉，考虑最可能的疾病种类，再结合相应检查，最终作出正确的诊断。鉴别诊断要点见表4-12。

表4-12 引起口干症状常见疾病的鉴别诊断要点

| 疾病名称 | 口干特点 | 临床表现 |
|---|---|---|
| 舍格伦综合征 | 重度口干 | 口腔黏膜干燥、发黏，舌、颊及咽喉部有灼热感或味觉异常，重者伴语言、咀嚼和吞咽困难；**眼**内有异物感或烧灼感，畏光、疼痛和视物疲劳；同时伴类风湿关节炎、系统性红斑狼疮、皮肌炎或多发性肌炎等**结缔组织病**者 |
| 口腔念珠菌病 | 中等程度的口干 | **口角区**对称性病损，口腔黏膜干燥、疼痛，可能伴全身其他部位的**真菌感染**，或有大剂量、长时间使用抗生素或免疫抑制剂史，患者可能存在**免疫功能低下**、AIDS病史 |
| 慢性唾液腺炎 | 轻度口干 | 伴**唾液腺肥大**、疼痛，有反复发作史者 |
| 放疗后口干症 | 重度口干 | 有头颈部**放疗史** |
| 全身因素引起的疾病 | 发作性口干 | 有糖尿病、脱水和尿崩症等疾病病史 |

### 模拟训练

**试题**

女，40岁。口干半年。

要求：作为口腔医师，请根据患者基本情况及主诉回答以下问题。

(1) 询问患者现病史及相关的内容。

(2) 口述考虑的可能疾病。

**参考答案**

1. 询问患者现病史及相关的内容
(1) 口干的严重程度。
(2) 有无口腔黏膜烧灼感、黏膜糜烂或增生等。

(3) 有无腮腺、下颌下腺肿大或肿块。
(4) 有无眼干及泪腺肿大。
(5) 有无全身自身免疫性疾病（如类风湿关节炎、系统性红斑狼疮、皮肤炎等）。
(6) 有无其他全身疾病（如糖尿病等）。
(7) 有无服药史、头颈部位放疗史或唾液腺手术摘除史。
2. 考虑的可能疾病
(1) 舍格伦综合征。
(2) 口腔念珠菌病。
(3) 全身疾病、药物反应、放疗及唾液腺手术所致的口干。
(4) 慢性唾液腺炎。

### 考点：开口受限（助理不考）

## 一、病史采集要点

| | |
|---|---|
| 现病史 | 开口受限的**性质**、持续**时间**和**程度**（突然发生还是渐进性加重，开口受限程度有无变化）；是否**伴疼痛**及疼痛部位；有无**面部肿胀**或膨隆，肿胀有无**消长史**；有无关节**弹响和杂音**；有无**外伤**；口腔和颌面部皮肤是否有瘘孔；**面型**有无异常 |
| 既往史 | 口腔颌面部外伤史及感染史、颞下颌关节紊乱病史、中耳炎史、头颈部放疗史及口腔治疗史或拔牙史 |
| 全身情况 | 有无类风湿关节炎史等系统性关节炎史、**癔症史**等 |

## 二、临床思辨要点

口腔科医师应根据开口受限的主诉，考虑最可能的疾病种类，再结合相应检查，最终作出正确的诊断。鉴别诊断要点见表4-13。

表 4-13　引起开口受限常见病的鉴别诊断要点

| 疾病名称 | 开口受限特点 | 临床特点 |
|---|---|---|
| 颞下颌关节强直 | 无症状、渐进性、重度 | **进行性开口困难**或完全不能开口。内强直伴面下部发育障碍畸形及咬合关系紊乱；外强直伴口腔颌面部瘢痕挛缩 |
| 颞下颌关节紊乱病 | 病史较长伴**耳前区疼痛** | 无关节弹响，考虑滑膜炎；既往有关节弹响史、现弹响消失并开口受限，考虑关节盘不可复性前移位；有摩擦音或破碎音，考虑关节盘穿孔或骨关节病 |
| 智齿冠周炎 | 伴剧烈疼痛 | 磨牙后区或上颌结节疼痛、反复肿胀，**冠周红肿有脓**，全身发热；咬肌前缘面颊瘘或下颌第一磨牙颊侧黏膜瘘孔，多考虑下颌智齿冠周炎 |
| 颌面部间隙感染 | **病史较长**伴疼痛 | 发热、肿胀疼痛、局部有压痛 |
| 颌面部创伤 | 与外伤有关 | **近期外伤史**，多考虑下颌骨骨折或颧骨、颧弓骨折；如X线检查已排除骨折，考虑创伤性颞下颌关节炎；如既往有外伤史，应考虑陈旧骨折错位愈合或颞下颌关节强直 |
| 颌面部肿瘤 | 病史较长伴疼痛 | 伴有深部牵拉痛者，应考虑面深间隙占位性病变；耳前区**无痛性膨隆伴下颌偏斜**，则应考虑髁突骨瘤或骨软骨瘤 |
| 拔牙术后并发症 | 拔牙术后开口困难 | 主要为感染引起开口困难及吞咽疼痛 |
| 局麻后并发症 | 暂时性牙关紧闭 | 发生于下牙槽神经口内阻滞麻醉后者 |
| 破伤风 | 外伤史 | 以肌阵发性痉挛和紧张性收缩为特征的急性特异性感染外伤史，苦笑面容 |
| 癔症性牙关紧闭 | 多有癔症史 | 发病前有**精神因素** |

模拟训练

**试题1**

男，25岁。开口受限3个月。

要求：作为口腔医师，请根据患者基本情况及主诉回答以下问题。

（1）询问患者现病史及相关的内容。

（2）口述考虑的可能疾病。

**参考答案**

1. 询问患者现病史及相关的内容

（1）开口受限的时间（突然发生还是渐进性加重）、程度、开口型。

（2）是否伴有疼痛、关节弹响（弹响时间）。

（3）是否伴有肿胀、畸形。

（4）是否有外伤史。

（5）是否有牙痛史、冠周牙龈红肿以及全身发热的情况。

（6）是否存在精神紧张、精神性疾病（癔症）。

（7）家人是否存在上述情况（考虑肿瘤）。

2. 考虑的可能疾病

（1）颞下颌关节紊乱病。

（2）颞下颌关节强直。

（3）颌面部间隙感染。

（4）智齿冠周炎。

（5）颌面部肿瘤。

（6）颌面部创伤。

（7）癔症性牙关紧闭。

**试题2**

男，44岁。外伤后开口受限10天。

要求：作为口腔医师，请根据患者基本情况及主诉回答以下问题。

（1）询问患者现病史及相关的内容。

（2）口述考虑的可能疾病。

**参考答案**

1. 询问患者现病史及相关的内容

（1）开口受限的时间（突然发生还是渐进性加重）、程度。

（2）是否伴有疼痛、关节弹响（弹响时间）。

（3）是否有面部肿胀。

（4）外伤的经过。

（5）是否伴有全身症状。

2. 考虑的可能疾病

（1）颞下颌关节紊乱病。

（2）颞下颌关节强直。

（3）颌面部创伤。

（4）颌面部间隙感染。

（5）破伤风。

（6）癔症性牙关紧闭。

**试题3**

女，29岁。拔除下颌第三磨牙后开口受限5天。

要求：作为口腔医师，请根据患者基本情况及主诉回答以下问题。

（1）询问患者现病史及相关的内容。

（2）口述考虑的可能疾病。

**参考答案**

1. 询问患者现病史及相关的内容

（1）开口受限程度。

（2）是否伴有疼痛。

（3）是否有面部肿胀。

（4）是否伴有全身症状。

（5）有无关节弹响史。

2. 考虑的可能疾病

（1）拔牙后感染。

（2）牙拔除术后反应。

（3）颞下颌关节紊乱病。

## 考点：修复后疼痛

◆牙体缺损修复后疼痛

### 一、病史采集要点

| | |
|---|---|
| 现病史 | 首先注意**排除邻近**的非修复牙或软组织的**疼痛**；询问其修复体**戴入时间**，**疼痛发生的时间**，疼痛的**性质**（如一过性、间断性和持续性，过敏性疼痛、自发性疼痛、咬合疼痛、食物嵌塞性疼痛等），发生**部位**，**诱发或加重的原因**，是否伴发**放射痛**等 |

### 二、临床思辨要点

口腔科医师应根据牙体缺损修复后疼痛的主诉，考虑最可能的疾病种类，再结合相应检查，最终作出正确的诊断。鉴别诊断要点见表4-14。

**表4-14 牙体缺损修复后疼痛的鉴别诊断要点**

| 疼痛性质 | 发生时间 | 发生原因 |
|---|---|---|
| 过敏性疼痛 | 修复体粘固之后 | ①患牙为活髓牙，经牙体切割后**牙本质暴露**。②牙体预备时损伤大，术后未保护。③患牙受消毒药物、机械、冷及游离酸刺激致短时疼痛。④长时间持续疼痛，牙髓受激惹严重，或可发展为牙髓炎 |
| | 使用一段时间之后 | ①**继发性龋**。②修复时造成牙本质暴露，引起激惹性疼痛。③修复体不密合、松动；粘固剂或粘固操作不良 |
| 自发性疼痛 | 修复体粘固之后 | ①金属微电流刺激。②牙体切割过多、粘固前未戴暂时冠，牙髓炎。③牙周膜损伤，产生轻微疼痛 |
| | 使用一段时间之后 | ①多见于**继发龋**引起的牙髓炎。②修复前根管治疗不完善，根尖周炎未完全控制。③根管侧壁钻穿引起的炎症。④咬合创伤引起的创伤性根周膜炎 |
| 咬合痛 | 修复体粘固之后 | ①短期内咬合痛，多由**创伤𬌗**引起。②活髓牙牙体预备量大，排除咬合创伤和早接触 |
| | 使用一段时间之后 | ①创伤𬌗较轻，但持续存在。②根尖周炎。③外伤性或病理性根折。④根管壁侧穿。⑤固定桥设计不合理 |
| 食物嵌塞性疼痛 | 即可进食后 | 龈乳头因嵌入或滞留食物直接压迫而出现胀痛不适 |
| | 使用一段时间之后 | 引起龈炎、牙周炎或龋病而出现疼痛 |

◆可摘义齿戴入后疼痛

## 一、病史采集要点

| | |
|---|---|
| 现病史 | 首先明确戴牙后**疼痛**是**来源**于基牙还是软组织。在对可摘义齿戴牙后疼痛症状进行确诊前要仔细询问**诱发**或**加重疼痛的原因**、疼痛发生的**时间**（义齿戴入后的时间）、发生**部位**等 |

## 二、临床思辨要点

口腔科医师应根据可摘义齿戴入后疼痛的主诉，考虑最可能的疾病种类，再结合相应检查，最终作出正确的诊断。鉴别诊断要点见表4-15。

表4-15　可摘义齿戴入后疼痛的鉴别诊断要点

| 疼痛性质 | 发生时间 | 发生原因 |
|---|---|---|
| 基牙疼痛 | 初戴后即刻 | 基牙牙体预备造成牙本质过敏 |
| | 戴入后数天内 | ①正中殆、侧殆早接触。②卡环、基托或人工牙与基牙接触过紧致基牙受力过大。③基托承托面积小，致基牙受力大 |
| | 戴入一段时间后 | ①基牙**龋病**。②基牙**牙周病** |
| 软组织疼痛 | 戴入后数天内至戴入一段时间 | ①基托边缘伸展过长或过锐，系带部位基托**缓冲不够**。②基托组织面有小瘤。③牙槽嵴部位有骨尖或骨突、骨嵴、骨棱，形成组织倒凹，覆盖**黏膜较薄**。④义齿殆支托折断使义齿下沉压迫软组织，卡环压迫牙龈，连接杆**压迫软组织**。⑤垂直距离过高。⑥义齿在正中殆和侧殆时有**早接触或干扰**，殆力分布不均匀。⑦**基托承托面积小**，致牙槽嵴受力大而集中。⑧义齿不稳定。⑨**卡环位置不当**，颊舌侧力量不平衡，也可使基托压迫黏膜造成疼痛 |

◆义齿固位不良

## 一、病史采集要点

| | |
|---|---|
| 现病史 | 首先**明确**其**原因**是属于卡环固位问题还是基托固位问题。在对可摘义齿固位不良现象确诊前还要仔细询问**固位不良与进食**之间的**关系**、发生的特点 |

## 二、临床思辨要点

口腔科医师应根据可摘义齿戴入后疼痛的主诉，考虑最可能的疾病种类，再结合相应检查，最终作出正确的诊断。鉴别诊断要点见表4-16。

表4-16　义齿固位不良的鉴别诊断要点

| 固位类型 | 义齿固位不良发生的特点、原因 |
|---|---|
| 卡环固位不良 | ①**弹跳**：卡臂尖未进入基牙的倒凹区。②**翘动**、**摆动**、**上下动**：卡环体与基牙不贴合，间接固位体放置的位置不当，殆支托、卡环在牙面形成支点，卡环无固位力。③基牙固位形差：基牙牙冠小或呈锥形，基牙牙冠正常但无固位倒凹 |
| 基托固位不良 | ①休息状态义齿**易松动脱落**：基托组织面与黏膜不密合或基托边缘伸展不够。②休息状态义齿固位尚好，**张口、说话、打呵欠等义齿易脱位**：基托边缘过长、过厚；唇、颊、舌系带区基托边缘缓冲不够；人工牙排列的位置不当；义齿磨光面外形不好等；垂直距离恢复过高。③固位尚好，**咀嚼时义齿容易脱位**：殆不平衡，牙尖有干扰；在下颌磨牙后垫部位基托伸展过长或上颌殆平面较低 |

模拟训练

**试题 1**

男，65 岁。全口义齿戴 3 天后黏膜压痛。

要求：作为口腔医师，请根据患者基本情况及主诉回答以下问题。

（1）询问患者现病史及相关的内容。

（2）口述考虑的可能疾病。

**参考答案**

1. 询问患者现病史及相关的内容

（1）黏膜压痛的部位和范围。

（2）是否有义齿摘戴时痛。

（3）是否有咬合痛。

（4）有无其他不适或异常。

2. 可能导致义齿修复后黏膜压痛的原因

（1）基托边缘伸展过长或过锐。

（2）骨性隆突部位基托组织面未缓冲。

（3）咬合早接触、𬌗干扰。

（4）义齿进行功能时不稳定（如牙齿排列位置不正确、颌位关系不正确等）。

（5）垂直距离过高。

**试题 2**

女，28 岁。左下后牙烤瓷冠修复后出现自发痛 3 天。

要求：作为口腔医师，请根据患者基本情况及主诉回答以下问题。

（1）询问患者现病史及相关的内容。

（2）口述考虑的可能疾病。

**参考答案**

1. 询问患者现病史及相关的内容

（1）烤瓷冠修复的具体时间。

（2）有无夜间痛、阵发痛。

（3）有无冷热刺激痛。

（4）是否伴有咬合痛。

（5）疼痛是否加重或减轻，影响因素有哪些。

（6）有无患牙疼痛史及牙体牙髓病治疗史。

2. 考虑的可能疾病

（1）急性牙髓炎。

（2）慢性牙髓炎。

（3）根尖周炎。

（4）根管侧穿引起的根周膜炎。

**试题 3**

女，51 岁。烤瓷冠修复左下后牙与邻牙间出现胀痛 3 天。

要求：作为口腔医师，请根据患者基本情况及主诉回答以下问题。

（1）询问患者现病史及相关的内容。

（2）口述考虑的可能疾病。

**参考答案**

1. 询问患者现病史及相关的内容

（1）胀痛与烤瓷冠粘固的时间关系。

（2）疼痛程度及变化。

（3）有无食物嵌塞。

（4）患牙牙周病史及治疗史。
2. 考虑的可能疾病（可能导致患牙疼痛的原因）
（1）食物嵌塞致龈乳头炎。
（2）黏结剂残留致龈乳头炎。
（3）邻接关系过紧。

**试题4**

女，57岁。戴可摘局部义齿后黏膜压痛1周。
要求：作为口腔医师，请根据患者基本情况及主诉回答以下问题。
（1）询问患者现病史及相关的内容。
（2）口述考虑的可能疾病。

**参考答案**
1. 询问患者现病史及相关的内容
（1）黏膜压痛的部位和范围。
（2）是否义齿摘戴时痛。
（3）是否咬合痛。
（4）有无其他不适或异常（如义齿撬动、松动、摘戴困难或咬合高等）。
2. 可能导致义齿修复后黏膜压痛的原因
（1）基托边缘过长。
（2）骨性隆突部位基托组织面未缓冲。
（3）基托变形或翘动。
（4）基托组织面小瘤。
（5）垂直距离过高。
（6）咬合早接触、𬌗干扰。
（7）义齿支持不足（义齿下沉、基托范围过小）。

**试题5**

女，41岁。烤瓷冠修复上前牙遇冷热痛2周。
要求：作为口腔医师，请根据患者基本情况及主诉回答以下问题。
（1）询问患者现病史及相关的内容。
（2）口述考虑的可能疾病。

**参考答案**
1. 询问患者现病史及相关的内容
（1）疼痛与修复的时间关系。
（2）刺激去除后疼痛是否持续及持续的时间。
（3）疼痛是否可以定位。
（4）有无自发痛史。
（5）患牙牙体牙髓病治疗史。
2. 考虑的可能疾病
（1）牙本质敏感症。
（2）继发龋。
（3）可复性牙髓炎。
（4）慢性牙髓炎。

**试题6**

女，65岁。全口义齿戴牙后肿痛3天。
要求：作为口腔医师，请根据患者基本情况及主诉回答以下问题。
（1）询问患者现病史及相关的内容。
（2）口述考虑的可能疾病。

**参考答案**

1. 询问患者现病史及相关的内容

（1）疼痛的性质、部位和持续时间。

（2）是摘戴义齿时疼痛，还是咀嚼食物时疼痛。

（3）是局部疼痛，还是定位不明确的广泛疼痛。

（4）义齿的固位及稳定性如何。

（5）是否伴有吞咽痛等其他症状。

2. 考虑的可能原因

（1）基托伸展过长。

（2）基托组织面压迫。

（3）正中关系异常。

（4）垂直距离恢复过高。

（5）咬合关系恢复不良。

## 试题 7

男，44 岁。固定桥粘固后疼痛 3 天。

要求：作为口腔医师，请根据患者基本情况及主诉回答以下问题。

（1）询问患者现病史及相关的内容。

（2）口述考虑的可能疾病。

**参考答案**

1. 询问患者现病史及相关的内容

（1）询问疼痛的部位：基牙疼痛还是软组织疼痛。

（2）疼痛的性质：自发痛或冷热刺激痛，阵发痛或持续痛，有无咬合痛。

（3）是否知道牙痛的部位，痛时是否放射到其他部位。

（4）是否有牙松动和食物嵌塞的病史。

（5）是否伴有刷牙出血等其他症状。

2. 考虑的可能疾病

（1）牙本质敏感症。

（2）牙髓炎。

（3）创伤性根周膜炎。

（4）急性牙龈乳头炎。

# 第五考站　病例分析

## 考试大纲

1. 龋病
2. 牙本质敏感症（助理不考）
3. 牙髓病
4. 根尖周炎
5. 慢性龈炎
6. 药物性牙龈肥大（助理不考）
7. 妊娠期龈炎（助理不考）
8. 慢性牙周炎
9. 侵袭性牙周炎
10. 牙周脓肿
11. 牙周-牙髓联合病变（助理不考）
12. 复发性阿弗他溃疡
13. 口腔念珠菌病
14. 口腔白斑病（助理不考）
15. 口腔扁平苔藓（助理不考）
16. 牙外伤
17. 干槽症
18. 智齿冠周炎
19. 颌面部间隙感染
20. 口腔颌面部创伤
21. 口腔颌面部囊性病变（助理不考）
22. 口腔癌（助理不考）
23. 三叉神经痛（助理不考）
24. 牙体缺损
25. 牙列缺损
26. 牙列缺失

## 考点精析

### 考点：龋病

#### 一、概述

龋病是在以细菌为主的多种因素作用下，牙体硬组织发生的慢性、进行性破坏的一种疾病。主要致龋因素包括细菌、牙菌斑、食物以及牙齿所处的环境等。临床特征是牙齿硬组织在色、形、质各方面均发生变化。

1. 好发牙齿　乳牙列中**下颌第二乳磨牙最易患龋**，其次为上颌第二乳磨牙、第一乳磨牙，再次为乳上前牙，**乳下前牙患龋最少**。恒牙列中，患龋最多的是**下颌第一磨牙**，以下依次为下颌第二磨牙、上颌第一磨牙、上颌第二磨牙、前磨牙、第三磨牙、上前牙、下前牙。

2. 好发牙面　龋的好发牙面的顺序依次为**殆面**、邻面、牙颈部根面、唇/颊面。

3. 好发年龄　3岁以前的幼儿多在前牙邻面患龋，与饮食有关；3~5岁多见于乳磨牙的窝沟龋，与牙齿初萌有关；8岁左右，乳磨牙的邻面龋开始增多，与颌骨生长后牙间隙增大有关；青少年多发生恒牙窝沟龋和上前牙的邻面龋；中老年人则多见根面龋。

#### 二、诊断要点

1. 浅龋

| | |
|---|---|
| 部位 | 位于牙骨质层内 |
| **症状** | 患者一般无主观症状，给予物理、化学刺激时也无明显反应 |
| **一般检查表现** | 点隙窝沟的浅龋，窝沟色素沉着重，色黑或呈**墨浸状**；平滑面浅龋的病损表面呈白垩色或棕褐色 |
| **探诊** | 窝沟龋用探针检查时有**粗糙感**或能**卡住探针尖端** |
| **X线检查** | 邻面浅龋在X线咬合翼片上可见釉质丧失锐利的边缘影像，模糊变毛，釉质层内出现局限透射影像 |
| **牙髓活力测验** | **正常** |

2. 中龋

| | |
|---|---|
| 部位 | 位于牙本质浅层 |
| **症状** | 对酸、甜饮食敏感，冷、热饮食也能产生酸痛感觉，**冷刺激尤显著**，刺激去除后症状立即消失；部分患者因龋洞有病变组织覆盖也可无明显的主观症状 |

| | |
|---|---|
| **一般检查表现** | 已有明显的**龋洞**，内有黄褐或深褐色的病变组织和食物残渣等 |
| **探诊** | 探诊质软，可有**酸痛感**或无明显的感觉 |
| **X线检查** | 邻面中龋在X线可见牙釉质和牙本质浅层的透射影像 |
| **牙髓活力测验** | **正常** |

3. 深龋

| | |
|---|---|
| 部位 | 位于牙本质深层 |
| **症状** | 患者遇冷、热刺激时，产生的疼痛比中龋显著。引起疼痛以**温度刺激**为主，对甜酸等化学刺激的反应，强度不如中龋，无自发痛 |
| **一般检查表现** | 龋洞深及牙本质深层，内有大量深褐色的病变组织和食物残渣等 |
| **探诊** | 探诊质软，有触痛 |
| **X线检查** | X线片可对判断龋损的范围和与髓腔的距离起到参考作用 |
| **牙髓活力测验** | **温度测验**结果**正常**，但龋洞内滴入**冰水**，可出现**一过性疼痛** |

4. 猖獗龋（猛性龋）、继发龋、静止龋和再发龋

（1）猖獗龋

| | |
|---|---|
| 症状 | 短期内多个牙、多个牙面均发生龋；可见放射性龋；可分别出现浅龋、中龋和深龋的症状或无明显自觉症状 |
| 检查所见 | 多个牙齿和多个牙面检查到程度不等的龋及其并发症 |

（2）继发龋

| | |
|---|---|
| 症状 | 已有修复体的边缘或底部发生的龋；可分别出现浅龋、中龋和深龋的症状 |
| 检查所见 | 修复体边缘牙组织着色，探诊软；可分别出现浅龋、中龋和深龋时的表现；X线片见修复体周围或底部牙组织密度降低 |

（3）静止龋

| | |
|---|---|
| 症状 | 无明显自觉症状；或曾经有过中龋的症状，现无任何自觉症状 |
| 检查所见 | 邻面龋呈浅碟状，轻度着色，表面光亮；探诊质地坚硬同正常组织 |

（4）再发龋

| | |
|---|---|
| 症状 | 原发龋损修复后在同一牙其他部位发生的龋损，可出现浅龋、中龋或深龋的症状 |
| 检查所见 | 可分别出现浅龋、中龋或深龋的表现 |

## 三、鉴别诊断

主要是根据病史、主诉症状及相关检查进行鉴别诊断，见表5-1、表5-2。

表5-1　浅龋的鉴别诊断

| 疾病名称 | 鉴别要点 |
|---|---|
| 浅龋 | 浅龋部位不同颜色不同；探诊粗糙；温度测验正常 |
| 牙釉质发育不全 | 婴幼儿时期患**高热疾病**史；牙面变黄或变褐色；牙釉质表面有不同程度的实质性缺陷；探诊局部硬而光滑，病变呈对称性 |
| 氟牙症 | 有牙齿发育矿化期在**高氟区**生活的历史；受损牙面呈白垩色至深褐色；缺陷处探诊粗糙、不软，患牙为对称性分布，或受损牙面涉及全口牙 |

表5-2 深龋的鉴别诊断

| 疾病名称 | 鉴别要点 |
|---|---|
| 深龋 | 冷热刺激敏感；温度测验正常，刺激入洞引起疼痛，刺激除去后疼痛立即消失；无自发痛；无叩痛 |
| 可复性牙髓炎 | 冷刺激引起**疼痛**较深龋**显著**；温度刺激试验的疼痛呈一过性敏感 |
| 慢性牙髓炎 | 温度测验可为敏感、迟钝或迟缓痛；有自发痛；**叩痛**（±或+） |
| 死髓牙 | 有自发痛；探诊无反应；对测验无反应；叩痛（+）；牙龈可有**窦道口** |

## 四、治疗原则

治疗的目的是为**终止**病变的进展，保持牙髓的**正常活力**，恢复牙齿的**外形与功能**，维持与邻近软硬组织的正常生理解剖关系。

1. 浅龋

（1）呈白垩色没有形成硬组织缺损者，可采用**药物或再矿化**等保守方法使龋病病变终止或消除的治疗方法。

1）**药物治疗**：适用于恒牙早期牙釉质龋，尚未形成龋洞者，特别是位于易清洁的平滑面病损；乳前牙邻面浅龋及乳磨牙咬合面广泛性浅龋，1年内将被恒牙替换者。

2）**再矿化治疗**：适用于光滑面早期牙釉质龋，白垩斑或褐斑；龋易感者的龋病预防。

（2）形成龋洞者采用充填治疗。

2. 中龋　去净龋坏组织，保护牙髓，**充填治疗或粘接修复**。

3. 深龋　深龋时洞底敏感者可垫底后充填或粘接修复。

（1）**垫底充填**：深龋制备的窝洞洞底接近髓腔，一般须双层垫底后再充填。即先用氧化锌丁香油粘固剂垫一层，以保护牙髓，再垫一层磷酸锌粘固剂，形成平而硬的洞底，以利于充填。如用聚羧酸锌粘固剂或玻璃离子粘固剂垫底则可只垫一层。

（2）**安抚治疗**：窝洞清洁后，放置大小合适的丁香油酚棉球或抗生素小棉球，用氧化锌丁香油酚粘固剂封洞，观察**1～2周**。复诊时，如无症状，牙髓活力正常，无叩痛，则取出棉球，再酌情做双层垫底**永久充填**，或做间接盖髓术。如有症状，则应进一步做牙髓治疗。

（3）**间接盖髓术**：患者的主观临床症状不明显，属深龋范围内应有的临床表现，但洞底软龋不能去除净。

1）急性龋：用间接盖髓法治疗，待3个月后，经检查牙髓活力正常，并经X线检查，可用永久充填。

2）慢性龋：应继续去除软龋，去净后，如果牙髓暴露，则须进一步做牙髓治疗，如果未穿髓，也可做间接盖髓术。3个月后再经检查，做永久充填。

## 五、儿童龋病的诊治特点

1. 儿童龋病的临床表现特点　急性龋多见，龋蚀呈广泛性、多发性，自觉症状不明显，修复性牙本质形成活跃。

2. 治疗特点

（1）分析儿童龋病的原因，有针对性地进行**预防宣教**。

（2）**改变**致龋的**口腔环境**：①改变不良的饮食习惯。②改善口腔卫生状态。③提高牙齿抗龋能力，如定期局部涂布氟化物、应用含氟牙膏、进行窝沟封闭术预防龋齿。

（3）有计划、有步骤地分期、分区治疗：①首**先治疗急性炎症**，其次按上、下磨牙区和上、下前牙区分区有步骤地进行治疗。②可先治疗后牙。③多发龋和猖獗龋可采取粗略去除腐质，氧化锌丁香油糊剂暂时封闭龋洞，然后按区段进行进一步的治疗。④暂时处理开放性龋洞。⑤乳牙列重点治疗乳磨牙和乳尖牙；混合牙列重点治疗第一恒磨牙。⑥浅龋或剥脱性龋可采用药物治疗。⑦**儿童龋齿**临床采用**去腐**，**备洞后充填**治疗的修复方法。⑧年轻恒牙深龋可以去除大部分龋坏组织。

（4）定期复查。

### 模拟训练

**试题1**

男，44岁。

主诉：左下后牙冷热敏感3个月。

现病史：3个月来左下后牙刷牙时冷热敏感，无自发痛及肿胀史。

既往史：否认系统性疾病、传染病及药物过敏史。

家族史：无特殊。

检查：⌈7 近中𬌗面龋洞深，边缘呈墨浸状，探诊敏感，冷测验正常，叩诊（-），不松动，牙龈无异常。⌈5 远中龋洞达牙本质中层，表面呈黑褐色，探诊干硬，冷测验正常，叩诊（-），不松动，牙龈无异常。⌈6 缺失。余牙未见异常。

**参考答案**

1. 主诉疾病的诊断

⌈7 近中殆面深龋。

2. 非主诉疾病的诊断

(1) 下颌牙列缺损。

(2) ⌈5 远中深龋。

3. 主诉疾病的诊断依据

(1) 左下后牙刷牙时冷热敏感，无自发痛。

(2) 检查：⌈7 近中殆面龋洞深，探诊敏感，冷测验正常，叩诊（-）。

4. 非主诉疾病的诊断依据

(1) ⌈6 缺失。

(2) ⌈5 远中龋洞达牙本质中层。

5. 主诉疾病的鉴别诊断

(1) 慢性牙髓炎：有自发痛史，龋深近髓，牙髓活力测验异常。

(2) 可复性牙髓炎：牙髓活力测验呈一过性敏感。

6. 主诉疾病的治疗原则

⌈7 近中殆面充填治疗，可考虑复合树脂粘接修复、垫底后银汞合金充填。

7. 全口其他疾病的治疗原则

(1) ⌈5 远中充填治疗。

(2) ⌈6 义齿修复，可考虑种植义齿修复、固定义齿修复、可摘局部义齿修复。

### 试题 2

女，28 岁。

主诉：左下后牙冷、热刺激痛 3 个月。

现病史：3 个月来左下后牙遇冷水疼痛、热食刺激痛，无自发痛及夜间痛史。

既往史：否认药物过敏史。

家族史：无特殊。

检查：⌈5 远中龋洞深，探敏感，冷测验正常，叩诊（-），不松动，牙龈无异常；远中殆面 X 线片显示龋深近髓。⌈4 颊面楔状缺损浅，探诊不敏感，冷测验正常，叩诊（-），不松动，牙龈无异常。⌈6 缺失，⌈7 近中倾斜 15°。余牙未见异常。

**参考答案**

1. 主诉疾病的诊断

⌈5 深龋。

2. 非主诉疾病的诊断

(1) 下颌牙列缺损。

(2) ⌈4 颊面楔状缺损。

3. 主诉疾病的诊断依据

(1) 左下后牙遇冷水疼痛，热食刺激痛，无自发痛及夜间痛史。

(2) 检查：⌈5 远中龋洞深，探敏感，冷测验正常，叩诊（-）。

(3) ⌈5 远中殆面 X 线片显示龋深近髓。

4. 非主诉疾病的诊断依据

(1) ⌈6 缺失。

(2) ⌈4 颊面楔状缺损浅，探诊不敏感，冷测验正常，叩诊（-）。

5. 主诉疾病的鉴别诊断

(1) 慢性牙髓炎：有自发痛史，龋深近髓，牙髓活力测验异常。

(2) 可复性牙髓炎：牙髓活力测验一过性敏感。

6. 主诉疾病的治疗原则

⌈5 远中殆面充填治疗，可考虑复合树脂粘接修复。

7. 全口其他疾病的治疗原则

(1) ⌈4 颊面树脂充填。

(2) ⌈6 种植义齿修复，或⌈567 固定桥修复。

**试题3**

女，31岁。

主诉：左上后牙冷热刺激痛10天余。

现病史：近10天来感觉右上后牙遇冷热刺激后明显疼痛，无自发痛，要求治疗。

既往史：否认系统性疾病史。

检查：$\underline{|7^{D}}$深洞，达牙本质深层，探诊敏感，去净腐质未见穿髓孔，冷测验同对照牙，入洞疼痛，去除刺激立即消失，叩诊（-），松动（-），X线检查可见$\underline{|7^{D}}$低密度透射影接近髓腔。余牙未见异常。

**参考答案**

1. 诊断

$\underline{|7^{D}}$深龋。

2. 诊断依据

（1）左上后牙冷热刺激痛，龋损达牙本质深层，探诊敏感，冷测验无异常，入洞疼痛，去除刺激立即消失，叩诊（-），无穿髓点。

（2）X线检查可见$\underline{|7^{D}}$低密度透射影接近髓腔。

3. 鉴别诊断

（1）可复性牙髓炎：常规冷测验（不入洞）即可产生一过性疼痛，刺激去除后症状仍持续数秒。

（2）慢性牙髓炎：有自发痛史，叩诊异常，温度测诱发迟缓痛等。

（3）牙髓坏死：探诊无反应，冷热测验、电活力测验均无反应。

4. 治疗原则

$\underline{|7^{D}}$间接盖髓，垫底充填。

**试题4**

女，23岁，大学生。

主诉：上前牙牙缝发黑4月余。

现病史：4个月前突然发现上前牙牙缝为黄褐色，但无明显不适。近日见牙缝变为黑色并且塞食物，仍无疼痛症状，要求治疗。

既往史：初中曾补过后面大牙。否认系统性疾病史。

检查：$21^{DP}$牙釉质缺损，色黑，探诊质软，探诊（-），冷测验正常。$22^{M}$、$11^{D}$、$12^{M}$邻面褐色，探有粗糙感而且探针能钩住，探诊（-），冷测验正常。$46^{O}$银汞充填物边缘不密合，探针可探入洞缘，冷测验正常。患牙牙龈均无红肿，无窦道，均未探及牙周袋，均无叩痛和松动。

X线片示：21远中邻面牙釉质有透射区，根尖未见明显异常；46咬合面阻塞物周围有透射区，未达髓角；根尖未见明显异常。

**参考答案**

1. 主诉疾病的诊断

$21^{DP}$、$22^{M}$、$11^{D}$、$12^{M}$邻面浅龋。

2. 非主诉疾病的诊断

46咬合面继发龋（或$46^{O}$浅龋）。

3. 主诉疾病的诊断依据

（1）11、12、21、22龋损仅局限于牙釉质层，患者无自觉症状。

（2）11、12、21、22邻面均有典型的色、形、质的改变。

（3）探诊（-），冷测验正常排除中、深龋。

（4）X线片示21远中邻面牙釉质有透射区，根尖未见明显异常，排除根尖周病变。

4. 非主诉疾病的诊断依据

（1）既往有补牙史。

（2）46充填物边缘不密合，探针可探入洞缘。

（3）冷测验正常，排除牙髓疾病。

（4）X线片示阻塞物周围有透射区，根尖未见明显异常，考虑无尖周病变。

5. 主诉疾病的鉴别诊断

（1）牙釉质发育不全：常对称发生，探查时质地硬而光滑。

（2）氟牙症：白垩色，对称分布，质地较硬，可累及整个牙冠，常有氟地生活史。

6. 主诉疾病的治疗原则

11、12、21、22 充填术或 11、12、21、22 分别制备Ⅲ类洞光敏树脂充填。

7. 全口其他疾病的治疗原则

46 重新填充或 46 去原填充物，去龋备洞垫底，永久充填。

**试题 5**

男，24 岁，公司职员。

主诉：左上前牙遇冷水敏感 3 个月。

现病史：3 个月来刷牙左上前牙不敢用冷水，无自发痛及肿胀史。半年前相邻牙因外伤行根管治疗，未修复，平时无不适。

检查：$\lfloor 2^{La}$ 颈部龋深，探诊敏感，冷测验正常，叩痛（-），不松动，牙龈无异常。$\lfloor 1$ 冠折 1/2，白色充填物完好，叩痛（-），不松动，牙龈无异常。X 线片示：$\lfloor 1$ 根充恰填，无根尖周病变，无根折。$\lfloor 8$ 颊向倾斜，萌出不全。$\lceil 8$ 未萌出。余牙未见明显异常。

**参考答案**

1. 主诉疾病的诊断

$\lfloor 2^{La}$ 深龋。

2. 非主诉疾病的诊断

（1）$\lfloor 1$ 牙体缺损。

（2）$\lfloor 8$ 颊向低位阻生。

3. 主诉疾病的诊断依据

（1）左上前牙遇冷水敏感 3 个月，无自发痛及肿胀史。

（2）$\lfloor 2^{La}$ 颈部龋深，冷测验正常，叩痛（-）。

4. 非主诉疾病的诊断依据

（1）$\lfloor 1$ 冠折 1/2，白色充填物完好，叩痛（-）。X 线片：$\lfloor 1$ 根充恰填，无根尖周病变，无根折影像。

（2）$\lfloor 8$ 颊向倾斜，萌出不全。

5. 主诉疾病的鉴别诊断

（1）慢性牙髓炎：可有自发痛史。牙髓温度测验异常，叩痛（±）。

（2）可复性牙髓炎：无自发痛史。冷测验呈一过性敏感。

6. 主诉疾病的治疗原则

$\lfloor 2^{La}$ 复合树脂粘接修复。

7. 全口其他疾病的治疗原则

（1）$\lfloor 1$ 桩核冠修复。桩核：纤维桩树脂核，或铸造金属桩核。冠：金属烤瓷冠，全瓷冠。

（2）$\lfloor 8$ 拔除。

## 考点：牙本质敏感症（助理不考）

### 一、概述

牙本质敏感症，是牙齿受到外界刺激如温度（冷、热）、化学物质（酸、甜）以及机械作用（摩擦或咬硬物）等所出现的酸、软、痛症状，其特点为发作迅速、疼痛尖锐、时间短暂。牙本质敏感症不是一种独立的疾病，而是多种牙体疾病共有的症状。

### 二、诊断要点

| | |
|---|---|
| **症状** | 激发痛，以**机械刺激**最为显著，其次为冷、酸、甜等；刺激除去后疼痛立即消失 |
| **一般检查表现** | （1）咬合面或牙颈部有**磨损的浅黄色牙本质暴露区**<br>（2）用探针尖在牙面上寻找一个或数个**敏感点**或敏感区，引起酸、软、痛<br>（3）敏感点多在咬合面釉质牙本质界、牙本质暴露处或牙颈部釉质牙骨质界处，可出现在一个或多个牙上 |
| **探诊** | 最可靠的诊断方法是用尖锐的探针在牙面上滑动，可找到 1 个或数个过敏区 |

| | |
|---|---|
| **冷测验** | 敏感点或敏感区敏感，用温度降低的多少来判断牙髓对冷刺激的敏感程度 |
| **主观评价评定牙本质敏感的程度** | 疼痛3级评判法（VRS）、数字法疼痛评判法（VAS） |

## 三、鉴别诊断

鉴别诊断见表5-3。

表5-3 牙本质敏感症的鉴别诊断

| 疾病名称 | 鉴别要点 |
|---|---|
| 牙本质敏感症 | 探诊过敏的牙面无变色，为牙本质色；过敏区探诊硬而光滑 |
| 浅龋 | 釉质平滑面浅龋的病损表面呈白垩色或棕褐色，可感觉到**牙表面粗糙**、质软，连续性丧失<br>点隙窝沟的浅龋，**色黑**或呈**墨浸状**，探诊可能卡住探针<br>根面浅龋呈棕色，探诊粗糙、质软 |

## 四、治疗原则

1. **药物脱敏**治疗　根据敏感点部位选用合适的脱敏药物或方法。如氟化物、氯化锶、碘化银等。

2. **激光脱敏**治疗　可能机制是利用激光的热效应。

3. **调磨**对颌牙过高的**牙尖**。

4. 治疗相应的牙体疾病，如牙硬组织磨损较多者可做充填治疗。

5. 个别磨损严重而接近牙髓、症状明显而脱敏无效者，必要时，可考虑**牙髓治疗**。

### 模拟训练

#### 试题

男，46岁，职员。

主诉：刷牙时左侧后牙酸痛约2个月。

现病史：2个月以来刷牙，吃酸、甜食物和咬硬物时左侧上后牙酸痛，无自发痛。

既往史：否认系统性疾病、传染病和药物过敏史。

检查：21~25、33、41、43牙颈部楔状深沟，边缘整齐，表面光滑坚硬，有色素沉着，冷测验正常，叩诊（-）。21~25探诊敏感。11~15牙颈部有白色充填物，与牙色不协调，表面粗糙。冷测验正常，叩诊（-）。34、44残根达龈下，无窦道，叩诊（-），无松动。全口牙龈退缩3~4mm，色粉红，质韧。牙石（++），无牙周袋及松动。

**参考答案**

1. 主诉疾病的诊断

21~25楔状缺损并发牙本质敏感症或21~25楔状缺损、21~25牙本质敏感症。

2. 非主诉疾病的诊断

33、41、43、11~15楔状缺损（11~15充填后），34、44牙体缺损，牙龈退缩。

3. 主诉疾病的诊断依据

（1）病史：刷牙，吃酸、甜食物和咬硬物时左侧上颌后牙酸痛，无自发痛。

（2）检查：21~25牙颈部楔状深沟，边缘整齐，表面光滑坚硬，色素沉着，机械刺激敏感。

4. 非主诉疾病的诊断依据

（1）33、41、43牙颈部楔状缺损，探诊不敏感。

（2）11~15充填后。

（3）34、44残根。

（4）牙龈退缩，但色和质正常。

5. 主诉疾病的鉴别诊断

浅龋：牙釉质平滑面浅龋的病损表面呈白垩色或棕褐色，牙表面粗糙、质软，连续性丧失；点隙窝沟的浅龋，色黑或呈墨浸状，探诊可能卡住探针；根面浅龋呈棕色，探诊粗糙、质软。

6. 主诉疾病的治疗原则
(1) 21~25 充填术（垫底）。
(2) 采用正确的刷牙方法，避免横刷。
7. 全口其他疾病的治疗原则
(1) 全口龈上洁治术。
(2) 建议 11~15 重新充填。
(3) 33、41、43 充填术。
(4) 34、44 拍 X 线片，如果牙根长，牙周组织正常，行牙冠延长术、根管治疗后桩冠修复，否则拔除。

## 考点：牙髓病

### 一、概述

牙髓病临床上以**牙髓炎最为常见**，是口腔中最为多发和常见的疾病之一。感染、创伤、物理和化学因素等均可引起牙髓病，其中感染是牙髓病的主要病因。根据牙髓病的临床表现和治疗预后，可将其分为可复性牙髓炎、急性牙髓炎、慢性牙髓炎、残髓炎、逆行性牙髓炎和牙髓坏死。牙髓炎诊断的三大步骤：①问诊。②检查可能引起牙髓炎的病原问题，排查病因，寻找可疑患牙。③进一步对可疑患牙进行牙髓温度试验进行验证。

### 二、诊断要点

1. 可复性牙髓炎（以往又称作“牙髓充血”）

| | |
|---|---|
| **症状** | 患牙遇到**冷**、**热或甜**、**酸**刺激时，立即出现瞬间的疼痛反应，尤其对冷刺激更敏感，但**无自发痛** |
| **一般检查表现** | (1) 患牙有深龋、深楔状缺损等近髓的牙体硬组织病损、充填体、深牙周袋或有𬌗创伤<br>(2) 患牙对温度测验敏感，且反应迅速，尤其对**冷测验反应强烈**；去除刺激后，症状随即消失，即呈一过性敏感反应<br>(3) 叩诊反应与正常对照牙相同，即叩痛（-） |
| **牙髓温度测验** | 对牙髓温度测验的反应阈值降低，相同的刺激，患牙常可出现一过性敏感 |

2. 急性牙髓炎

| | |
|---|---|
| **症状** | (1) **自发性**疼痛，阵发性发作或加剧，**夜间疼痛**较白天剧烈，温度刺激可激发或加剧疼痛<br>(2) 炎症牙髓**化脓**时可出现**搏动性跳痛**，出现化脓或部分坏死时可呈热痛冷缓解<br>(3) 疼痛沿三叉神经分布区域**放射**，常不能定位 |
| **一般检查表现** | (1) 患牙有深龋或其他近髓的牙体硬组织疾患，或充填体、深牙周袋<br>(2) 叩痛（±）或（+） |
| **牙髓温度测验** | 患牙对温度测验可反应为**极其敏感或激发痛**，刺激去除后症状要**持续一段时间**。也可表现为热测验激发痛，冷测验缓解或迟钝 |

3. 慢性牙髓炎

| | |
|---|---|
| **症状** | (1) 有**较长时间**冷、热刺激痛史和/或自发痛史<br>(2) 患牙一般**可定位**、轻微咬合不适<br>(3) 溃疡型：洞底有裸露的炎症牙髓，食物嵌入洞内可激发较剧烈疼痛<br>(4) 增生型：咀嚼食物会使患牙出血或疼痛而长期不敢用患牙 |
| **一般检查表现** | (1) 患牙有深龋、充填体或其他近髓的牙体硬组织疾患<br>(2) 洞内探诊较为**迟钝**<br>溃疡型：探入深部可引起较剧烈疼痛和少量出血<br>闭锁型：去净腐质后仍无露髓孔<br>增生型：大而深的龋洞中见到红色肉芽状牙髓息肉，探诊极易出血，常伴大量牙石，多见于根尖孔和穿髓孔均较宽大的年轻人患牙<br>(3) 叩痛（±）或（+） |
| **牙髓温度测验** | 患牙多为**迟缓性反应**，对热刺激的迟缓性疼痛反应更为明显；也可呈对冷、热敏感，或对冷迟钝；去除温度刺激后症状常持续一段时间 |

4. 残髓炎

| | |
|---|---|
| **症状** | (1) **患牙治疗后出现**牙髓炎症状，如自发性钝痛、放射痛、温度刺激痛等<br>(2) 咬合不适感或轻咬合痛 |
| **一般检查表现** | (1) 患牙有牙髓治疗史，牙冠可见充填体或暂封材料<br>(2) 患牙充填物去除后，探查根管**有感觉或疼痛**，或可见**遗漏根管**<br>(3) 叩痛（±）或（+） |
| **牙髓温度测验** | 患牙对强冷或强热刺激反应为迟缓性痛或仅诉有感觉 |

5. 逆行性牙髓炎

| | |
|---|---|
| **症状** | （1）自发痛，阵发痛，冷、热刺激痛，放射痛，夜间痛等**急性牙髓炎症状**<br>（2）冷、热刺激敏感或激发痛，不典型自发钝痛或胀痛等**慢性牙髓炎表现**<br>（3）长期牙周炎病史，**口臭**、**牙松动**、咬合无力或疼痛等 |
| **一般检查表现** | （1）患牙有深牙周袋、牙龈水肿充血、牙周袋溢脓、附着丧失、牙松动<br>（2）患牙无引发牙髓病变的牙体硬组织疾病<br>（3）叩痛（+）～（++），叩诊浊音<br>（4）X线片示深达根尖区的**牙槽骨破坏或根分叉病变** |
| **牙髓温度测验** | 患牙对温度测验的反应可表现为激发痛、迟钝或无反应 |

6. 牙髓坏死

| | |
|---|---|
| **症状** | 无明显自觉症状 |
| **一般检查表现** | （1）**牙冠变色**，呈暗黄或灰色，失去光泽<br>（2）探诊深龋穿髓孔无感觉<br>（3）X线片示根尖周影像无异常 |
| **牙髓温度测验+电活力测验** | **均无反应** |

## 三、鉴别诊断

鉴别诊断见表5-4～表5-6。

表5-4　可复性牙髓炎的鉴别诊断

| 疾病名称 | 鉴别要点 |
|---|---|
| 可复性牙髓炎 | 对温度刺激一过性敏感的病史，无自发痛 |
| 深龋 | 深龋患牙对牙髓温度测验的反应为“正常”或“同对照牙”，**冷水**（或热水）**入洞时呈一过性敏感反应**，与可复性牙髓炎难区别时可按可复性牙髓炎进行治疗 |
| 不可复性牙髓炎 | 常有自发痛史。温度刺激去除后，疼痛持续时间较长久；若可复性牙髓炎与无典型自发痛症状的慢性牙髓炎**一时难以区分时，可先用安抚治疗**，在观察期内视是否出现自发痛症状再明确诊断 |
| 牙本质敏感症 | 患牙常对机械刺激（探、触）和化学刺激（酸、甜）更敏感 |

表5-5　急性牙髓炎的鉴别诊断

| 疾病名称 | 鉴别要点 |
|---|---|
| 急性牙髓炎 | 自发痛、阵发痛、夜间痛、冷热痛、放射痛；温度测验敏感 |
| 三叉神经痛 | 夜间发作少见，**扳机点引发痛**，冷热刺激不引起疼痛 |
| 牙龈乳头炎 | 有食物嵌塞痕迹或病史，持续胀痛，多可定位，龈乳头充血水肿、触痛明显 |
| 急性上颌窦炎 | 持续性胀痛，上颌前磨牙和磨牙可受累，**上颌窦前壁压痛**，可伴头痛、鼻塞、脓鼻涕等症状 |

表 5-6 慢性牙髓炎的鉴别诊断

| 疾病名称 | 鉴别要点 |
| --- | --- |
| 慢性牙髓炎 | 有较长时间冷、热刺激痛史和/或自发痛史，患牙一般可定位、轻微咬合不适，洞内探诊较为迟钝，患牙多为迟缓性反应 |
| 深龋 | 无自发痛，患牙对温度测验的反应正常，冷水入深洞时呈一过性敏感，无迟缓性疼痛反应，叩痛（-） |
| 可复性牙髓炎 | 无自发痛，患牙对温度测验的反应呈一过性敏感，叩痛（-） |
| 牙龈息肉和牙周膜息肉 | 牙龈息肉来源于邻面牙间隙的龈乳头，牙周膜息肉则为由根分叉处牙周组织自髓底穿孔处长入髓腔的肉芽组织；两者**对冷风或冰水不敏感**；息肉蒂部位置、X 线片有助于鉴别；自蒂部切除息肉后的出血部位可确诊 |
| 干槽症 | 近期有拔牙史，**牙槽窝骨面暴露**、**有臭味**，邻牙可有叩痛 |

## 四、治疗原则

1. 可复性牙髓炎的治疗

（1）**去除感染源**，促进牙髓恢复。因龋病或其他牙体疾患所致的可复性牙髓炎，可行间接盖髓术，或行安抚以观察牙髓病变的转归，如复诊时患牙症状消失，则行复合树脂直接粘接修复；对𬌗创伤所致的可复性牙髓炎，可行调𬌗处理。

（2）**避免**外界**温度刺激**患牙。

2. 急性牙髓炎的治疗　**开髓引流**，缓解急性症状；有条件者行一疗次**根管治疗**。

3. 慢性牙髓炎的治疗　行**根管治疗**，有条件者行一疗次根管治疗。

4. 残髓炎的治疗　**去除残髓或处理遗漏根管**，重做根管治疗。

5. 逆行性牙髓炎的治疗

（1）决定患牙的去留：取决于患牙的牙周病变程度和治疗预后。必要时将患根截除，保留患牙。如牙周病变严重，治疗预后差，则直接拔除患牙镇痛。

（2）保留患牙的处理：**摘除**全部**牙髓**，消除急性症状，后行**根管治疗**。同时行**牙周**系统**治疗**。

6. 牙髓坏死的治疗　**根管治疗**，恢复牙色、形和功能。

7. 乳牙、年轻恒牙牙髓炎的治疗

（1）**乳牙牙髓切断术**：保存根部牙髓活力或牙髓愈合，保存患牙行使功能，维持牙列完整。

（2）**乳牙根管治疗术**。

（3）年轻恒牙

1）牙根未发育完成：应**尽量保存活髓**。可复性牙髓炎可行间接牙髓治疗。感染局限在冠髓，须行牙髓切断术。牙髓感染较重时行根尖诱导成形术。

2）牙根发育完全：行**根管治疗**。

## 模拟训练

### 试题 1

女，56 岁。

主诉：左上后牙自发隐痛 2 周。

现病史：左上后牙 2 周前出现自发性阵发性隐痛，持续几分钟后可缓解，冷热刺激痛，无明显夜间痛及咬合痛，自觉为左上倒数第 2 颗牙痛，患牙曾于 1 年前因龋坏在外院行一次充填治疗。

既往史：否认系统性疾病、传染病及药物过敏史。

检查：$46^{DO}$ 银汞充填体，边缘不密合，呈墨浸状，远中探及悬突，叩（±），不松动，冷测敏感，热测迟钝反应痛。47 𬌗面色素沉着，卡探针，探（-），冷诊（-），叩诊（-），无松动。

X 线检查：46 充填体下方密度减低度区，极近髓，根尖周未见明显异常。47 𬌗面釉质层内出现局限透射影像。

**参考答案**

1. 主诉疾病的诊断

46 慢性牙髓炎。

2. 非主诉疾病的诊断

47 浅龋。

3. 主诉疾病的诊断依据

（1）自发性阵发性隐痛。

（2）冷热刺激痛，无明显夜间痛及咬合痛。

（3）叩诊不适，冷测敏感，热测迟钝反应痛。
（4）影像显示龋坏近髓。
（5）充填体与牙齿边缘不密合，有悬突，且出现浸墨状继发龋。
4. 非主诉疾病的诊断依据
（1）47 𬌗面色素沉着，卡探针，探（-），冷诊（-），叩诊（-）。
（2）X 线片显示 47 𬌗面釉质层内出现局限透射影像。
5. 主诉疾病的鉴别诊断
（1）深龋：无自发痛，患牙对温度测验反应正常，冷水入洞时呈一过性敏感，无迟缓性疼痛反应，叩痛（-）。
（2）可复性牙髓炎：无自发痛，患牙对温度刺激反应呈一过性敏感，叩痛（-）。
（3）急性牙髓炎：自发性疼痛，阵发性发作或加剧，夜间疼痛较白天剧烈，温度刺激可激发或加剧疼痛。
6. 主诉疾病的治疗原则
46 行根管治疗术。
7. 非主诉疾病的治疗原则
47 行充填治疗术。

## 试题 2

男，58 岁。

主诉：左下后牙进食时酸痛 3 个月，加重 1 周。

现病史：3 个月来左下后牙进食时酸痛，有时对冷热敏感，近 1 周进冷、热食物后加重，刺激去除后疼痛持续数秒。平时喜吃硬食。

既往史：否认药物过敏史。

家族史：无特殊。

检查：⌈6 咬合面牙本质暴露，探诊检查多处有酸软痛，刺激去除后立即消失，质硬光滑；温度测验同对照牙，叩痛（-），不松动。⌈7 咬合面牙体暴露达牙本质中层，探诊不敏感，温度测验呈一过性敏感，叩痛（-），不松动。6⌉残冠，颊侧近龈缘区有一窦道口，叩痛（++），不松动。7⌉残根，表面有暂封物，叩痛（-），不松动。余牙未见明显异常。

**参考答案**
1. 主诉疾病的诊断
（1）⌈7 可复性牙髓炎。
（2）⌈6 牙本质敏感症。
2. 非主诉疾病的诊断
（1）6⌉慢性牙周炎。
（2）7⌉牙体缺损。
3. 主诉疾病的诊断依据
（1）左下后牙进食时酸痛，近 1 周进冷、热食物后加重，刺激去除后疼痛持续数秒。
（2）⌈6 咬合面牙本质暴露，探诊检查多处有酸软痛，刺激去除后立即消失，质硬光滑。温度测验同对照牙。
（3）⌈7 咬合面牙体暴露达牙本质中层，不敏感，温度测验呈一过性敏感。
4. 非主诉疾病的诊断依据
（1）6⌉残冠，颊侧近龈缘区有一窦道口，叩痛（++），不松动。
（2）7⌉残根，表面有暂封物，叩痛（-），不松动。
5. 主诉疾病的鉴别诊断
（1）深龋：患牙对温度测验反应正常，冷水入洞时呈一过性敏感。
（2）不可复性牙髓炎：常有自发痛，温度刺激去除后，疼痛持续时间较长久。
6. 主诉疾病的治疗原则
（1）⌈7 间接盖髓后充填。
（2）⌈6 充填。
7. 全口其他疾病的治疗原则
（1）拔除 6⌉，3 个月后修复。
（2）可考虑的修复设计：① 7⌉桩核冠修复，6⌉种植修复。② 765⌉固定桥修复。③ 7⌉桩核冠修复，6⌉活动桥修复。

**试题 3**

女，52 岁，司机。

主诉：左上后牙食物嵌入牙洞内引起疼痛 2 月余。

现病史：左上后牙有洞半年多，近 2 个多月来食物嵌入洞内引起疼痛，伴有冷热刺激痛，剔除食物残渣疼痛好转，但出血。无自发痛。

既往史：口腔溃疡 20 余年，有胃溃疡病史。否认有传染病及药物过敏史。

检查：$27^{DO}$深龋洞，有大量食物残渣，轻探（+），深探诊（+++），有穿髓孔，有少量出血，冷测验（+），叩诊（-），无松动。下唇黏膜可见一 2mm×3mm 椭圆形溃疡，周边有红晕，中央凹陷，表面有黄色假膜。

**参考答案**

1. 主诉疾病的诊断

27 慢性溃疡性牙髓炎。

2. 非主诉疾病的诊断

轻型阿弗他溃疡。

3. 主诉疾病的诊断依据

（1）长期食物嵌塞痛，由于堵塞了穿髓孔，压迫牙髓神经引起疼痛；有穿髓孔可引流并且缓解压力无自发痛。

（2）由于食物嵌入龋洞内导致疼痛，患者不用患牙咀嚼，不刷患牙，而使失用性牙石形成。

（3）龋洞已穿髓，所以深探疼痛明显并且出血。

（4）冷测验有反应，无叩痛。

4. 非主诉疾病的诊断依据

（1）下唇黏膜可见 2mm×3mm 椭圆形溃疡。

（2）周边有红晕，中央凹陷，表面有黄色假膜。

（3）有 20 余年口腔溃疡病史。

5. 主诉疾病的鉴别诊断

（1）深龋：无自发痛，患牙对温度测验的反应正常，冷水入深洞时呈一过性敏感，无迟缓性疼痛反应，叩痛（-）。

（2）可复发性牙髓炎：无自发痛，患牙对温度测验的反应呈一过性敏感，叩痛（-）。

6. 主诉疾病的治疗原则

27 行根管治疗术。

7. 全口其他疾病的治疗原则

局部消炎镇痛，全身抗感染，增强免疫力。

**试题 4**

男，13 岁，学生。

主诉：左下后牙咬食物时经常出血 2 月余。

现病史：左下后牙经常食物嵌入牙洞 1 年多，2 个月前出现咬食物时有出血现象，不敢咀嚼，偶尔刷牙出血。无自发痛及夜间痛。

既往史：否认系统性疾病、传染病及药物过敏史。

检查：$36^{O}$ 深龋洞，龋洞内可见一团鲜红色肉芽组织，探之出血较多，其蒂与髓腔相连。探诊（+），冷测验不适，牙髓电活力测验无反应。叩诊（-），无松动。35、36、37 有许多失用性牙石，龈缘红肿，龈沟探诊出血。33~43 牙龈红肿，龈乳头呈球状，质松软。龈袋 4mm，BOP（+）。无附着丧失和牙槽骨吸收，无松动。

X 线检查：36 咬合面低密度影大且达到髓腔，髓腔及根管较宽大，髓室底完整无破坏，根尖孔已形成，根尖未见明显异常。

**参考答案**

1. 主诉疾病的诊断

36 慢性增生性牙髓炎或牙髓息肉。

2. 非主诉疾病的诊断

青春期龈炎。

3. 主诉疾病的诊断依据

（1）患者为少年，年龄13岁，咬食物时经常出血病史，无自发痛。

（2）患牙有失用性牙石，深龋洞内可见一团鲜红色肉芽组织增生，探之出血。

（3）牙髓活力降低。

（4）X线检查：36咬合面低密度影大且达到髓腔，髓腔及根管较宽大，髓室底完整无破坏，根尖孔已形成，根尖未见明显异常。

4. 非主诉疾病的诊断依据

（1）13岁的青春期少年。

（2）33~43牙龈红肿，龈乳头呈球状，质松软。

（3）龈袋4mm，BOP（+）。

（4）无附着丧失和牙槽骨吸收，无松动。

5. 主诉疾病的鉴别诊断

牙龈息肉、牙周膜息肉：牙龈息肉来源于邻面牙间隙的龈乳头，牙周膜息肉为由根分叉处牙周组织自髓底穿孔处长入髓腔的肉芽组织；两者对冷风或冰水不敏感；息肉蒂部位置、X线片有助于鉴别；自蒂部切除息肉后的出血部位可确诊。

6. 主诉疾病的治疗原则

根管治疗术。

7. 全口其他疾病的治疗原则

（1）全口龈上洁治术。

（2）全口龈下刮治术。

（3）33~43酌情行牙龈切除术和牙龈成形术。

## 考点：根尖周炎

### 一、概述

根尖周炎主要是由根管内的感染通过根尖孔作用于根尖周组织引发的炎症性病变。常见发病形式为急性根尖周炎、慢性根尖周炎，还可表现为根尖周组织的增生。成人的根尖周炎，主要由根管内感染造成，此时牙髓多已坏死。除此之外，还可由来自根管的机械、化学刺激引起。乳牙和年轻恒牙常在牙髓炎症的早期便可合并发生急性根尖周炎。

### 二、诊断要点

1. 急性根尖周炎

| | |
|---|---|
| 症状 | （1）浆液期：咬紧患牙感舒服，无自发痛或仅轻微钝痛→自发性、持续性钝痛，咬合痛明显→患牙根部疼痛，可定位<br>（2）根尖周脓肿期：患牙**自发性**、**剧烈持续跳痛**，伸长感加重，咬合剧痛<br>（3）骨膜下脓肿期：患牙持续性、搏动性跳痛更剧烈，疼痛达**最高峰**；患牙更觉浮起、松动，轻触患牙即觉疼痛难忍；**影响睡眠和进食**；可有发热、乏力等全身症状<br>（4）黏膜下脓肿期：自发性胀痛及咬合痛**减轻**，**全身症状缓解** |
| 一般检查表现 | （1）浆液期：患牙可见龋坏、充填体或其他牙体硬组织疾患、深牙周袋；牙冠变色；叩痛（+）~（++）；**Ⅰ度松动**<br>（2）根尖周脓肿期：患牙可见引发牙髓坏死的牙体病损、深牙周袋或充填体等；叩痛（++）~（+++），**Ⅱ~Ⅲ度松动**；根尖部牙龈潮红，扪诊轻微痛；局部淋巴结肿痛<br>（3）骨膜下脓肿期：痛苦面容，精神疲惫；体温升高、末梢血白细胞计数增多；患牙可见引发牙髓坏死的牙体病损、深牙周袋或充填体等；叩痛（+++），**Ⅲ度松动**，牙龈红肿，移行沟变平，明显压痛，扪诊**深部波动感**；严重致颌面部蜂窝织炎（软组织肿痛，面容改变）<br>（4）黏膜下脓肿期：患牙可见引发牙髓坏死的牙体病损、深牙周袋或充填体等；叩痛（+）~（++）；**Ⅰ度松动**；**根尖区**黏膜肿胀呈**半球形隆起**，扪诊**浅波动感**，脓肿易破溃 |
| 牙髓活力测验 | （1）浆液期：无反应，乳牙或年轻恒牙可有反应<br>（2）根尖周脓肿期、骨膜下脓肿期、黏膜下脓肿期：均无反应 |

2. 慢性根尖周炎

| | |
|---|---|
| 症状 | 患牙有牙髓病病史、肿痛史或牙髓治疗史，无明显自觉症状，可有咀嚼不适感、**牙龈**反复起**脓包** |
| 一般检查表现 | （1）患牙可见深龋洞、充填体或其他可累及牙髓的牙体硬组织疾患；牙冠变色，失去光泽<br>（2）深洞内探诊无反应，叩痛（-）或（±），牙一般无松动<br>（3）患牙根尖部的牙龈表面有时可见**龈窦**、**皮窦**。窦道口经挤压可有脓液溢出，也可呈**假性闭合**<br>（4）根尖周囊肿：患牙根尖部呈半球状隆起，不红，**扪诊呈乒乓球感**、有弹性 |
| 牙髓活力测验 | 无反应，根尖周致密性骨炎患牙可能有牙髓活力 |
| X线片特点 | （1）根尖周肉芽肿：根尖部**圆形透射**影像，边**界清**晰，周围骨质正常或稍致密，透影区直径一般**不超过** 1cm<br>（2）慢性根尖周脓肿：根尖透影区边**界不清**，形状不规则，呈**云雾状**<br>（3）根尖周囊肿：囊肿较大者可见**较大圆形透影**区，边界清楚，有一圈**骨白线**围绕，可有邻牙移位或牙根吸收<br>（4）根尖周致密性骨炎：下颌后牙多见，呈根尖部**局限性**、**致密阻射**影像，无透射区 |

3. 乳牙和年轻恒牙根尖周炎

| | |
|---|---|
| 症状 | 反复肿痛 |
| 一般检查表现 | （1）牙龈红肿和瘘管，**瘘管**常出现在牙颈部<br>（2）松动，病变广泛可有叩痛 |
| X线检查 | （1）乳牙根尖周炎首先在根分歧处出现低密度影，进展后引起根吸收<br>（2）年轻恒牙根尖孔内有牙乳头，注意与根尖周透射区鉴别 |

## 三、鉴别诊断

鉴别诊断见表5-7、表5-8。

表5-7　急性根尖周炎的鉴别诊断

| 疾病名称 | 鉴别要点 |
|---|---|
| 急性根尖周炎 | 典型病例患牙胀痛、咬合痛，牙齿松动，扪诊有波动感、叩痛明显，全身症状突出，脓肿靠近根尖部，牙髓活力测验无反应 |
| 急性牙周脓肿 | 患牙有急性脓肿的表现，**脓肿靠近牙龈缘**，牙周袋存在、袋口溢脓、**牙槽骨吸收和牙松动**等牙周炎的表现 |
| 口腔颌面部间隙感染 | 局部黏膜的红肿比急性根尖周炎**范围更大**，皮肤红肿热痛，可有开口受限、吞咽困难等；**全身反应**轻重不等 |
| 急性中央性颌骨骨髓炎 | **全身中毒症状非常明显**，局部表现比急性根尖周炎更广泛，颌面部肿胀，皮温高，颌骨疼痛；下唇麻木、多数牙松动、牙周溢脓、张口困难等 |

表5-8　慢性根尖周炎的鉴别诊断

| 疾病名称 | 鉴别要点 |
|---|---|
| 慢性根尖周炎 | 一般无自觉症状，牙髓活力测验无反应，患牙X线片示根尖区骨质破坏或增生是确诊关键（注意病变类型的相互鉴别） |
| 非牙源性的颌骨内囊肿和其他肿物 | 患牙的牙髓活力多正常，**X线片示**根尖部牙周膜间隙与根尖周其他部位的**牙周膜间隙是一连续、规则的透射**影像 |

## 四、治疗原则

1. 急性根尖周炎的治疗

（1）**开髓**，畅通根管，引流根尖炎症渗出物。

（2）患牙可保留：①**畅通根管、初步清创**。②**浆液期**患牙→髓腔封抑菌、抗炎消毒药；**根尖周脓肿期**患牙→髓腔封药+根尖部环钻术引流，无条件者可短暂开放引流；**骨膜下脓肿期和黏膜下脓肿期**患牙→髓腔封药+脓肿切开引流。③急性炎症缓解后行**根管治疗**。

（3）患牙不能保留：**开放髓腔**，待急性**炎症缓解后拔除**。

（4）调𬌗，全身应用抗感染药（以广谱抗生素和针对厌氧菌的抗生素为首选）、镇痛药。

2. 慢性根尖周炎的治疗

（1）**根管治疗**。

（2）有窦型慢性根尖周炎：患牙行根管预备+根管封药。

（3）较大根尖病变（含根尖周囊肿）：患牙行根管治疗+根据病情做根尖切除和倒充术。

（4）**牙冠修复**：根管治疗完成后可进行。

（5）**拔牙**：适用于无法完成根管治疗、根尖周病变顽固不愈或牙体组织破坏严重不足以修复的患牙。

3. 乳牙和年轻恒牙根尖周炎的治疗

（1）乳牙根尖周炎：行**根管治疗术**。乳牙根管充填药物为可吸收的糊剂，如氧化锌丁香油糊剂、氢氧化钙糊剂和碘仿糊剂等。根尖周炎广泛波及恒牙胚时，拔除乳牙，制作间隙保持器。

（2）年轻恒牙根尖周炎：采用**根尖诱导成形术**，定期换药，根尖封闭后行根管治疗术。条件允许时可用MTA根尖屏障术，牙髓血管再生术。

### 模拟训练

**试题1**

男，41岁，教师。

主诉：颏部皮肤反复流脓1年。

现病史：3年前打球碰伤下前牙，牙冠折断、疼痛，未经治疗但症状逐渐减轻。1年后唇侧牙龈及颏部反复肿胀、疼痛。约半年前开始颏部皮肤破溃流脓，疼痛不明显，此后颏下部经常反复流脓，曾在校医院做过2次手术（手术名称不详），局部皮肤有一硬结，破溃后仍然流脓。

既往史：否认系统性疾病、传染病及药物过敏史。

检查：41牙冠切1/3缺损，呈黑褐色，松动Ⅰ度，叩诊异样感，牙髓电活力测验无反应。未探及牙周袋。唇侧龈沟移行部黏膜正常。相应颏部皮肤可见窦道口，稍高出皮肤，质韧，窦道口有少量脓液溢出，下颌下淋巴结未触及。余牙未见明显异常。46牙龈红肿，近中根暴露，有一根折片，移位。牙周袋深达根尖，松动Ⅲ度。47缺失，牙槽黏膜正常。

X线检查：41根管内未见充填物，根尖周约0.5cm×0.6cm透射区，形状不规则，边界模糊不清。46近中根纵裂，移位。牙槽骨水平吸收达根尖部。

**参考答案**

1. 主诉疾病的诊断

41慢性根尖周脓肿（颏下皮窦）。

2. 非主诉疾病的诊断

46重度牙周炎伴发近中根裂；下颌牙列缺损（47缺牙）。

3. 主诉疾病的诊断依据

（1）病史：牙外伤和疼痛、颏部反复肿胀流脓，手术效果不佳。

（2）检查：①41牙冠切1/3缺损，呈黑褐色，牙髓电活力测验无反应。②颏部皮肤有窦道口，且溢脓。③X线片根尖周透射区，形状不规则，边界模糊不清。

4. 非主诉疾病的诊断依据

（1）46牙龈红肿，近中根有根折片外露。牙周袋深达根尖，松动Ⅲ度。

（2）46近中根纵裂，移位。牙槽骨水平吸收达根尖部。

（3）47缺失。

5. 主诉疾病的鉴别诊断

（1）慢性根尖周肉芽肿：①牙龈或皮肤无窦道口。②X线片示根尖周圆形阻射影，边界清，无骨白线。周围骨质正常或稍显致密，病变范围小。

（2）慢性根尖周囊肿：①小囊肿在牙龈表面多无异常表现，囊肿发展较大时可见患牙根尖部的牙龈处呈半球状隆起，牙龈颜色正常，扪时有乒乓球感，有弹性。②X线片示根尖周病变圆形透射区周围被一圈骨白线包绕。

6. 主诉疾病的治疗原则
(1) 41 根管治疗。
(2) 41 核桩冠修复或烤瓷冠。
(3) 必要时行皮肤窦道手术。
7. 全口其他疾病的治疗原则
(1) 46 拔除。
(2) 全口龈上洁治术。
(3) 46、47 择期义齿修复。

## 试题 2

男，19 岁。

主诉：上前牙变色 2 年。

现病史：2 年前体育器械撞伤，致上前牙折断，当时该牙松动不能咬物，一直未治疗。以后牙冠逐渐变灰黑，咬物不适。

既往史：否认系统性疾病及药物过敏史。

家族史：无特殊。

检查：⌊1 部分冠折，断端牙本质暴露，探不敏感，叩痛（+），松动Ⅱ度，牙髓电活力测验无反应，牙龈红，探诊深度 5mm。上下切牙牙龈红肿，探诊出血，探诊深度 6mm，余未见异常。

⌊1 X 线检查：远中根尖部牙槽骨透射区，约 3mm×8mm 大小。

**参考答案**

1. 主诉疾病的诊断
⌊1 慢性根尖周炎。
2. 非主诉疾病的诊断
侵袭性牙周炎。
3. 主诉疾病的诊断依据
(1) 上前牙撞伤后折断，变色 2 年。
(2) ⌊1 部分冠折，断端牙本质暴露，探不敏感，叩痛（+），松动Ⅱ度，牙髓电活力测验无反应。
(3) ⌊1 X 线检查：远中根尖部牙槽骨透射区，约 3mm×8mm 大小。
4. 非主诉疾病的诊断依据
(1) 上下切牙牙龈红肿，探诊出血，探诊深度 6mm。
(2) X 线片见牙槽骨水平吸收，年龄小。
5. 主诉疾病的鉴别诊断
(1) 牙髓坏死：X 线片显示根尖周影像无明显异常。
(2) 根折：X 线片显示根折线。
6. 主诉疾病的治疗原则
(1) ⌊1 根管治疗。
(2) 定期复查。
(3) ⌊1 病变缩小或愈合后冠修复。
7. 全口其他疾病的治疗原则
(1) 牙周基础治疗（口腔卫生指导+洁治+刮治及根面平整）。
(2) 牙周维护治疗。

## 试题 3

男，46 岁。

主诉：左面部肿痛 5 天。

现病史：5 天前无明显诱因出现左上前牙疼痛，咬牙时疼痛更明显，无热，冷刺激痛，伴左面部轻度肿胀，根尖区牙龈扪痛明显，未予特殊治疗，5 天来面部肿胀范围逐渐扩大，左眶下区皮肤肿胀，疼痛，伴发热。

既往史：否认药物过敏史。

家族史：无特殊。

检查：体温 38℃，左眶下区明显肿胀，皮肤发红，下眼睑水肿，触硬，疼痛明显，张口度三指，⌊$2^L$ 深龋洞，探髓腔无感觉，松动Ⅰ度，叩痛（+++），左上前牙龈颊沟肿胀，压痛明显，可扪及波动感。

实验室检查：血常规白细胞 $13.6\times10^9$/L，中性粒细胞 0.8。

X 线检查：根尖周透射区。

**参考答案**

1. 诊断

（1）$\underline{|2}$ 慢性根尖周炎急性发作。

（2）左眶下间隙感染。

2. 诊断依据

（1）左上前牙咬合痛。$\underline{|2^{L}}$ 深龋洞，探髓腔无感觉，松动Ⅰ度，叩痛（+++），X线片示根尖周透射区。左上前牙龈颊沟肿胀，压痛明显，可扪及波动感。

（2）左眶下区明显肿胀，皮肤发红，下眼睑水肿，触硬，疼痛明显。查体有发热，血常规白细胞计数增多，中性粒细胞比例升高。

3. 鉴别诊断

左侧上颌骨骨髓炎：常波及多个牙，X线片示上颌骨骨质破坏、死骨形成。

4. 治疗原则

（1）抗感染及支持治疗，全身应用抗生素。

（2）左上前牙龈颊沟切开引流。

（3）$\underline{|2}$ 根管治疗，树脂充填或冠修复。

**试题4**

女，43岁，经商。

主诉：右上前牙反复肿胀1年余。

现病史：1年前右上前肿胀和疼痛，口服消炎药（药名不详）后好转。此后每过2~3个月发作1次，仍口服抗生素后好转，每次肿胀后局部都未出现破溃。近1个月右上前牙肿胀和疼痛，咀嚼食物不适，但对冷热刺激无反应；同时发现右侧面部稍肿胀，经口服替硝唑，1周后疼痛缓解，局部仍肿胀，未发现破溃。

既往史：10年前上前牙因有洞曾经补过牙。否认系统性疾病、传染病和药物过敏史。

检查：11远中邻面及12近中邻面有树脂充填物，洞边缘色黑质软，探诊（-），冷热测验（-），牙髓电活力测验无反应，叩诊（-），无松动。牙龈颜色正常，无窦道口，移行沟变浅，扪诊有乒乓球感，无叩痛。44、46缺失，牙槽黏膜正常。45残根，有白色填充物，牙龈（-），叩诊（-），不松动。

X线检查：11、12根管内未见根管充填物，根尖部可见约2.1cm×1.5cm椭圆形透射区，边界清楚，有阻射白线。45残根，根管充填良好，根尖未见明显异常。

处理：11、12开髓后根管内均有浅黄色液体溢出。

**参考答案**

1. 主诉疾病的诊断

11、12根尖周囊肿；11、12继发龋。

2. 非主诉疾病的诊断

45牙体缺损（根管治疗后）；牙列缺损（44、46缺失）。

3. 主诉疾病的诊断依据

（1）有10年前补牙和近1年反复肿胀未发生破溃病史。

（2）11、12有树脂充填物，且有继发龋，死髓，无叩痛和松动。

（3）11、12根尖移行沟变浅，牙龈颜色正常，无窦道口，扪有乒乓球感，无扪痛。

（4）11、12根尖部可见约2.1cm×1.5cm椭圆形透射区，边界清楚，有阻射白线。

（5）11、12开髓后根管内有囊液溢出。

4. 非主诉疾病的诊断依据

44、46缺失，牙槽黏膜正常。45残根，有白色填充物，牙龈（-），叩诊（-），不松动。根管充填物良好，根尖未见明显异常。

5. 鉴别诊断

（1）慢性根尖周脓肿：病变小，边界不清楚，形状不规则，周围骨质疏松呈云雾状。

（2）根尖周肉芽肿：病变范围<1cm，可见圆形透射区，周围骨质正常或致密。

6. 主诉疾病治疗原则

（1）11、12根管治疗术。

（2）酌情行囊肿摘除术。

（3）11、12去充填材料及继发龋重新充填。

7. 全口其他疾病的治疗原则
（1）45 桩冠或覆盖义齿。
（2）44、46 义齿修复：种植牙或活动义齿。

## 考点：慢性龈炎

### 一、概述

慢性龈炎在牙龈病中最常见，又称慢性龈缘炎、单纯性龈炎、边缘性龈炎。青少年好发，及时治疗预后良好，易复发。

### 二、诊断要点

| | |
|---|---|
| **症状** | 牙龈出血：见于刷牙或咬硬物时，一般**无自发性**出血。可有牙龈局部发痒、发胀 |
| **一般检查表现** | （1）龈缘处**牙面**有菌斑、牙石等**刺激物**<br>（2）色变：游离龈和龈乳头**鲜红或暗红**色，严重时可见附着龈充血<br>（3）形变：牙龈冠向和颊舌向肿胀，龈缘变厚，不再紧贴牙面。龈乳头圆钝肥大**附着龈水肿时点彩消失**，表面光滑发亮<br>（4）质变：牙龈质地松软，缺乏弹性<br>（5）探诊出血，无附着丧失和牙槽骨吸收 |

### 三、鉴别诊断

鉴别诊断见表 5-9。

表 5-9　慢性龈炎的鉴别诊断

| 疾病名称 | 鉴别要点 |
|---|---|
| 慢性龈炎 | 刷牙或咬硬物时牙龈出血，色、形、质改变，探诊出血，探诊深度可略有增加，无附着丧失和牙槽骨吸收 |
| 慢性牙周炎 | 有附着丧失，牙周袋形成。X 线片可见**牙槽骨吸收** |
| 血液系统疾病 | 多见**自发性出血**，病史和血液学检查有助于鉴别 |
| 坏死性溃疡性龈炎 | **自发性出血**，常伴疼痛、**腐败性口臭**，以龈乳头和龈缘坏死为特征 |
| HIV 相关性龈炎 | 游离龈缘呈明显线状红色充血带（**牙龈线形红斑**）。去除局部炎症后牙龈充血仍不消退 |

### 四、治疗原则

1. 去除病因，主要方法为洁治，控制菌斑。
2. 口腔卫生指导。
3. 防止复发。

**模拟训练**

**试题 1**

女，40 岁，职员。
主诉：刷牙时牙龈出血 4 个月。

现病史：4 个月来刷牙时出现牙龈出血，有时可见咬硬物时出血。近来晨起后偶见涎液中带血。无咬合不适，未见牙松动。曾行血常规化验，未见明显异常。

既往史：否认药物过敏史。

检查：全口牙龈边缘明显红肿，探诊出血明显。探诊深度<3mm，无松动。⌈6 殆面色黑，探诊质软，探诊（-），冷测验正常。⌈5 牙本质暴露，探诊敏感。

**参考答案**

1. 主诉疾病的诊断

慢性牙龈炎。

2. 非主诉疾病的诊断

⌈6 浅龋，⌈5 牙本质敏感。

3. 主诉疾病的诊断依据

（1）女，40岁。刷牙时牙龈出血4个月，有时可见咬硬物时出血。无咬合不适，未见牙松动。

（2）曾行血常规化验，未见明显异常。

（3）全口牙龈边缘明显红肿，探诊出血明显。探诊深度<3mm，无松动。

4. 非主诉疾病的诊断依据

（1）⌈6 𬌗面色黑，探诊质软，探诊（-），冷测验正常。

（2）⌈5 牙本质暴露，探诊敏感。

5. 主诉疾病的鉴别诊断

（1）慢性牙周炎：有附着丧失，牙周袋形成。X线片可见牙槽骨吸收。

（2）血液系统疾病：多见自发性出血，病史和血液学检查有助于鉴别。

（3）坏死性溃疡性龈炎：自发性出血，常伴疼痛、腐败性口臭，以龈乳头和龈缘坏死为特征。

6. 主诉疾病的治疗原则

（1）去除局部刺激：消除菌斑、牙石及造成菌斑滞留的因素，如食物嵌塞、牙齿畸形。

（2）局部药物治疗：用3%过氧化氢液冲洗龈沟，牙龈局部贴敷甲硝唑黏附片。

（3）手术治疗：经上述治疗后牙龈肿大仍明显时可做牙龈切除成形术。

（4）口腔卫生指导：养成良好的口腔卫生习惯，定期行口腔卫生保健。

7. 全口其他疾病的治疗原则

⌈6、⌈5 进行充填治疗。

## 考点：药物性牙龈肥大（助理不考）

### 一、概述

引起牙龈肥大增生的常见药物有抗癫痫药物、免疫抑制药及钙通道阻滞药。

### 二、诊断要点

| | |
|---|---|
| **症状** | 有使用**抗癫痫类药**、免疫抑制药及钙通道阻滞药**史**。前牙好发，初为龈乳头增大，可扩展至附着龈。病情重者发音和咀嚼受影响，伴发炎症者也会有牙龈红肿、出血症状 |
| **一般检查表现** | （1）色变：伴炎症者牙龈呈鲜红或暗红色，无炎症或炎症消退后牙龈多呈淡粉色<br>（2）形变：龈缘变厚，龈乳头呈结节状肥大、增生。肥大牙龈可覆盖部分牙面，病情重者出现附着龈增生、肥大<br>（3）质变：伴炎症者牙龈质地松软，无炎症时质地坚实、略有弹性 |

### 三、鉴别诊断

鉴别诊断见表5-10。

表5-10 药物性牙龈肥大的鉴别诊断

| 疾病名称 | 鉴别要点 |
|---|---|
| 药物性牙龈肥大 | 有相关服药史，牙龈色、形、质均改变 |
| 慢性龈炎 | 牙龈肥大局限于牙龈乳头和边缘龈，**有明显局部刺激因素，无服药史** |
| 遗传性牙龈纤维瘤病 | 无服药史，可有**家族史**。牙龈增生较广泛，大多覆盖牙面的2/3以上，以纤维性增生为主 |

续　表

| 疾病名称 | 鉴别要点 |
| --- | --- |
| 白血病牙龈病损 | 牙龈出血肥大较明显，**不易止血**；牙龈暗红或苍白，淋巴结肿大。血涂片可见大量幼稚细胞 |
| 妊娠期龈炎 | **妊娠期**妇女可见牙龈乳头肥大，多呈鲜红色，质地松脆，易出血 |

## 四、治疗原则

1. 牙周基础治疗，**清除局部刺激因素**。
2. **控制炎症**，可用局部药物。
3. 必要时行牙周**手术**治疗。
4. **定期维护**，防止复发。
5. 经上述治疗症状改善不明显或很快复发，可与相关专科医师协商，考虑**更换**引起牙龈增生的**药物**或与其他药物交替使用。

### 模拟训练

#### 试题 1

男，35 岁。

主诉：前牙区牙龈肥大 1 年，并要求修复缺失前牙。

现病史：近 1 年来发现前牙区牙龈肥大，偶有刷牙出血，未曾行牙周治疗。3 个月前上前牙外伤折断后拔除。

既往史：因癫痫服用苯妥英钠 1 年，否认药物过敏史。

家族史：无特殊。

检查：全口牙龈乳头肥大，圆钝，质地较韧，探诊点状出血，以前牙区为重，探诊深度 3~5mm，未探及釉质牙骨质界。⌊1 缺失，拔牙创愈合良好，⌊2 牙冠完整，1⌋轻度舌倾，舌面磨损，前牙色泽和咬合关系正常，不松动，叩诊（-），余未见异常。

**参考答案**

1. 诊断

（1）药物性牙龈肥大。

（2）上颌牙列缺损。

2. 诊断依据

（1）全口牙龈乳头肥大，圆钝，质地较韧。

（2）苯妥英钠服药史。

（3）⌊1 缺失，拔牙创愈合良好，⌊2 牙冠完整，1⌋轻度舌倾，舌面磨损，前牙色泽和咬合关系正常。

3. 鉴别诊断

（1）慢性龈炎：牙龈肥大局限于牙龈乳头和边缘龈，有明显局部刺激因素，无服药史。

（2）遗传性牙龈纤维瘤病：无服药史，可有家族史。牙龈增生较广泛，大多覆盖牙面的 2/3 以上，以纤维性增生为主。

4. 治疗原则

（1）口腔卫生宣教。

（2）牙周洁治，刮治探诊深度大于 4mm 的位点。

（3）必要时行牙周手术。

（4）牙周维持治疗。

（5）修复缺失牙：①⌊2 、1⌋烤瓷固定桥修复。②⌊1 种植修复。③上颌可摘局部义齿修复。

#### 试题 2

女，21 岁，学生。

主诉：牙龈肿大 2 年余，影响美观。

现病史：自幼有“癫痫病”，长期口服“苯妥英钠”，每天 1~3 片。2 年前发现牙龈肿大，偶有刷牙时出血。近来发现牙龈肿大明显，咬东西时经常咬在牙龈上，而且影响美观。在当地曾给白色药片（药名不详），服用后无效而前来就诊。

既往史：自幼有癫痫。

检查：全口牙龈呈粉红色，有牙石、软垢堆积。牙龈乳头及附着龈呈花瓣状肿大，覆盖牙冠大部分，以前牙唇侧较为明显，龈袋内可探及牙石，无出血。33—43 增生的牙龈上可见 13—23 的齿痕。质硬，上下颌侧切牙舌向移位。38 近中阻生，龈瓣微红，盲袋无分泌物，张口度正常。

**参考答案**

1. 主诉疾病的诊断

药物性牙龈增生。

2. 非主诉疾病的诊断

38 阻生牙。

3. 主诉疾病的诊断依据

（1）有 6 个月以上连续服苯妥英钠史。

（2）检查：①牙龈呈粉红色，有牙石、软垢堆积。②牙龈乳头及附着龈呈花瓣状肿大，覆盖牙冠大部分，以前牙唇侧较为明显，龈袋内可探及牙石，无出血。③33—43 增生的牙龈上可见 13—23 的齿痕。④质硬，上下颌侧切牙舌向移位。

4. 非主诉疾病的诊断依据

38 近中阻生，无冠周炎的症状。

5. 主诉疾病的鉴别诊断

（1）遗传性牙龈纤维瘤病：无服药史，可有家族史。牙龈增生较广泛，大多覆盖牙面的 2/3 以上，以纤维性增生为主。

（2）慢性龈炎：牙龈肥大局限于牙龈乳头和边缘龈，有明显局部刺激因素，无服药史。

6. 主诉疾病的治疗原则

（1）停药或更换药物，在内科医生的协助下，采取药物交替使用等方法以减轻不良反应。

（2）做洁治术以消除菌斑、牙石。用 3% 过氧化氢液冲洗龈袋，在袋内放入药膜或碘制剂，并给予抗菌含漱剂。

（3）在全身病情稳定时，可进行手术切除并修整牙龈外形。保持口腔卫生，戴正压器防止复发。

7. 全口其他疾病的治疗原则

38 拔除。

## 考点：妊娠期龈炎（助理不考）

### 一、概述

妊娠期龈炎从妊娠 2～3 个月后出现明显症状，至 8 个月时达高峰，分娩后约 2 个月时龈炎可减轻至妊娠前水平。考虑与血中孕酮水平的升高有关。妊娠前及时治疗原有的慢性龈炎，整个妊娠期严格控制菌斑，有助于本病的预防。

### 二、诊断要点

| | |
|---|---|
| 症状 | 牙龈出血，见于吮吸、刷牙或进食时；牙龈乳头（一个或多个）呈**瘤样肥大**，影响进食。病情重时可有轻度疼痛 |
| **一般检查表现** | （1）龈缘和龈乳头鲜红或暗红，松软、光亮，显著肿胀、肥大，龈袋形成<br>（2）妊娠期龈瘤（孕瘤）：多发生于前牙（下前牙唇侧龈乳头好发）或个别牙排列不齐的龈乳头，牙龈乳头增大，鲜红光亮或暗紫，表面光滑，质地松软，极易出血。瘤体常呈扁圆形向近远中扩延，可呈小分叶状，一般直径不超过 2cm，瘤体较大可妨碍进食或被咬破而出血感染<br>（3）**分娩后**，妊娠期龈瘤渐自行**缩小** |

### 三、鉴别诊断

鉴别诊断见表 5-11。

表 5-11　妊娠期龈炎的鉴别诊断

| 疾病名称 | 鉴别要点 |
|---|---|
| 妊娠期龈炎 | 妊娠期妇女，牙龈鲜红色、高度水肿、肥大，有明显出血倾向，有龈瘤样表征 |
| 长期服用激素类避孕药 | 根据妊娠和**服药情况**鉴别 |
| 慢性龈炎 | 牙龈色红、水肿，病变程度**与局部刺激因素一致**。一般不呈鲜红色，水肿较妊娠期龈炎轻，很少呈明显出血倾向 |

续　表

| 疾病名称 | 鉴别要点 |
|---|---|
| 遗传性牙龈纤维瘤病 | 无服药史，可有**家族史**。牙龈增生较广泛，大多覆盖牙面的2/3以上，以纤维性增生为主 |
| 白血病牙龈病损 | 牙龈出血肥大较明显，**不易止血**；牙龈暗红或苍白，淋巴结肿大。血涂片可见大量幼稚细胞 |

## 四、治疗原则

1. **去除局部刺激因素**，操作轻柔以减少出血和疼痛。

2. 遵循**口腔卫生**指导。

3. **含漱液**，适用于炎症严重者。可选用刺激性小、不影响胎儿生长发育的含漱液。尽量避免使用全身药物治疗。

4. **手术**切除，适用于体积较大已妨碍进食的妊娠期龈瘤。尽量在妊娠期的4~6个月内手术，以免引起流产或早产。术中避免流血过多。术后严格控制菌斑，以防复发。

## 模拟训练

### 试题1

女，28岁。

主诉：牙龈肿胀3月余。

现病史：自诉3个月来牙龈肿胀，进食时易出血，影响进食，无疼痛，故来就诊。

个人史：患者妊娠6个月，既往体健，否认吸烟史。

检查：前牙区龈缘和龈乳头呈鲜红或暗红色，松软而光亮。BOP（+），SBI为4，探诊深度5mm，龈缘有溃疡和假膜形成。右侧上颌第一磨牙缺失。右侧上颌第二磨牙邻面龋坏，达牙本质深层，未探及穿髓孔。叩诊（-），探诊（+），冷测验（+）。

**参考答案**

1. 主诉疾病的诊断

妊娠期龈炎。

2. 非主诉疾病的诊断

（1）右侧上颌第一磨牙缺失。

（2）右侧上颌第二磨牙深龋。

3. 主诉疾病的诊断依据

（1）前牙区龈缘和龈乳头呈鲜红或暗红色，松软而光亮。

（2）BOP（+），SBI为4，探诊深度5mm。

（3）龈缘有溃疡和假膜形成。

4. 非主诉疾病的诊断依据

（1）右侧上颌第一磨牙缺失。

（2）右侧上颌第二磨牙邻面龋坏，达牙本质深层，未探及穿髓孔。叩诊（-），探诊（+），冷测验（+）。

5. 主诉疾病的鉴别诊断

（1）慢性龈炎：牙龈肥大局限于牙龈乳头和边缘龈，有明显局部刺激因素，无服药史。

（2）遗传性牙龈纤维瘤病：无服药史，可有家族史。牙龈增生较广泛，大多覆盖牙面的2/3以上，以纤维性增生为主。

（3）白血病牙龈病损：牙龈出血肥大较明显，不易止血；牙龈暗红或苍白，淋巴结肿大。血涂片可见大量幼稚细胞。

6. 主诉疾病的治疗原则

（1）去除局部刺激因素，操作轻柔以减少出血和疼痛。

（2）遵循口腔卫生指导。

（3）含漱液：适用于炎症严重者。可选用刺激性小、不影响胎儿生长发育的含漱液。尽量避免使用全身药物治疗。

（4）手术切除：适用于体积较大已妨碍进食的妊娠期龈瘤。尽量在妊娠期的4~6个月内手术，以免引起流产或早产。术中避免流血过多。术后严格控制菌斑，以防复发。

7. 全口其他疾病的治疗原则

（1）右侧上颌第二磨牙充填。

（2）牙周炎症控制好后择期修复右侧上颌第二磨牙。

**试题2**

女，23岁，孕14周。

主诉：刷牙时牙龈出血3月余。

现病史：自诉3个月来刷牙时牙龈有出血，吸吮后也可见出血。近来出血较前略明显，故来就诊。

既往史：否认系统性疾病及药物过敏史。

家族史：无特殊。

检查：菌斑指数（+），全口龈缘和龈乳头鲜红，松软、光亮，显著肿胀、肥大，以前牙唇侧较为明显。探诊牙周袋深5mm，无附着丧失。

**参考答案**

1. 诊断

妊娠期龈炎。

2. 诊断依据

（1）刷牙时牙龈出血3月余，近来出血较前略明显。

（2）检查：①菌斑（+），全口龈缘和龈乳头鲜红，松软、光亮，显著肿胀、肥大，以前牙唇侧较为明显。②探诊牙周袋深5mm，无附着丧失。

3. 鉴别诊断

（1）遗传性牙龈纤维瘤病：无服药史，可有家族史。牙龈增生较广泛，大多覆盖牙面的2/3以上，以纤维性增生为主。

（2）慢性龈炎：牙龈肥大局限于牙龈乳头和边缘龈，有明显局部刺激因素，无服药史。

（3）白血病牙龈病损：牙龈出血肥大较明显，不易止血；牙龈暗红或苍白，淋巴结肿大。血涂片可见大量幼稚细胞。

4. 治疗原则

（1）去除局部刺激因素，操作轻柔以减少出血和疼痛。

（2）遵循口腔卫生指导。

（3）含漱液：适用于炎症严重者。可选用刺激性小、不影响胎儿生长发育的含漱液。尽量避免使用全身药物治疗。

（4）手术切除：适用于体积较大已妨碍进食的妊娠期龈瘤。尽量在妊娠期的4~6个月内手术，以免引起流产或早产。术中避免流血过多。术后严格控制菌斑，以防复发。

## 考点：慢性牙周炎

### 一、概述

慢性牙周炎又称成人牙周炎，是最常见的一类牙周炎。该病成人常见，是我国成人丧失牙齿的首位原因。

### 二、诊断要点

| | |
|---|---|
| **症状** | （1）**牙龈出血**：见于刷牙或咬硬物时<br>（2）牙缝变大、牙齿变长，咀嚼无力，牙齿**浮起感**，**牙齿松动**、**移位**，牙龈反复肿胀<br>（3）其他症状：牙齿遇冷热敏感、口腔异味、食物嵌塞等 |
| **一般检查表现** | （1）牙面有菌斑、牙石等局部刺激物<br>（2）色变：牙龈呈鲜红色或暗红色<br>（3）形变：牙龈冠向和颊舌向肿胀，龈缘变厚，不再紧贴牙面。龈乳头圆钝。附着龈水肿时点彩消失，表面光滑发亮。还可有牙龈退缩<br>（4）质变：牙龈质地松软，缺乏弹性<br>（5）探诊后出血，有时探诊疼痛<br>（6）牙周袋形成，有**附着丧失**。探诊深度加深，能探到或看到釉质牙骨质界<br>（7）晚期可见牙齿松动、移位，根分叉病变 |
| **X线检查** | **牙槽骨吸收** |

### 三、鉴别诊断

鉴别诊断见表5-12。

**表5-12 慢性牙周炎的鉴别诊断**

| 疾病名称 | 鉴别要点 |
|---|---|
| 慢性牙周炎 | 多见于成人，疾病进展缓慢，牙龈色、形、质改变，探诊出血；探诊深度加深，存在附着丧失和牙槽骨吸收，局部炎症和破坏程度与刺激物量相一致 |
| 龈炎 | **无附着丧失**，**无牙槽骨吸收**，病变可逆 |
| 侵袭性牙周炎 | **发病年龄轻**；附着丧失、牙槽骨吸收**程度重**，病程**进展快**；局部刺激量与牙周组织炎症和破坏程度多**不成比例**，刺激量相对少；可有家族聚集性 |

### 四、治疗原则

1. **去除局部致病因素** 主要措施有洁治、刮治和根面平整。局部药物治疗。

2. 口腔卫生指导。

3. 必要时手术治疗。

4. 调𬌗 建立平衡咬合关系。

5. 拔牙 尽早拔除无保留价值的患牙。

6. 消除危险因素　如戒烟、解除食物嵌塞等。

7. 牙周支持疗法。

### 模拟训练

#### 试题 1

女，42 岁。

主诉：刷牙时牙龈出血 6~7 年。

现病史：6~7 年来刷牙时牙龈常有出血，咬硬物时也出血，自觉牙床有肿胀，无牙齿松动及咀嚼无力史。

既往史：良好，否认血液病、糖尿病等全身系统疾病。

检查：全口牙石（++），中量菌斑堆积；全口牙龈中度充血水肿，探诊出血明显；前牙牙周袋探诊深 4~5mm，后牙牙周袋深 4~6mm，以邻面为重，附着丧失 2~4mm；牙齿无松动；咬合关系未见异常。右上 4 颊面的牙颈部楔形缺损，探敏感，冷诊（-），叩诊（-）。

X 线检查：全口牙槽骨普遍水平吸收，吸收程度少于根长 1/3，骨嵴顶区密度减低且白线消失。

**参考答案**

1. 主诉疾病的诊断

慢性牙周炎。

2. 非主诉疾病的诊断

右上 4 楔状缺损。

3. 主诉疾病的诊断依据

（1）6~7 年来刷牙时牙龈常有出血，咬硬物时也出血。

（2）全口牙石（++），全口牙龈中度充血水肿，探诊出血明显。

（3）前牙牙周袋探诊深 4~5mm，后牙牙周袋深 4~6mm，以邻面为重，附着丧失 2~4mm。

（4）影像显示全口牙槽骨普遍水平吸收，吸收程度少于根长 1/3，骨嵴顶区密度减低且白线消失。

4. 非主诉疾病的诊断依据

牙颈部楔形缺损，探敏感，冷诊（-），叩诊（-）。

5. 主诉疾病的鉴别诊断

（1）慢性牙龈炎：可有牙龈出血，但是无附着丧失、牙槽骨吸收。

（2）侵袭性牙周炎：发病年龄轻，牙周组织破坏程度与局部刺激物的量不成比例，病程进展快，早期出现牙齿松动，可有家族聚集性。

6. 主诉疾病的治疗原则

全口龈上洁治、龈下刮治及根面平整。

7. 非主诉疾病的治疗原则

右上行 4 充填治疗术。

#### 试题 2

女，42 岁。

主诉：右上后牙全冠修复后咬合痛 2 个月。

现病史：半年前右上后牙曾做过根管治疗。2 个月前行全冠修复后出现咬合痛，近期加重。

既往史：否认系统性疾病、传染病、遗传病及药物过敏史。

家族史：无特殊。

检查：6| 金属全冠修复，边缘密合，远中少量食物嵌塞，舌侧近中牙周袋探诊深度约 7mm，探及釉质牙骨质界，溢脓，叩痛（+），松动。侧方咬合时，松动度明显。X 线片示近中牙周膜间隙增宽。|67 舌侧牙龈可见一白色斑块，不能拭去，质软无压痛，稍高于黏膜表面，边界清楚，未见充血、糜烂。其余黏膜未见明显异常。

**参考答案**

1. 主诉疾病的诊断

6| 慢性牙周炎。

2. 非主诉疾病的诊断

|67 舌侧牙龈白斑。

3. 主诉疾病的诊断依据

（1）6| 有全冠修复体。

（2）侧方咬合时，松动度明显。
（3）舌侧近中牙周袋探诊深度约 7mm，探及釉质牙骨质界，溢脓，叩痛（+），松动。
（4）X 线片示近中牙周膜间隙增宽。
4. 非主诉疾病的诊断依据
（1）⌈67 舌侧牙龈可见一白色斑块，不能拭去，质软无压痛，稍高于黏膜表面，边界清楚，未见充血、糜烂。
（2）无局部刺激因素。
5. 主诉疾病的鉴别诊断
（1）龈炎：无附着丧失、牙槽骨吸收，病变可逆。
（2）侵袭性牙周炎：发病年龄轻；病程进展快；局部刺激量与牙周组织炎症和破坏程度多不成比例，刺激量相对少；可有家族聚集性。
6. 主诉疾病的治疗原则
（1）6⌋调𬌗：去除侧方𬌗干扰。
（2）牙周治疗：洁治、刮治及根面平整。
（3）必要时拆除右上全冠，行牙周治疗，待牙周状况明显改善后重新行全冠修复。
7. 全口其他疾病的治疗原则
（1）口腔卫生宣教。
（2）手术切除，送组织病理检查。
（3）定期复查。

## 试题 3

女，55 岁，农民。

主诉：刷牙时牙龈出血 4 年。

现病史：自诉 4 年来刷牙时牙龈有出血，咬硬物时也可见出血。感觉牙床肿胀，可伴咀嚼无力。近 1 年有牙齿松动感，故来就诊。

既往史：否认血液病等系统性疾病史，否认药物过敏史。

家族史：无特殊。

检查：全口菌斑指数（++），牙石指数（+++），牙龈显著红肿，触诊易出血。探诊前牙牙周袋深 5mm，后牙牙周袋深 6~7mm，邻面显著，附着水平丧失 4~5mm，上下前牙松动Ⅰ度，未见咬合异常。

X 线检查：全口牙槽骨吸收达根中 1/3。

**参考答案**
1. 诊断
慢性牙周炎。
2. 诊断依据
（1）4 年来刷牙时牙龈有出血，咬硬物时也可见出血。感觉牙床肿胀，可伴咀嚼无力。近 1 年有牙齿松动感。
（2）检查：①全口菌斑指数（++），牙石指数（+++），牙龈显著红肿，触诊易出血。②探诊前牙牙周袋深 5mm，后牙牙周袋深 6~7mm，邻面显著，附着水平丧失 4~5mm，上下前牙松动Ⅰ度，未见咬合异常。
（3）X 线检查：全口牙槽骨吸收达根中 1/3。
3. 鉴别诊断
（1）根尖脓肿：牙髓活力无反应，牙齿可松动。
（2）慢性龈炎：有明显局部刺激因素，无附着丧失、牙槽骨吸收、牙齿松动。
（3）牙周脓肿：牙周袋壁或深部牙周组织内的局限性化脓性炎症。
4. 治疗原则
（1）去除局部致病因素：主要措施有洁治、刮治和根面平整。局部药物治疗。
（2）口腔卫生指导。
（3）必要时手术治疗。
（4）调𬌗：建立平衡咬合关系。
（5）拔牙：尽早拔除无保留价值的患牙。
（6）消除危险因素：如戒烟、解除食物嵌塞等。
（7）牙周支持疗法。

## 考点：侵袭性牙周炎

### 一、概述

侵袭性牙周炎好发于全身健康的年轻人，其特点是疾病进展快速、具有家族聚集性，分为局限型和广泛型。

### 二、诊断要点

| | |
|---|---|
| 症状 | （1）病变**进展快**，早期出现牙松动、移位，年轻时有牙齿脱落<br>（2）**全口**牙龈**多部位**反复肿胀、疼痛、溢脓<br>（3）其他症状：与慢性牙周炎相似 |
| 一般检查表现 | （1）色、形、质改变：①牙龈鲜红或暗红，表面光滑发亮；龈缘变厚，龈乳头圆钝肥大，可与牙面剥离；牙龈可显著退缩。②局限型无明显改变。③广泛型在疾病活跃期牙龈普遍鲜红肿大，龈缘区可见肉芽性增殖<br>（2）探诊：出血、疼痛、溢脓<br>（3）探诊深度加深和附着丧失：①**较深牙周袋**，**中、重度附着丧失**。牙周组织破坏程度重，与年龄和局部刺激物量**不成比例**。②局限型。深牙周袋和附着丧失主要局限于第一恒磨牙或切牙，至少其中一个为第一磨牙，其他患牙（非第一磨牙和切牙）不超过2颗。③广泛型。除外第一恒磨牙和切牙，**其他患牙须超过2颗**<br>（4）年轻患者有牙松动、移位，或有根分叉病变、脓肿等**晚期牙周炎表现** |
| X线检查 | 中、重度牙槽骨吸收。典型局限型者牙槽骨吸收局限于第一恒磨牙和切牙。第一磨牙近中多有垂直型骨吸收，严重时在近、远中均有垂直型骨吸收，形成“弧形吸收” |

### 三、鉴别诊断

鉴别诊断见表5-13。

表5-13　侵袭性牙周炎的鉴别诊断

| 疾病名称 | 鉴别要点 |
|---|---|
| 侵袭性牙周炎 | 年轻人多见（≤35岁）；无明显全身疾病；快速附着丧失和骨吸收；牙周组织破坏程度与年龄、局部刺激量不一致；多有家族聚集性 |
| 慢性牙周炎 | 多见于成人，疾病进展缓慢，存在附着丧失和牙槽骨吸收，**病变程度与刺激物量相一致** |
| 反映全身疾病的牙周炎 | 有系统性疾病等牙周炎的**全身促进因素**，即可排除 |
| 慢性龈炎 | 有牙龈炎症表现，**无附着丧失，无牙槽骨吸收** |

### 四、治疗原则

1. 彻底**清除菌斑**生物膜，**消除**菌斑**滞留**因素，主要措施有牙周基础治疗，如OHI、洁治、刮治和根面平整；控制感染，主要为局部冲洗上药。

2. 辅助应用**抗菌**药物。

3. 调整机体的防御功能。

4. 建立**平衡的**𬌗关系，包括正畸矫治牙齿移位。

5. 必要时行手术治疗。

6. 牙周定期维护和防止复发，复查复治间隔期宜短。

### 模拟训练

#### 试题

女，21岁，大学生。

主诉：因前牙缝宽需矫正牙齿，要求牙周检查。

现病史：3年来上前牙牙缝逐渐变宽，并且有牙齿松动，于正畸科就诊，建议到牙周科治疗。

既往史：否认系统性疾病、传染病及药物过敏史。

家族史：母亲牙齿不好，戴有义齿。

个人史：每天刷牙2次，早晚各1次。

检查：全口牙列式18-2838-47。

12与13之间4mm间隙，11与21之间5mm间隙，11、12唇侧漂移，31与41之间2mm间隙，41唇向移位。牙石（+），软垢指数1。牙龈色基本正常，32牙龈退缩1mm、31及42牙龈退缩2mm、41牙龈退缩4mm，质软，龈缘水肿，BOP（+）。11、21腭侧牙周袋探诊深度5mm，22、26、36、46探诊深度6mm，12、16远中探诊深度5mm，36根分叉水平探诊骨缺损1/2，46根分叉水平探诊颊舌相通，可探及龈下牙石。32—42松动Ⅰ度，26、36、46松动Ⅱ度，22松动Ⅲ度。

47远中龈袋4mm，探诊有阻力，48未见萌出。

38颊向错位，颈部色、形、质正常。

X线检查：11、21单侧牙槽骨水平吸收达根中部；22、36、46牙槽骨弧形吸收达根尖1/3区，硬板消失；32—42、26牙槽骨水平吸收达根中部；12、16牙槽骨水平吸收达根颈1/3区；36、46根分叉区有低密度影；48垂直低位。

**参考答案**

1. 主诉疾病的诊断

（1）局限型侵袭性牙周炎。

（2）36根分叉病变（Ⅱ度）。

（3）46根分叉病变（Ⅲ度）。

2. 非主诉疾病的诊断

（1）38颊向错位。

（2）48埋伏阻生。

3. 主诉疾病的诊断依据

（1）主诉11、12、13之间出现间隙并伴有移位。女性青年患者。

（2）口腔卫生尚可，龈缘水肿，BOP（+）。

（3）好发牙位典型，有4~6mm的牙周袋，松动Ⅱ~Ⅲ度。

（4）病史3年左右，22、36及46牙槽骨弧形吸收Ⅲ度，11、21、32—42牙槽骨水平型吸收Ⅱ度。36、46根分叉区有低密度影。

（5）有家族史。全身无明显的系统性疾病。

4. 非主诉疾病的诊断依据

（1）38颊向错位，未发现龋。

（2）47远中龈袋4mm，探诊有阻力，48未见萌出，X线片示垂直低位。

5. 主诉疾病的鉴别诊断

局限性慢性牙周炎：多见于成人，疾病进展缓慢，存在附着丧失和牙槽骨吸收，病变程度与刺激物量相一致。

6. 主诉疾病的治疗原则

（1）基础治疗（龈上洁治、龈下刮治及根面平整、调𬌗、松牙固定）。

（2）局部及全身药物治疗。

（3）36、46翻瓣术、植骨或引导再生术。

（4）22测电活力酌情做牙周-牙髓联合治疗、松牙固定。

（5）择期酌情做正畸。

（6）控制菌斑，定期复查。

7. 全口其他疾病的治疗原则

（1）48观察，若反复发生冠周炎症状考虑拔除。

（2）38注意控制菌斑，防止颊侧颈部龋。

### 考点：牙周脓肿

## 一、概述

牙周炎发展到中晚期、出现深牙周袋后常伴发牙周脓肿，牙周脓肿一般为急性过程。

## 二、诊断要点

| | |
|---|---|
| **症状** | （1）起病急，**牙龈肿胀，呈椭圆形或半球状突起**，疼痛较剧烈，可有搏动性疼痛<br>（2）患牙**浮起感**，咀嚼不适，松动明显<br>（3）可有全身症状 |
| **一般检查表现** | （1）牙龈发红、水肿，表面光亮，呈椭圆形或半球状突起<br>（2）患牙可松动明显，叩痛；可探及深牙周袋；存在附着丧失<br>（3）后期脓肿表面较软，**扪诊波动感**，轻压牙龈可有脓液流出<br>（4）可有局部淋巴结肿大，牙龈表面可见**窦道开口**提示**慢性牙周脓肿** |
| **X 线检查** | 患牙中、重度**牙槽骨吸收或根分叉病变** |
| **牙髓活力测验** | 牙髓活力存在 |

## 三、鉴别诊断

鉴别诊断见表 5-14。

表 5-14　牙周脓肿的鉴别诊断

| 疾病名称 | 鉴别要点 |
|---|---|
| 牙周脓肿 | 牙龈搏动性疼痛，呈椭圆形或半球状突起，发红、水肿，表面光亮。患牙叩痛，可松动明显。扪诊可有波动感、溢脓。有深牙周袋和附着丧失，牙髓活力存在 |
| 牙龈脓肿 | 病变仅局限于龈乳头及龈缘。**无附着丧失和牙槽骨吸收** |
| 牙槽脓肿 | 无牙周袋，**无牙髓活力**，范围较弥散，叩痛较重。骨破坏主要集中于**根尖周围** |

## 四、治疗原则

镇痛、防止感染扩散以及使脓液引流。脓肿初期脓液未形成前，可清除大块牙石，冲洗牙周袋，将防腐抗菌药引入袋内，必要时全身应用抗生素或支持疗法。当脓液形成波动后可切开引流。

### 模拟训练

**试题**

女，50 岁，农民。

主诉：左上后牙松动伴肿痛 3 天。

现病史：自诉 3 天来感觉左上后牙松动，牙龈肿痛明显，呈持续性跳痛，触诊压痛明显，牙齿伸长感明显，进食后感疼痛。

既往史：否认系统性疾病及药物过敏史。

检查：⌊7 腭侧牙龈明显红肿，扪诊有波动感，松动Ⅱ度。

X 线检查：全口牙槽骨吸收达根中 1/3。

**参考答案**

1. 诊断

⌊7 急性牙周脓肿。

2. 诊断依据

（1）左上后牙松动伴肿痛 3 天。

（2）检查：⌊7 腭侧牙龈明显红肿，扪诊有波动感，松动Ⅱ度。

（3）X 线检查：全口牙槽骨吸收达根中 1/3。

3. 鉴别诊断

（1）牙龈脓肿：病变仅局限于龈乳头及龈缘。无附着丧失和牙槽骨吸收。

（2）牙槽脓肿：无牙周袋，无牙髓活力，范围较弥散，叩痛较重。骨破坏主要集中于根尖周围。
4. 治疗原则
（1）镇痛、防止感染扩散以及使脓液引流。
（2）炎症消退后进行牙周病的基础治疗。

## 考点：牙周-牙髓联合病变（助理不考）

### 一、概述

发生牙周-牙髓联合病变时，同一个牙存在互相融合连通的牙周病变和牙髓病变。

### 二、诊断要点

1. **源于牙髓** 本类型共同特点：①牙髓无活力，或活力异常。②牙周袋和根分叉区病变局限于个别牙或牙的局限部位，邻牙的牙周组织基本正常或病变轻微。③与根尖周病变相连的牙周骨质破坏，呈“烧瓶”形。

| | |
|---|---|
| **症状** | （1）牙槽脓肿经牙周引流，引起一过性急性炎症：急、慢性根尖周炎表现<br>（2）根纵裂：患牙有钝痛、咬合痛（尤其是局限于某一个牙尖的咬合痛） |
| **一般检查表现** | （1）牙槽脓肿经牙周引流，引起一过性急性炎症<br>1）窄而深达根尖的牙周袋（多根牙在根分叉处形成），邻牙一般无严重牙周炎<br>2）患牙多为死髓牙。**经有效的牙髓治疗，牙周组织可迅速愈合**，牙不松动，不遗留牙周病变<br>（2）牙槽脓肿反复发作且多次从牙周排脓，导致牙周病变<br>1）患牙有深牙周袋、骨吸收、牙松动（可无），此为**真正的联合病变**，被称为逆行性牙周炎<br>2）患牙有牙髓病变或不完善的牙髓治疗及修复体<br>3）有根尖区或根分叉区阴影及牙周袋，而其他部位无明显牙周病变者<br>（3）牙髓治疗时或治疗后造成牙周病变：根管壁**侧穿**或髓室底**穿通**、髓腔或根管内封入**烈性药**等，均可通过根分叉区或侧支根管伤及牙周组织<br>（4）根纵裂：患牙有窄而深的牙周袋，可反复发生牙周脓肿，出现**窦道** |
| **X线检查** | （1）牙槽脓肿经牙周引流引起一过性急性炎症，患牙无明显牙槽嵴吸收。可有广泛根尖**周围骨密度降低**，牙槽嵴顶影像隐约可见<br>（2）牙槽脓肿反复发作且多次从牙周排脓导致牙周病变：根尖区阴影与牙槽嵴的吸收相连，呈**烧瓶**形，即阴影围绕根尖区并向牙槽嵴顶处逐渐变窄<br>（3）根纵裂：在早期仅见围绕牙根一侧或全长的**牙周膜增宽**，或窄的**日晕**状根尖阴影。活髓牙根纵裂可见根尖部根管影像变宽 |

2. **牙周病变引起牙髓的病变**

| | |
|---|---|
| **症状** | 逆行性牙髓炎：牙髓有**明显激发痛**等牙髓症状，或典型的急性牙髓炎症状 |
| **一般检查表现** | （1）**逆行性**牙髓炎：患牙有深达根尖区的**牙周袋**或严重**牙龈退缩，牙一般松动**达Ⅱ度以上<br>（2）长期存在的牙周病变引起**牙髓慢性炎症、变性、钙化甚至坏死**：可见深牙周袋，可能尚未表现出牙髓症状，牙髓温度测验反应异常 |

3. **牙周病变与牙髓病变并存** 发生于同一个牙上各自独立的牙髓和牙周病变，当病变发展到严重阶段时，两者互相融合和影响。

### 三、鉴别诊断

鉴别诊断见表5-15。

表 5-15　牙周-牙髓联合病变的鉴别诊断

| 疾病名称 | 鉴别要点 |
| --- | --- |
| 牙周-牙髓联合病变 | 同时具有深牙周袋等牙周表现和牙髓异常或根尖周病变的表现 |
| 牙周炎 | 无牙髓症状或根尖周病变表现 |
| 根尖周病变 | 单独牙髓和根尖周病变表现 |

## 四、治疗原则

查清病源，明确治疗顺序。病源不能确定时，死髓牙→根管治疗（先行）+牙周治疗（配合）；活髓牙→系统牙周治疗和调𬌗（先行）+牙髓治疗（视情况进行）。

1. 查清病源　**尽量找原发病变**，处理牙周、牙髓病灶，彻底消除感染源。

2. 由根尖周病变到牙周病变的患牙　尽早行**根管治疗**。①病程短者，单纯行根管治疗后，牙周病变即可愈合。②病程长久，牙周袋较多时，行根管治疗+常规牙周治疗，消除袋内的感染，促使牙周组织愈合。

3. 由牙周病变到牙髓病变的患牙　对病程长且反复急性发作、牙周袋很深、根分叉区受累的患牙，或经彻底牙周治疗仍效果不佳者，应用多方法检测牙髓活力，以确定是否行**牙髓治疗**。

（1）对牙周袋较深而牙髓活力虽尚存但已迟钝的牙齿，不宜过于保守，应同时做牙髓治疗，这有利于牙周病变的愈合。

（2）逆行性牙髓炎的患牙：①如果牙周袋能消除或变浅，病变能得到控制，则可先做牙髓治疗，同时开始牙周炎的系列治疗。②如果多根牙只有一个牙根有深牙周袋引起的牙髓炎，且患牙不太松动，则可在根管治疗和牙周炎症控制后，将患根截除，保留患牙。③如牙周病变已十分严重，不易彻底控制炎症，或患牙过于松动，则可直接拔牙镇痛。

### 模拟训练

**试题**

男，40 岁，商人。

主诉：左上后牙肿痛 2 天。

现病史：自诉 2 天来感觉左上后牙肿痛，进冷热食物后感疼痛，故来就诊。

既往史：否认系统性疾病及药物过敏史。

检查：|7 牙体未见明显异常，牙龈明显红肿，探诊牙周袋 7mm，有冷热刺激痛，叩诊（+）。

X 线检查：|7 根尖周烧瓶状阴影，可见牙槽骨吸收。

**参考答案**

1. 诊断

|7 牙周-牙髓联合病变。

2. 诊断依据

（1）左上后牙肿痛 2 天。

（2）检查：|7 牙体未见明显异常，牙龈明显红肿，探诊牙周袋 7mm，有冷热刺激痛，叩诊（+）。

（3）X 线片示 |7 根尖周烧瓶状阴影，可见牙槽骨吸收。

3. 鉴别诊断

（1）牙周炎：无牙髓症状或根尖周病变表现。

（2）根尖周病变：单独牙髓和根尖周病变表现。

（3）三叉神经痛：疼痛具有扳机点，无牙髓和牙周的症状。

4. 治疗原则

查清病源，以确定治疗的主次。牙周-牙髓联合病变的预后在很大程度上取决于牙周病损的预后。牙髓表现为急症时应给予对症处理，同时进行牙周治疗。

### 考点：复发性阿弗他溃疡

## 一、概述

复发性口腔溃疡又称为复发性阿弗他溃疡，是最常见的溃疡性损害。一般表现为反复发作的圆形或椭圆形溃疡，“黄、红、凹、痛”等临床特征，长短不一的发作期（前驱期和溃疡期）、愈合期和间歇期等周期规律，有不治而愈的自限性。包括轻型阿弗他溃疡、疱疹样阿弗他溃疡和重型阿弗他溃疡。

## 二、诊断要点

### 1. 轻型阿弗他溃疡

| | |
|---|---|
| **症状** | 局部明显**疼痛**，进食刺激性食物可加重疼痛 |
| **一般检查表现** | （1）好发于黏膜上皮**角化较差的区域**，初发时多为此型<br>（2）初为局部黏膜充血水肿，可有粟粒状红点，继而形成圆或椭圆的**浅表溃疡**，直径<10mm。**边缘整齐**，溃疡中心稍凹陷，表面有**黄白色假膜覆盖**，周围充血。溃疡一般3~5个，呈**散在**分布 |
| **预后** | 10~14天溃疡**自愈**，愈后**不留瘢痕** |

### 2. 疱疹样阿弗他溃疡

| | |
|---|---|
| **症状** | 唾液增多，**疼痛明显**，可伴头痛、发热等症状，以成年女性好发 |
| **一般检查表现** | （1）可发生于角化黏膜，病变不成簇<br>（2）溃疡**数目多**，可达十几个或几十个，**散在**分布，似“**满天星**”。溃疡直径多为2~5mm，相邻的溃疡可**融合成片**，黏膜广泛充血发红<br>（3）相应部位**淋巴结肿大** |
| **预后** | 病程与轻型相似 |

### 3. 重型阿弗他溃疡（复发性坏死性黏膜腺周围炎、腺周口疮）

| | |
|---|---|
| **症状** | （1）有复发性阿弗他溃疡史<br>（2）疼痛剧烈，进食刺激食物可加重疼痛；发生于腭舌弓、软硬腭交界处等口腔后部时可影响言语及吞咽功能；常伴低热、乏力等全身症状 |
| **一般检查表现** | （1）溃疡**数目少**，多单发，1~2个；溃疡**大而深**，直径>10mm，可达1~2cm以上，周围黏膜水肿，边缘隆起，溃疡**底部坏死**，中央凹陷，似**弹坑状**，周围组织红肿微隆起，基底微硬，表面有灰黄色假膜覆盖<br>（2）其他黏膜处可见溃疡**愈合后**遗留的**瘢痕**<br>（3）局部区域的**淋巴结肿痛** |
| **预后** | **病程长**，可达3个月到半年，愈合后可留有瘢痕 |

## 三、鉴别诊断

鉴别诊断见表5-16~表5-18。

表5-16 轻型阿弗他溃疡的鉴别诊断

| 疾病名称 | 鉴别要点 |
|---|---|
| 轻型阿弗他溃疡 | 周期性反复发作，有自限性，好发于黏膜上皮角化较差的区域；溃疡直径多为2~10mm，疼痛明显 |
| 贝赫切特综合征 | 是一种慢性血管炎症性疾病，除反复发作的、自限性的口腔溃疡外，可同时或先后出现**眼**、**皮肤**、**生殖器等病损**，还可伴有关节、心血管、消化道等全身症状或损害 |
| 创伤性溃疡 | 有创伤史，溃疡形态**与刺激物相适应**，周围有炎症增生反应，黏膜水肿明显，去除刺激物后能迅速好转 |

表 5-17　疱疹样阿弗他溃疡的鉴别诊断

| 疾病名称 | 鉴别要点 |
| --- | --- |
| 疱疹样阿弗他溃疡 | 成年女性多见，疼痛明显，溃疡数目多，直径为2~5mm，散在分布于口腔，似“满天星”，局部淋巴结可肿大 |
| 疱疹性龈口炎 | **儿童**多见，溃疡**成簇**并可相互融合，边缘不整，牙龈充血水肿明显 |
| 手足口病 | **口腔**黏膜、**手掌**、**足底**散在水疱、丘疹与斑疹，口腔损害广泛分布于唇、颊、舌、腭等处，初为小水疱，迅速形成溃疡 |
| 疱疹性咽峡炎 | 软腭、悬雍垂、扁桃体等**口腔后部**出现**丛集成簇**的小水疱，不久形成溃疡 |

表 5-18　重型阿弗他溃疡的鉴别诊断

| 疾病名称 | 鉴别要点 |
| --- | --- |
| 重型阿弗他溃疡 | 有复发性阿弗他溃疡史。溃疡深大，似弹坑状，直径可大于1cm，疼痛剧烈，局部淋巴结肿痛，愈后留有瘢痕 |
| 创伤性溃疡 | 有创伤史，溃疡形态**与刺激物相适应**，周围有炎症增生反应，黏膜水肿明显，去除刺激物后能迅速好转 |
| 口腔鳞状细胞癌 | 溃疡深大，病变**进展快**，基底有**菜花状突起**；基底有硬结，边缘部位硬，局部淋巴结坚硬、粘连，溃疡**持久不愈** |
| 结核性溃疡 | 有**结核病史**。舌部常见，较典型的溃疡边缘微隆，呈鼠啮状，并向中央卷曲，形成**潜掘状边缘**，溃疡表面边缘处有时可见黄褐色粟粒状小结节。溃疡呈**慢性持久性** |

## 四、治疗原则

1. **轻型阿弗他溃疡**　去除诱因，以消炎、镇痛、促溃疡愈合等**局部治疗为主**。

2. **疱疹样阿弗他溃疡**

（1）以消炎、镇痛、促溃疡愈合等**局部治疗为主**。

（2）可配合中药和免疫调节剂等**全身治疗**。

3. **重型阿弗他溃疡**

（1）以消炎、镇痛、促溃疡愈合等**局部治疗为主**，对经久不愈的溃疡可于溃疡基底部注射醋酸泼尼松龙混悬液。

（2）配合中药和免疫调节剂等**全身治疗**。

## 模拟训练

### 试题 1

男，46 岁，职员。

主诉：口内溃疡剧痛 2 天就诊。

现病史：口腔内溃烂反复发作 10 余年，近几年病情加重，发作次数明显增加，且每次长达 10 天左右，每次发作时间可同时有 10 余个溃疡，大多位于舌根或上腭后部；近 2 天又复发，疼痛明显，影响正常生活。

既往史：以往类似发作每年均有多次，且不治自愈。否认系统性疾病、出血性疾病、传染病及药物过敏史。

检查：舌腹部可见粟米大小的浅表溃疡 10 余个，似“满天星”，溃疡中心微凹，周围红晕，散在分布。双侧下颌下淋巴结肿痛。11 义齿，12、21 牙龈退缩 4mm，龈乳头充血水肿。

**参考答案**

1. 主诉疾病的诊断

疱疹样阿弗他溃疡。

2. 非主诉疾病的诊断

牙列缺损；12、21 牙龈炎伴牙龈退缩。

3. 主诉疾病的诊断依据

（1）疼痛明显。

（2）具有典型的阿弗他溃疡的临床特征：红、黄、凹、痛、小、多。

（3）数目多达 10 余个，呈散在分布。

（4）具有复发性和自限性等。

4. 非主诉疾病的诊断依据

（1）11 义齿。

（2）12、21牙龈退缩4mm，龈乳头充血水肿。
5. 主诉疾病的鉴别诊断
疱疹性龈口炎：儿童多见，溃疡成簇并可相互融合，边缘不整，牙龈充血水肿明显。
6. 主诉疾病的治疗原则
（1）局部治疗：以消炎、镇痛、促进溃疡愈合为主。临床可选用药膜膏、含漱液或0.5%盐酸达克罗宁液等药物进行治疗。
（2）全身治疗：以对因治疗、控制症状、减少复发、促进愈合为主要原则。该病例可酌情使用肾上腺皮质激素进行治疗。
7. 非主诉疾病的治疗原则
（1）检查牙周袋深度、有无附着丧失及探诊出血。
（2）拍X线片。

**试题2**

女，45岁，家庭主妇。

主诉：口内反复溃疡5年，下唇溃疡5天。要求重新修复下前牙。

现病史：5年来口腔反复溃疡，每次1~2个，绿豆大小，10~14天自行愈合，疼痛明显，严重影响进食，间隔2~3个月，下唇溃疡5天。3年前一上牙龋坏治疗后烤瓷冠修复，自觉颜色与邻牙差别大，对美观效果不满意，近3个月来患牙牙龈发黑。

既往史：否认眼病、外生殖器溃疡及皮肤病史，否认药物过敏史。

家族史：患者母亲偶尔发生口腔溃疡。

检查：下唇溃疡中心稍凹陷，表面有黄色假膜覆盖，周围充血。1|牙龈发黑，龈沟探诊深度2mm，叩痛（-），不松动，X线片未见异常。余牙未见异常。

**参考答案**
1. 主诉疾病的诊断
（1）轻型阿弗他溃疡。
（2）1|牙体缺损。
2. 主诉疾病的诊断依据
（1）溃疡中心稍凹陷，表面有黄白色假膜覆盖，周围充血，疼痛明显。
（2）反复发作且具有自限性的病史。
（3）家族史。
（4）无眼病、外生殖器溃疡及皮肤病史。
（5）1|的病史及检查无所见。
3. 主诉疾病的鉴别诊断　轻型阿弗他溃疡需鉴别的疾病如下。
（1）贝赫切特综合征：除反复发作有自限性的口腔溃疡外，可同时或先后出现眼、皮肤、生殖器等病损，还可伴有关节、心血管、消化道等全身症状或损害。
（2）创伤性溃疡：溃疡形态与刺激物相适应，周围有炎症增生反应，黏膜水肿明显，去除刺激物后能迅速好转。
4. 主诉疾病的治疗原则
（1）寻找相关诱因，去除可能的致病因素，尽可能延长溃疡发作的间隔时间。
（2）局部消炎、镇痛。
（3）促进溃疡愈合。
（4）拆除1|烤瓷冠，采用贵金属烤瓷冠或全瓷冠修复。

## 考点：口腔念珠菌病

### 一、概述

口腔念珠菌病是人类最常见的口腔真菌感染。引起人类念珠菌病的主要是白念珠菌、热带念珠菌和高里念珠菌。念珠菌引起的感染又称为机会性感染或条件感染。病原体侵入机体后能否致病，取决于其毒力、数量、入侵途径与机体的适应性、机体的抵抗能力及其他相关因素。临床上主要将口腔念珠菌病分为假膜型、萎缩型、增殖型念珠菌病，以及和念珠菌感染有关的疾病如珠菌唇炎等。

## 二、诊断要点

### 1. 急性假膜型念珠菌口炎（鹅口疮、雪口病）

| | |
|---|---|
| 症状 | 口干，黏膜灼痛。患儿烦躁不安、啼哭、哺乳困难，有时有轻度发热 |
| 一般检查表现 | （1）**好发于新生儿、小婴儿**、长期使用抗生素或激素者及长期卧床者。新生儿鹅口疮多在出生后2~8天内发生，好发于颊、舌、软腭及唇<br>（2）口腔黏膜充血，有散在**色白如雪**的柔软小斑点，表面可见白色乳凝状或淡黄色的假膜，用力可**将假膜擦去，暴露发红的黏膜糜烂面**<br>（3）病变可向口腔后部蔓延至咽、气管、食管，引起食管念珠菌病和肺部的念珠菌感染 |
| 实验室诊断 | （1）标本直接**镜检：最简单**。取口腔黏膜的假膜、脱落上皮等置于载玻片上，加数滴10%氢氧化钾液，覆以盖玻片，微火加热，然后立即镜检，如发现假菌丝或孢子，即可确认为真菌感染<br>（2）培养法：**可确诊**。最可靠的是在玉米培养基上形成厚壁孢子 |

### 2. 急性萎缩型念珠菌病

| | |
|---|---|
| 症状 | 口干，黏膜疼痛伴**明显烧灼感** |
| 一般检查表现 | （1）多有**服用大量抗生素和糖皮质激素史**<br>（2）口腔黏膜充血，形成广泛的**红色斑片，边缘不整**，好发于舌、颊及腭<br>（3）抗生素舌炎：好发于舌背中线，**局部丝状乳头萎缩**，病变双侧的丝状乳头增生与病变区形成明显界线。严重时在萎缩的红斑区可见小的溃疡面。相对应的腭黏膜可见充血红斑区 |
| 实验室诊断 | （1）涂片检查：可见念珠菌菌丝<br>（2）培养法：证实念珠菌感染 |

### 3. 慢性萎缩型念珠菌病（义齿性口炎）

| | |
|---|---|
| 症状 | 大多数无症状，少数患者有黏膜灼痛和口干等症状 |
| 一般检查表现 | （1）**戴上颌义齿者好发**，一般患者也可见。常伴口角炎<br>（2）义齿承托区充血点呈点状或片状红斑和水肿，严重者伴有颗粒或乳头样增生。舌背乳头可萎缩，舌质红<br>（3）慢性病程，持续数月至数年 |
| 实验室诊断 | （1）涂片检查：义齿组织面可见念珠菌菌丝<br>（2）培养法：证实念珠菌感染 |

### 4. 慢性增殖型念珠菌病

| | |
|---|---|
| 症状 | 多无症状。可有轻度口干、疼痛 |
| 一般检查表现 | （1）**吸烟或口腔卫生差者好发**，与内分泌失调等全身疾病也有关<br>（2）病损区以**口角内侧三角区常见**，常对称发生，呈**结节状或颗粒状增生**，或为固着紧密的**白色角化斑块**，类似一般黏膜白斑<br>（3）腭部病损：可由义齿性口炎发展而来，黏膜呈乳头状或结节状增生<br>（4）舌背病损：丝状乳头增殖 |
| 实验室诊断 | （1）涂片检查：可见菌丝孢子<br>（2）病理检查：上皮不全角化，白念珠菌菌丝侵入 |

## 三、鉴别诊断

首先应与其他疾病鉴别，并注意本病各型之间的鉴别，见表5-19。

表 5-19 口腔念珠菌病的鉴别诊断

| 疾病名称 | 鉴别要点 |
| --- | --- |
| 口腔念珠菌病 | 病损因型别不同而表现不一，涂片检查可见念珠菌菌丝或培养法证实念珠菌感染 |
| 口腔白斑病 | 病损呈白色斑块，镜检**无菌丝和孢子** |
| 口腔红斑病 | 病损区质地柔软，呈鲜红色；直接镜检一般**无菌丝和孢子** |
| 口腔扁平苔藓 | 主要为黏膜的白色或灰白色**网状或线状条纹**；舌黏膜主要表现为浅白色斑块；直接镜检一般无菌丝和孢子 |
| 红斑狼疮 | 口腔黏膜常见红斑、糜烂、出血，在唇红部可出血结痂。陈旧性病变有萎缩、角化，病损周围见放射状条纹；直接镜检一般无菌丝和孢子 |

## 四、治疗原则

**1. 急性假膜型念珠菌口炎**

（1）儿童患者：清洁与消毒小儿的喂养用具。注意防止交叉感染。轻型小婴儿可用 2%～4%**碳酸氢钠溶液**擦洗口腔。较重患儿可用 10 万 U **制霉菌素**甘油涂擦。幼儿局部涂 0.1%甲紫。

（2）成人患者：**去除病因，停用抗生素**。可局部（2%～4%碳酸氢钠溶液、制霉菌素等）和全身（氟康唑、酮康唑等）行**抗真菌治疗**。用药应持续 2 周，治愈的标准是连续 3 次真菌检查阴性。

**2. 急性萎缩型念珠菌病**

（1）**去除诱因**：停用诱发本病的药物。

（2）药物治疗：**局部**给予**抗真菌**治疗，用**碱性漱口液**含漱。

**3. 慢性萎缩型念珠菌病**

（1）去除诱因：①**保持义齿清洁**，戴义齿患者注意睡觉前将义齿浸泡在 2%～4%碳酸氢钠溶液中。②**正确佩戴义齿**，义齿固位不好引起创伤者应重衬或重新修复。

（2）药物治疗：局部**抗真菌**治疗。

**4. 慢性增殖型念珠菌病**

（1）**抗真菌**治疗：可局部（2%～4%碳酸氢钠溶液、制霉菌素等）和全身（氟康唑、酮康唑等）行抗真菌治疗。

（2）**手术**治疗：病损表面出现颗粒增生及组织学检查有上皮异常增生，应予以抗真菌治疗后切除。

（3）**去除诱因、支持治疗**：戒烟，缺铁者应补充铁，治疗全身疾病，增强机体免疫功能。

### 模拟训练

**试题 1**

女，13 岁。

主诉：口内出现白膜 3 天，右上前牙自发痛 1 天。

现病史：10 天前因患感冒曾服用抗生素，3 天前发现上唇白膜。1 天前吃饭后右上前牙出现疼痛，夜间加剧。

既往史：既往体弱，否认系统性疾病、传染病、遗传病及药物过敏史。

家族史：无特殊。

检查：上唇黏膜白色斑片，可擦去。$\underline{1^{DL}|}$深龋洞，探诊敏感，叩痛（-），不松动。冷测验疼痛持续 2 秒，去腐疼痛。病变区涂片可见菌丝和孢子。

**参考答案**

1. 诊断

（1）急性假膜型念珠菌口炎（鹅口疮或雪口病）。

（2）$\underline{1|}$急性牙髓炎。

2. 诊断依据

（1）病史：自发痛。

（2）检查：$\underline{1^{DL}|}$深龋洞，探诊敏感，冷测验疼痛持续，去腐疼痛。

（3）有使用抗生素史，上唇黏膜可见凝乳状白色斑片，可擦去。

（4）病变区涂片可见菌丝和孢子。

3. 鉴别诊断

（1）可复性牙髓炎：无疼痛或冷热刺激痛。冷测验呈一过性疼痛，很快消失。

（2）急性根尖周炎：牙髓活力测验无反应，叩痛（++），松动，牙龈充血。X线片示根尖区根周膜间隙增宽或低密度影。
（3）龈乳头炎：持续胀痛，患牙对温度测验反应同对照牙。
4. 治疗原则
（1）1| 根管治疗。
（2）1%~2%碳酸氢钠溶液漱口。
（3）制霉菌素甘油局部涂擦。

**试题2**

患儿，男，9天。

代主诉：发现口腔有白膜3天。

现病史：患儿2天来烦躁不安，哭闹、拒食。同时发现口腔内有小白点，逐渐变大成片状，口服“维生素 $B_2$”无效。

既往史：无特殊记载。

检查：颊、舌黏膜充血，唇表面有散在的、凸起的白色柔软小斑点和蓝白色丝绒状的斑片，用力擦掉后有渗血。下颌前牙区可见2个切牙，色白，牙冠小，松动，询问家长说出生就可见。

假膜涂片：发现大量的菌丝和孢子。

**参考答案**
1. 主诉疾病的诊断
急性假膜型念珠菌口炎（鹅口疮或雪口病）。
2. 非主诉疾病的诊断
诞生牙（胎生牙）。
3. 主诉疾病的诊断依据
（1）有烦躁不安，哭啼、拒食等急性症状。
（2）有白色柔软小白点或蓝色、白色丝绒状斑块，斑块附着不紧密。
（3）涂片检查：有大量的菌丝和孢子。
4. 非主诉疾病的诊断依据
患儿出生时就有下颌切牙，牙冠小且松动。
5. 主诉疾病的鉴别诊断
（1）球菌型口炎：在溃疡或糜烂的表面覆盖着一层灰白色或黄褐色假膜，假膜特点是较厚微突出黏膜表面，致密光滑。擦去假膜，可见溢血的糜烂面。周围黏膜充血水肿。唾液增多，疼痛明显，有炎性口臭。镜检无菌丝和孢子。
（2）口腔白斑病：病损呈白色斑块，镜检无菌丝和孢子。
（3）口腔扁平苔藓：主要为黏膜的白色或灰白色网状或线状条纹；舌黏膜主要表现为浅白色斑块；直接镜检一般无菌丝和孢子。
6. 主诉疾病治疗原则
（1）局部治疗：选用1%~2%碳酸氢钠溶液、0.2%氯己定交替拭洗婴儿口腔和母亲乳头或哺乳工具，坚持数日。口腔黏膜可涂擦2%碘甘油。
（2）抗真菌治疗：轻症不需要用其他药物，病变一般在2~3天内消失。如上述局部治疗效果不佳，可酌情选用0.2%氯己定溶液或1%凝胶局部涂擦，每天3次，效果良好。
（3）全身支持治疗：适当补充复合维生素B，酌情补充液体等。
7. 非主诉疾病治疗原则
诞生牙拔除。

**试题3**

女，71岁，退休。

主诉：口干和口腔黏膜烧灼感2个多月。

现病史：2个多月来口干，想喝水，夜间尿多；同时自觉口腔黏膜烧痛感，没做任何治疗。

既往史：10年前镶全口义齿。否认系统性疾病及药物过敏史。

个人史：从未刷过义齿，有时晚上也戴义齿睡觉。

检查：戴全口义齿，义齿牙颈部有牙石和软垢，组织面可见假膜。上颌基托相应牙槽黏膜及腭黏膜色红、水肿，呈鲜红色弥散红斑，其表面可见颗粒增生、白色点状假膜。下颌牙槽黏膜未见明显异常。义齿组织面涂片检查发现大量的菌丝和孢子。

**参考答案**

1. 主诉疾病的诊断

慢性萎缩型念珠菌病（义齿性口炎）。

2. 非主诉疾病的诊断

糖尿病？

3. 主诉疾病的诊断依据

（1）戴全口义齿10余年。

（2）自觉口干且黏膜烧灼痛。

（3）检查上颌基托区相应牙槽黏膜及腭黏膜水肿，鲜红色弥散红斑，其表面可见颗粒增生、白色点状假膜。

（4）涂片检查发现大量的菌丝和孢子。

4. 非主诉疾病的诊断依据

口干，想喝水，夜间尿多。

5. 主诉疾病的鉴别诊断

（1）口腔白斑病：病损呈白色斑块，镜检无菌丝和孢子。

（2）口腔红斑病：病损区质地柔软，呈鲜红色；直接镜检一般无菌丝和孢子。

（3）口腔扁平苔藓：主要为黏膜的白色或灰白色网状或线状条纹；舌黏膜主要表现为浅白色斑块；直接镜检一般无菌丝和孢子。

6. 主诉疾病治疗原则

（1）选用2%~4%碳酸氢钠溶液含漱或用制霉菌素水混悬液局部涂抹。

（2）选用2%~4%碳酸氢钠溶液泡洗义齿或用制霉菌素漱剂漱口。

（3）可酌情选用含漱剂漱口。

（4）加强营养，增强免疫力。

7. 非主诉疾病治疗原则

（1）查空腹血糖。

（2）如果血糖高，建议由内分泌科医生进一步诊治。

### 试题4

男，47岁，经商。

主诉：发现口腔内发白2个月。

现病史：2个月来发现舌背和口角发白，有粗涩感，偶有轻微疼痛，没做任何治疗。

既往史：否认系统性疾病及药物过敏史。

个人史：嗜好吸烟，30年，每天20支。

检查：双侧口角内侧三角区红色与白色颗粒状增生及白色角化斑块，类似黏膜白斑；舌背丝状乳头增殖；涂片检查发现大量的菌丝和孢子。口腔卫生差，全口牙石（+++），烟渍色素（+++），软垢指数3。边缘龈及龈乳头充血水肿，探诊深度2~3mm，BOP（+），牙无松动。

**参考答案**

1. 主诉疾病的诊断

慢性增殖型念珠菌病（慢性肥厚型念珠菌口炎或念珠菌性白斑）。

2. 非主诉疾病的诊断

慢性龈炎。

3. 主诉疾病的诊断依据

（1）有吸烟史（吸烟指数=600支）。

（2）自觉舌背和口角发白，偶有轻微疼痛。

（3）双侧口角内侧红色与白色颗粒状增生及白色角化斑块，舌背丝状乳头增殖。

（4）涂片检查发现大量的菌丝和孢子。

4. 非主诉疾病的诊断依据

口腔卫生差，边缘龈及龈乳头充血水肿，探诊深度2~3mm，BOP（+），牙无松动。

5. 主诉疾病的鉴别诊断

（1）口腔白斑病：病损呈白色斑块，镜检无菌丝和孢子。

（2）口腔红斑病：病损区质地柔软，呈鲜红色；直接镜检一般无菌丝和孢子。

（3）口腔扁平苔藓：主要为黏膜的白色或灰白色网状或线状条纹；舌黏膜主要表现为浅白色斑块；直接镜检一般无菌丝和孢子。

6. 主诉疾病的治疗原则
(1) 抗真菌治疗，局部可选用2%碳酸氢钠溶液或0.2%氯己定含漱；全身可用氟康唑或伊曲康唑口服。
(2) 劝患者戒烟。
(3) 活检，必要时手术治疗。
(4) 配合全身治疗。
7. 其他疾病治疗原则
(1) 全口龈上洁治术。
(2) 抑制菌斑，口腔卫生维护。

### 考点：口腔白斑病（助理不考）

## 一、概述

口腔白斑病是指口腔黏膜上的白色斑块或斑片，临床和组织病理学上不能诊断为其他任何疾病者。属于癌前病变。

## 二、诊断要点

| | |
|---|---|
| **症状** | 多无症状或仅有粗涩感，糜烂或溃疡时疼痛 |
| **一般检查表现** | (1) **斑块型**：口腔黏膜出现白色或灰白色均质型斑块，斑块表面可有皲裂，平或稍高出黏膜表面，边界清楚，触之柔软。可有粗糙感<br>(2) **皱纹纸型**：多发生于口底及舌腹。边界清楚，表面粗糙，触之柔软。可有刺激痛<br>(3) **颗粒型**：以颊黏膜口角区多见。白色损害呈颗粒状突起，黏膜表面不平整，病损间黏膜充血，似有小片状或点状糜烂，患者可有刺痛。多可查到白念珠菌感染<br>(4) **疣状型**：病损隆起，表面高低不平，伴乳头状或毛刺状突起，粗糙，触诊微硬<br>(5) **溃疡型**：在增厚的白色斑块上出现糜烂或溃疡，常伴明显疼痛 |
| **实验室诊断** | 组织病理检查（确诊）：上皮单纯增生或上皮异常增生 |

## 三、鉴别诊断

鉴别诊断见表5-20。

表5-20　口腔白斑病的鉴别诊断

| 疾病名称 | 鉴别要点 |
|---|---|
| 口腔白斑病 | 口腔黏膜上的白色斑块或斑片，不能擦去，组织病理为上皮单纯增生或上皮异常增生 |
| 口腔白角化症 | **长期受机械或化学刺激所致**，无症状。双颊好发，可见灰白、浅白或乳白的边界不清的斑块或斑片，不高或微高于黏膜表面，平滑、柔软无结节 |
| 白色水肿 | 一般无症状，发生于双颊咬合线附近。呈半透明或乳白色，牵拉时变浅，扪之柔软 |
| 异位皮脂腺 | 颊、唇常见，呈针头至粟粒大小的**淡黄色斑丘疹**，也可融合成片或不规则的黄色斑块。触之有粗糙感。随年龄增加更为明显 |
| 白色海绵状斑痣 | 常染色体显性遗传病，**口腔黏膜、鼻腔、肛门与外生殖器可见病损**。损害呈灰白色或乳白色，皱襞状、海绵状、鳞片状粗厚软性组织。触之有柔性与弹性，状如海绵。颊黏膜损害较多见 |
| 口腔扁平苔藓 | 斑块型扁平苔藓多伴口腔其他部位病损，可见**白色花纹**，常有充血、糜烂。扁平苔藓常伴皮肤病损，鉴别困难时须行组织病理检查 |
| 口腔黏膜下纤维化 | **与咀嚼槟榔有关**。以颊、咽、软腭多见，初为小水疱与溃疡，随后为淡白色斑纹，似云雾状，可触及黏膜下纤维性条索，后期可见舌运动及开口受限、吞咽困难等 |

续 表

| 疾病名称 | 鉴别要点 |
| --- | --- |
| 梅毒黏膜斑 | **见于Ⅱ期梅毒患者颊黏膜**。初为圆、椭圆红斑，随后表面糜烂，周围出现乳白色斑片，直径0.5~1.0cm或更大，稍高出黏膜表面，表面光亮。**可伴玫瑰疹**。实验室检查血浆反应素环状卡片快速试验（RPR）及苍白螺旋体血凝素试验（TPHA）阳性确诊 |
| 口腔念珠菌病 | 急性假膜型表现为**白色凝乳状斑块**，拭去留下充血的黏膜面。慢性增殖型的白斑样病损涂片可发现菌丝 |

## 四、治疗原则

1. 尚无特效治疗　**去除可能致病因素**，如戒烟和去除不良修复体。

2. **手术**切除　适用于小面积病损。白斑区有溃疡或基底变硬、表面增厚显著时应及早手术切除。术后必须定期复查。大面积病损主要是定期复查。

3. **抗真菌**治疗　适用于伴白念珠菌感染的病损。

### 模拟训练

**试题**

男，49岁，经商。

主诉：发现下唇白色斑块2个月。

现病史：2个月前患者下唇偏左出现白色斑块，无疼痛感，未见明显隆起，不能擦去。病损处未见明显溃疡。

既往史：否认系统性疾病及药物过敏史。

个人史：嗜好吸烟，30年，每天20支。

检查：双下唇偏左可见一直径约2mm的灰白色斑块，不隆起，无触痛，擦不去，基底较软，周围不红。口内未见其他明显异常。

**参考答案**

1. 诊断

斑块型白斑（下唇）。

2. 诊断依据

（1）2个月前患者下唇偏左出现白色斑块，无疼痛感，未见明显隆起，不能擦去。病损处未见明显溃疡。

（2）有大量吸烟史。

（3）双下唇偏左可见一直径约2mm的灰白色斑块，不隆起，无触痛，擦不去，基底较软，周围不红。口内未见其他明显异常。

3. 鉴别诊断

（1）口腔白角化症：长期受机械或化学刺激所致，无症状。双颊好发，可见灰白、浅白或乳白的边界不清的斑块或斑片，不高或微高于黏膜表面，平滑、柔软无结节。

（2）白色水肿：一般无症状，发生于双颊咬合线附近。呈半透明或乳白色，牵拉时变浅，扪之柔软。

（3）异位皮脂腺：颊、唇常见，呈针头至粟粒大小的淡黄色斑丘疹，也可融合成片或不规则的黄色斑块。触之有粗糙感。随年龄增加更为明显。

（4）白色海绵状斑痣：遗传病，口腔黏膜、鼻腔、肛门与外生殖器可见病损。损害呈灰白色或乳白色，皱襞状、海绵状、鳞片状粗厚软性组织。触之有柔性与弹性，状如海绵。颊黏膜损害较多见。

（5）口腔扁平苔藓：斑块型扁平苔藓多伴口腔其他部位病损，可见白色花纹，常有充血、糜烂。扁平苔藓常伴皮肤病损，鉴别困难时须行组织病理检查。

4. 治疗原则

（1）去除可能致病因素，如戒烟和去除不良修复体。

（2）局部药物治疗：可局部应用0.1%~0.3%维A酸软膏、50%蜂胶生物制品复合药膜、鱼肝油或10%维生素C。

（3）口服药物治疗：可内服鱼肝油或用维生素A 5万U/d，口服中药等。

（4）定期复查。

## 考点：口腔扁平苔藓（助理不考）

### 一、概述

口腔扁平苔藓是一种皮肤、黏膜慢性炎症性疾病，损害可见于皮肤及口腔、生殖器、指甲和/或趾甲等。中年女性多发。长期糜烂的口腔扁平苔藓有潜在恶变风险。

### 二、诊断要点

| | |
|---|---|
| **症状** | 多无症状或仅有粗涩感，充血病损对刺激性食物敏感，糜烂或溃疡时疼痛 |
| **一般检查表现** | （1）口腔黏膜病损：多见于颊黏膜及前庭沟，其次为舌、唇、牙龈。常呈**对称性**。多种损害可同时存在、重叠、转化。①丘疹型：灰白色丘疹散在分布，可聚集成小斑块。②网纹型：可见灰白色网状条纹。③斑块型：吸烟者多见，舌背及颊部好发。舌乳头萎缩致病损表面光滑。④萎缩型：多位于白色网纹周围，可有灼痛感或刺激痛。⑤糜烂型（溃疡型）：多见于舌背、颊黏膜。病损破溃形成不规则糜烂面。⑥水疱型：多见于颊、唇、前庭沟及翼下颌韧带处<br>（2）皮肤损害：扁平面有光泽的浅紫红色多角形丘疹，边界清，坚硬干燥，融合后状如苔藓。损害区粗糙，丘疹表面可见细白纹，称 Wickham 纹<br>（3）指（趾）甲损害：甲床变薄，甲板纵嵴、纵裂，**甲翼状胬肉（特征）** |
| **实验室检查** | 病理检查：危险区斑块型、萎缩型和反复糜烂的病损建议做此检查 |

### 三、鉴别诊断

鉴别诊断见表 5-21。

表 5-21 口腔扁平苔藓的鉴别诊断

| 疾病名称 | 鉴别要点 |
|---|---|
| 口腔扁平苔藓 | 多发于中年女性，损害除见于皮肤及口腔（颊黏膜及前庭沟多见）外，也可见于生殖器、指甲和/或趾甲。皮肤可见 Wickham 纹 |
| 盘状红斑狼疮 | 唇、颊黏膜、舌背、口底舌腹等损害常见，黏膜病损为**中央萎缩，外围为白色放射状条纹**，边缘不规则但界限清 |
| 口腔白斑病 | 舌斑为白色或白垩状斑块，粗糙稍硬，偶见沟纹或沟裂 |
| 口腔红斑病 | 好发于舌腹、舌缘、口底、口角区颊黏膜。镜下红斑病上皮萎缩，角化层消失，棘细胞萎缩，仅有 2~3 层 |
| 类天疱疮 | 病损多在牙龈，有进食**黏膜起血疱或亮疱史**，附着龈呈鲜红色。组织病理为上皮下疱，直接免疫荧光示 IgG 在基底膜处沉积 |
| 口腔苔藓样损害 | 用银汞合金充填治疗牙齿或金属冠修复后，引起相对颊、舌黏膜发生类似扁平苔藓样反应，**充填物改为其他树脂材料后，病损会减轻或消失** |
| 异位皮脂腺 | 颊、唇常见，病损常为针头至粟粒大小的淡黄色斑丘疹 |

### 四、治疗原则

1. 一般处理　**消除精神紧张**，合理饮食（限制刺激性饮食），注意**保持口腔卫生**。

2. 无症状者　不需处理，**定期复查**。

3. 糜烂病损　用**中药和免疫调节剂**行全身和局部治疗。

4. 长期未愈溃疡或可疑癌变病损　及时行**病理组织检查**。

### 模拟训练

**试题**

女，43 岁，家庭主妇。

主诉：双侧颊部粗糙感 1 月余，有刺激痛 1 周。

现病史：1个月以来感觉双侧颊黏膜粗糙感，发涩。近1周自发痛，吃刺激性食物疼痛明显。在当地医院以“口腔溃疡”输液（药名不详）3天无效。

既往史：否认系统性疾病、传染病和药物过敏史。

检查：双颊黏膜和下唇黏膜可见白色网状条纹突起；37龈颊沟黏膜充血，周边有白色条纹。11牙龈暗红，附着龈肿胀，牙周袋深10mm，探诊有脓，松动Ⅲ度。

X线检查：21牙槽骨混合吸收达根尖部，硬板破损。

**参考答案**

1. 主诉疾病的诊断

双颊部及下唇扁平苔藓；37龈颊沟糜烂型扁平苔藓。

2. 非主诉疾病的诊断

11慢性牙周脓肿。

3. 主诉疾病的诊断依据

（1）双侧颊部粗糙感，自发痛和刺激性疼痛。

（2）双颊黏膜有白色网状条纹轻微突起。

（3）37相应龈颊沟黏膜白色条纹的病损区黏膜充血、糜烂。

4. 非主诉疾病的诊断依据

（1）11牙龈暗红，附着龈肿胀，牙周袋深10mm，探诊有脓，松动Ⅲ度。

（2）X线片示21牙槽骨混合吸收达根尖部，硬板破损。

5. 主诉疾病的鉴别诊断

（1）盘状红斑狼疮：唇、颊黏膜、舌背、口底舌腹等损害常见，黏膜病损为中央萎缩，外围为白色放射状条纹，边缘不规则但界限清。

（2）口腔白斑病：均质型白斑表现为白或灰白色的均质型斑块，粗糙稍硬，常见细小裂纹，无皮肤、指（趾）甲损害表现。

（3）口腔红斑病：好发于舌腹（缘）、口底、口角区颊黏膜与软腭复合体；中年女性患者多于男性。初为血红色的光亮似无皮状的圆或椭圆形斑块，界限清楚，触诊非常柔软，类似“天鹅绒”，损害微凹或平状。

6. 主诉疾病的治疗原则

（1）调整身心健康。

（2）积极治疗感染病灶，左颊部0.2%维A酸溶液适用于局部涂擦，右颊部可用肾上腺皮质类固醇局部注射。

（3）全身治疗可用氯喹、肾上腺皮质激素。

7. 全口其他疾病的治疗原则

11基础治疗、牙周-牙髓联治、植骨、引导再生。

## 考点：牙外伤

### 一、概述

牙外伤后注意询问患者年龄、外伤原因、受伤过程和处理、目前症状，重点是判断牙髓状况及定期复查。年轻恒牙外伤多发生于7~9岁的儿童，牙齿折断、移位多见；乳牙外伤多发生在1~2岁的儿童，牙齿移位较常见。

### 二、诊断要点

1. **牙震荡和亚脱位**

| | |
|---|---|
| **症状** | 外伤后牙感酸痛，咬合不适。咬合疼痛可见于亚脱位 |
| **一般检查表现** | 牙轻微松动，叩诊不适或叩痛。明显松动、位置不变见于亚脱位 |
| **温度测验** | 一过性敏感 |
| **牙电活力测验** | 牙根发育完成者可无反应，一般半年后逐渐恢复活力 |
| **X线检查** | 根尖周无异常或牙周间隙稍增宽 |

2. 牙折

| | |
|---|---|
| 症状 | （1）冠折<br>1）牙釉质折断：一般无自觉症状<br>2）牙釉质、牙本质折断：常有冷热刺激痛，牙本质敏感症状<br>3）复杂冠折（露髓冠折）：症状明显，有冷热刺激痛，不能用牙咬东西<br>（2）根折：牙齿疼痛<br>（3）冠根折：牙冠活动时疼痛，牙龈出血 |
| 一般检查表现 | （1）冠折<br>1）牙釉质折断：多见于上颌中切牙切角或切缘折断，局限于釉质内，折断面可磨伤嘴唇，牙可有裂纹<br>2）牙釉质、牙本质折断：釉质、牙本质折断，近髓处可见透红、敏感<br>3）复杂冠折（露髓冠折）：**牙髓暴露，触痛明显**<br>（2）根折：分根尖 1/3、根中 1/3 和近冠 1/3 折断，后两者牙的牙冠稍显伸长，有咬合创伤。均有**牙松动**，叩痛<br>（3）冠根折：牙松动，牙冠可下垂，有咬合干扰。**斜行冠根折多见**，往往牙髓暴露 |
| X 线检查 | （1）复杂冠折（露髓冠折）：牙冠缺损累及牙髓，应注意牙根的发育程度。根周膜间隙无改变或稍增宽<br>（2）根折：可见根折线<br>（3）冠根折：可见 1~2 条斜行或横向折断线 |

3. 牙脱位性损伤

| | |
|---|---|
| 症状 | 疼痛，伴牙龈撕裂者有牙龈出血表现 |
| 一般检查表现 | （1）嵌入性脱位（牙挫入）：牙齿比邻牙短，不松动。<br>（2）侧方和脱出性脱位（侧方移位和半脱出）：**牙齿偏离牙长轴**。牙伸长，伴有不同程度松动和叩痛。可伴牙龈撕裂、牙槽突骨折<br>（3）全脱出：**牙齿脱出牙槽窝**，检查牙齿发育、表面污染情况。脱位牙放置于生理盐水中。血液、组织培养液、牛奶和唾液等也可作为储存液 |
| X 线检查 | （1）嵌入性脱位（牙挫入）：牙根与牙槽骨之间正常的牙周间隙变小或**消失**<br>（2）侧方和脱出性脱位（侧方移位和半脱出）：根尖移位侧牙周间隙**消失**，相对侧牙周间隙**增宽**。**脱出性脱位无牙根折断表现**<br>（3）全脱出：**牙槽窝空虚** |

## 三、鉴别诊断

1. 牙震荡和亚脱位的鉴别诊断　见表 5-22。

2. 根折　冠折的牙应排除根折，通过 X 线片可鉴别。

3. 嵌入性脱位（牙挫入）的鉴别诊断　见表 5-23。

表 5-22　牙震荡和亚脱位的鉴别诊断

| 疾病名称 | 鉴别要点 |
|---|---|
| 牙震荡和亚脱位 | 外伤史，牙感酸痛、咬合不适，牙轻微松动，亚脱位可有明显松动，X 线片示根尖周无异常或牙周间隙稍增宽 |
| 半脱出 | 牙松动度较明显，X 线片示根周膜**增宽明显** |
| 根折 | 根尖 1/3 折断牙松动不明显，X 线片见根折线 |

表 5-23　嵌入性脱位（牙挫入）的鉴别诊断

| 鉴别项目 | 鉴别要点 |
|---|---|
| 嵌入性脱位（牙挫入） | 牙齿比邻牙短，不松动。叩诊呈高金属音调，X 线片示牙根与牙槽骨之间正常的牙周间隙和骨硬板影像消失 |
| 正常萌出的牙 | 正在萌出的牙齿叩诊**呈低沉音调**。X 线片可见正常的牙周间隙和骨硬板 |
| 全脱出 | X 线片可见**牙槽窝空虚** |

## 四、治疗原则

1. **牙震荡和亚脱位**

（1）**减少和避免不良刺激**：外伤后 1～2 周勿用患牙咬硬物，避免进食过冷过热食物。

（2）**消除咬合创伤**：存在明显的咬合创伤时可采取全牙列殆垫固定或少量调殆的方法解除咬合创伤。

（3）**定期复查**：观察牙齿颜色变化，检查牙髓活力。拍 X 线片了解根尖周情况，牙髓坏死者可行根管治疗。

（4）**预防感染，保持口腔卫生**。

2. **牙折**

（1）冠折

1）牙釉质折断：磨光锐缘。

2）牙釉质、牙本质折断：儿童患者注意**护髓**，可用氢氧化钙制剂间接盖髓后再行玻璃离子水门汀或光敏树脂充填。成人有过敏症状者，行**脱敏治疗**。症状较重者可用**临时塑料冠**，内衬氧化锌丁香油糊剂粘固，6～8 周后，氢氧化钙制剂间接盖髓后用**光敏树脂修复**外形。

3）复杂冠折（露髓冠折）：①年轻恒牙应**尽量保留活髓**，可用活髓切断术，再用光敏树脂充填或应用断冠粘接技术将断冠粘接。术后定期复查，牙根发育完成后行根管治疗、冠修复。外伤时间较长，牙髓感染坏死，可用根尖诱导成形术，定期换药，牙根尖孔封闭后行根管治疗术。②乳牙冠折露髓，可行**牙髓摘除术**，患儿年龄太小、无法配合可酌情拔牙。③**定期复查**。治疗后 1 个月、3 个月、6 个月及之后每年复查 1 次，行牙髓活力测验，拍摄 X 线片。儿童牙冠缺损过多者注意保持间隙以后永久修复。

（2）根折

1）**断端复位，固定患牙**，消除咬合创伤。

2）根尖 1/3 折断：无明显症状者可观察。

3）根中 1/3 折断：固定患牙 3 个月，定期复查。

4）近冠 1/3 根折：与龈沟相通者可拔除牙冠。根据所留牙根的位置和长度，选择根牵引或冠延长手术，或桩核冠修复，或保留间隙以后永久修复。

5）定期复查患牙，拍 X 线片，观察愈合情况。牙髓活力测验，有牙髓症状者行牙髓治疗。

6）**严重根折的乳牙**，如患儿年龄小、无法配合治疗，**可酌情拔牙**。可拔除冠部断端，拔除断根有困难可保留断根、定期观察。

（3）冠根折：去除断冠，根据病情选择**桩核冠修复、断冠粘接修复、根管-正畸联合治疗**方法等。

3. **牙脱位**

（1）嵌入性脱位（牙挫入）

1）年轻恒牙：牙根未发育完全者可**自行萌出**，应定期复查，观察牙髓状况。牙根发育完成者可行**正畸牵引复位**，一般在外伤 2～3 周后行牙髓治疗。

2）乳牙挫入：牙冠偏向唇侧，乳牙根尖倾向于恒牙胚，应**拔除患牙**；牙根倾向唇侧，X 线片示牙根缩短，距恒牙胚有一定距离，可待其**自行萌出**；如果与牙槽骨粘连不能自行萌出，可拔牙。

（2）侧方和脱出性脱位（侧方移位和半脱出）

1）局部麻醉下**复位**，**固定** 2 周左右。伴有牙槽突骨折时，固定时间延长至 4 周。

2）定期复查：术后 2 周、1 个月、3 个月、6 个月和 12 个月复查，拍 X 线片，观察牙髓情况。如果牙髓坏死、牙髓腔钙变应行牙髓治疗。

3）**乳牙严重或复杂的移位**，尤其发生在恒牙发育的早期时，应**早期拔除乳牙**。患儿幼小，不能配合治疗者可拔牙。

（3）全脱出：尽快行**牙再植术**，但乳牙完全脱位不进行再植术。

1）清洁患牙：用生理盐水冲洗，不能刮牙根表面。清洗牙槽窝。

2）植入患牙：轻轻放入牙槽窝内。

3）固定患牙：弹性固定 7～10 天。急诊可用缝线悬吊固定。门诊可用树脂-钢丝夹板固定、正畸托槽固定、全牙列殆垫固定。

4）减少感染：全身应用抗生素。

5）牙髓治疗时机：①根尖未发育完全，牙根尖孔>1mm 的牙齿，如果出现牙髓症状，可用氢氧化钙糊剂根管充填。根尖孔<1mm 的牙在再植 2 周后行牙髓摘除术，应用氢氧化钙糊剂根管充填。②完全脱出的牙在半小时内再植，90% 的牙齿牙根可不吸收。③成人牙完全脱位如果超过 2 小时，可先行体外根管治疗术，后行再植、固定。

6）定期复查：术后 2 周、1 个月、3 个月及 12 个月复查换药，观察牙根外吸收情况。

## 模拟训练

### 试题 1

男，18 岁。

主诉：上前牙外伤后牙齿变短半小时。

现病史：半小时前骑自行车不慎摔倒，嘴唇先着地，上唇有出血，发现牙齿变短，但不松动。

既往史：否认全身系统性疾病、传染性疾病及药物过敏史。

检查：11、21 牙龈红肿，龈沟渗血，牙冠完整，内倾，但比邻牙短 2mm，叩痛（++），松动（±）。中切牙开殆。上唇黏膜红肿，约有 1cm 长的裂口，渗血。

X 线检查：11、21 根尖周膜间隙消失，未见根折线。38、48 低位垂直阻生，牙龈红肿，覆盖咬合面远中，盲袋无分泌物。

**参考答案**

1. 主诉疾病的诊断

（1）11、21 嵌入性脱位。

（2）上唇挫裂伤。

2. 非主诉疾病的诊断

38、48 冠周炎。

3. 主诉疾病的诊断依据

（1）患牙有外伤史，11、21 牙龈红肿，龈沟渗血，牙冠完整，内倾，但比邻牙短 2mm，叩痛（++），松动（+）。中切牙开殆。

（2）上唇黏膜红肿，约有 1cm 长的裂口，渗血。

（3）X 线片示 11、21 根尖周膜间隙消失，未见根折线。

4. 非主诉疾病的诊断依据

38、48 低位垂直阻生，牙龈红肿，覆盖咬合面远中，盲袋无分泌物。

5. 主诉疾病的鉴别诊断

牙完全脱位：牙完全离体或仅有少许软组织相连，牙槽窝内空虚。

6. 主诉疾病的治疗原则

（1）局麻下复位、固定。

（2）局麻下行上唇挫裂伤缝合。

（3）观察牙髓症状，酌情行根管治疗。

7. 全口其他疾病的治疗原则

38、48 龈瓣切除术。

### 试题 2

男，19 岁。

主诉：上前牙变色 4 年。

现病史：4 年前撞伤，致上前牙折断，当时牙松动不能咬物，一直未治疗，以后逐渐变黑，出现咬物不适。

既往史：否认系统性疾病及药物过敏史。

家族史：无特殊。

检查：$\underline{|1}$ 部分冠折，牙本质暴露，探不敏感，叩诊（+），松动Ⅱ度，牙髓电活力测验无反应，牙龈红肿，探诊深度 5mm；X 线片示远中根尖部牙槽骨透射区，约 3mm×8mm 大小。下切牙牙龈红肿，探诊出血，探诊深度 6mm，上下第一磨牙邻面探诊深度 6~7mm，附着丧失 2~3mm，X 线片示牙槽骨水平吸收；余未见异常。

**参考答案**

1. 主诉疾病的诊断

⌊1 冠折，慢性根尖周炎。

2. 非主诉疾病的诊断

局限侵袭性牙周炎。

3. 主诉疾病的诊断依据

（1）上前牙撞伤后折断，变色2年。一直未治疗，以后逐渐变黑，出现咬物不适。

（2）⌊1 部分冠折，牙本质暴露，探不敏感，叩诊（+），松动Ⅱ度，牙髓电活力测验无反应。

（3）X线片示远中根尖部牙槽骨透射区。

4. 非主诉疾病的诊断依据

（1）下切牙牙龈红肿，探诊出血，探诊深度6mm，上下第一磨牙邻面探诊深度6~7mm，附着丧失2~3mm。

（2）年龄小，X线片示牙槽骨水平吸收。

5. 主诉疾病的鉴别诊断

（1）非牙源性颌骨内囊肿：病变所涉及的患牙牙髓活力多正常。

（2）根折：X线片见根折线。

（3）牙髓坏死：X线片示根尖周影像无明显异常。

6. 主诉疾病的治疗原则

（1）⌊1 根管治疗。

（2）定期复查。

（3）根尖病变缩小或愈合后桩冠修复。

7. 全口其他疾病的治疗原则

（1）牙周基础治疗（口腔卫生指导+洁治+刮治根面平整）。

（2）牙周维持治疗。

（3）定期复查。

## 试题3

男，16岁。

主诉：上前牙外伤2小时。

现病史：2小时前摔倒，面部着地，上唇少量出血，吸气疼痛，当时无头痛、呕吐等其他症状。

既往史：否认药物过敏史。

检查：上唇肿胀，未见创口，上唇系带撕裂，创口表面见血痂，出血已停止，上颌前部牙龈见2.0cm长的撕裂伤，牙槽骨骨面暴露，少量渗血。⌊1 冠折露髓，叩痛（+）；松动Ⅰ度，牙龈充血。1⌋ 牙冠完整，松动Ⅰ度，叩痛（±），牙龈缘渗血，冷测验呈一过性敏感。⌊2 及 2⌋ 叩痛（-），不松动，牙龈正常，余牙不松动，无开口受限，咬合关系正常。面部未见其他外伤，耳前区、下颌下缘和鼻旁区无压痛，四肢活动自如，未见外伤。

X线检查：未见根尖周明显异常。

**参考答案**

1. 诊断

（1）上唇系带撕裂伤。

（2）上颌前部牙龈撕裂伤。

（3）⌊1 冠折露髓。

（4）1⌋ 牙震荡。

2. 诊断依据

（1）外伤病史。

（2）上颌前部牙龈见2.0cm长的撕裂伤，牙槽骨骨面暴露，少量渗血。

（3）⌊1 冠折露髓，叩痛（+）；松动Ⅰ度，牙龈充血。

（4）1⌋ 牙冠完整，松动Ⅰ度，叩痛（±），牙龈缘渗血，冷测验呈一过性敏感。

（5）X线片未见根尖周明显异常。

3. 鉴别诊断

根折：X线片可见根折线，临床可见牙松动，叩痛，伸长，咬合创伤。

4. 治疗原则

（1）局麻下清创，缝合上唇系带和牙龈创口。

（2）⌊1 根管治疗，择期桩核冠修复。

（3）1⌋咬合调整，定期复查。

**试题 4**

女，26 岁。

主诉：下前牙外伤折断 1 天。

现病史：1 天前骑自行车摔倒，上唇少量出血。下前牙着地折断，现吸气感酸痛。

既往史：否认系统性疾病及药物过敏史。

家族史：无特殊。

检查：上唇肿胀，黏膜表面散在瘀斑，未见创口，⌈12，21⌉部分冠折情况，X 线片未见根折，⌈2 断端外露鲜红牙髓，探极敏感，叩痛（+），不松动，1⌉断端牙本质暴露，探酸感，叩痛（+），冷测验同对照牙，不松动。2⌉断端少量牙本质暴露，探不敏感，叩痛（±），不松动，⌈1 叩痛（+），松动Ⅰ度，冷测验呈一过性敏感，全口牙石（+）。牙龈状况，未探及釉质牙骨质界。余未见异常。

**参考答案**

1. 主诉疾病的诊断

（1）⌈2 冠折露髓（复杂冠折）。

（2）1⌉冠折（牙釉质-牙本质折断）。

（3）2⌉冠折（牙釉质-牙本质折断）。

（4）⌈1 牙震荡（牙釉质纹裂）。

（5）上唇挫伤。

2. 非主诉疾病的诊断

慢性龈炎。

3. 主诉疾病的诊断依据

（1）⌈12，21⌉部分冠折情况，X 线片未见根折。

（2）⌈2 断端外露鲜红牙髓，探及敏感，叩痛（+），不松动。

（3）1⌉断端牙本质暴露，探酸感，叩痛（+），冷测验同对照牙，不松动。

（4）2⌉断端少量牙本质暴露，探不敏感，叩痛（±）不松动。

（5）⌈1 叩痛（+），松动Ⅰ度，冷测验呈一过性敏感。

（6）上唇肿胀，黏膜表面瘀斑，未见创口。

4. 非主诉疾病的诊断依据

全口牙石（+）。牙龈状况，未探及釉质牙骨质界。

5. 主诉疾病的鉴别诊断

⌈12，21⌉与根折鉴别：X 线片未见根折。

6. 主诉疾病的治疗原则

（1）⌈2 根管治疗，桩核冠修复。

（2）1⌉间接盖髓后修复切端。

（3）2⌉近中切角树脂材料修复。

（4）⌈1 调整咬合，定期复查，观察牙髓情况。

（5）观察上唇挫伤。

7. 全口其他疾病的治疗原则

（1）全口洁治。

（2）口腔卫生宣教。

### 考点：干槽症

## 一、概述

干槽症的临床特点是牙拔除术后发生剧烈疼痛和拔牙窝空虚，好发于下颌第三磨牙、下颌第一磨牙、下颌第二磨牙，其他牙少见，前牙发生率最低。受感染、创伤、解剖因素、纤维蛋白溶解、全身因素和吸烟等综合因素影响。临床上可分为腐败型与非腐败型两类，前者更严重且多见。

## 二、诊断要点

| | |
|---|---|
| **症状** | 牙拔除（特别是下颌阻生第三磨牙或死髓劈裂磨牙等拔除创伤较大、手术时间较长的拔牙术史）**2~3 天后发生**拔牙区剧烈疼痛，并可向耳颞部、下颌区或头顶部放射，一般镇痛药**无效** |
| **一般检查表现** | （1）面部无明显红肿，开口受限不严重<br>（2）腐败型干槽症：拔牙窝内空虚，可见腐败变性的血凝块，**腐臭味强烈**<br>（3）非腐败型干槽症：仅有剧烈疼痛和牙槽窝空虚者 |

## 三、鉴别诊断

鉴别诊断见表 5-24。

表 5-24　干槽症的鉴别诊断要点

| 疾病名称 | 鉴别要点 |
|---|---|
| 干槽症 | 牙拔除术史，术后 2~3 天以后发生拔牙区剧烈疼痛，拔牙窝内可空虚，或可见腐败变性的血凝块，腐臭味强烈；无明显全身症状、无红肿和开口受限 |
| 拔除牙邻牙的牙体、牙髓、根尖或牙周病变 | 有相应的临床特点，临床检查时注意对邻牙和对颌牙的检查 |
| 牙拔除术后反应 | 一般于术后 2~3 天反应逐渐**减轻或消退**，临床检查时注意有无造成局部牙槽骨骨折或创伤及牙龈撕裂等 |
| 牙拔除术后感染 | 一般于**术后 3~4 天出现**，疼痛程度不及干槽症，对抗菌药和一般镇痛药有效；有红、肿、热、痛和开口受限等，可伴随全身症状 |

## 四、治疗原则

1. 彻底**清创**，**隔离**外界**刺激**。

2. 在局部麻醉下彻底清创，以 3%过氧化氢棉球反复擦洗，除去腐败坏死物质（大量时建议用刮匙），直至拔牙窝清洁无臭味；再用生理盐水冲洗，并以碘仿纱条（最好加入适量的丁香油和 2%丁卡因）严密填塞拔牙窝，10 天后换药。

### 模拟训练

### 试题 1

男，36 岁。

主诉：左下第三磨牙拔出后 6 天，剧烈疼痛 2 天。

现病史：左下第三磨牙阻生，反复肿痛，6 天前拔除，当时诊断为“左下第三磨牙水平中位阻生”，拔出后有肿胀、吞咽疼痛和开口受限等，经口服抗生素和镇痛药后已逐渐减轻。2 天前感左下后牙区剧烈疼痛，向头颈部放射，无肿胀、开口受限和吞咽不适等。疼痛为持续剧痛，与冷、热饮食无关。2 年前右下后牙残冠拔出后无任何不适，现要求修复。

既往史：否认系统性疾病及药物过敏史。

家族史：无特殊。

检查：体温 36.7℃。急性病容，面部不肿，开口不受限。⌈8 拔牙窝空虚，有腐臭味，未见明确腐败坏死物，⌈7 远中颈部龋洞浅，探诊疼痛，无冷热测验疼痛和叩痛，6⌉缺失，7⌉及 5⌉位置正常，叩痛(-)，不松动，牙龈健康。

**参考答案**

1. 主诉疾病的诊断

⌈8 干槽症。

2. 非主诉疾病的诊断

⌈$7^{D}$ 中龋。

3. 主诉疾病的诊断依据
(1) ⌈8 拔除后 6 天，剧烈疼痛 2 天。
(2) 水平中位阻生的下颌第三磨牙，拔除时创伤较大，耗时稍长。
(3) ⌈8 拔牙后 4 天开始出现剧烈，但无肿胀和渗出，无开口受限。
(4) ⌈8 拔牙窝空虚，有腐臭味。
4. 非主诉疾病的诊断依据
⌈7 远中颈部龋洞浅，探诊疼痛，无冷热测验疼痛和叩痛。
5. 主诉疾病的鉴别诊断
(1) ⌈8 拔出后反应或拔除后感染；左下第三磨牙拔出后，有一个拔牙后反应过程，但现已术后 6 天，反应已逐渐消退。拔牙后感染可在术后 3 天发生，但以肿胀、疼痛、开口受限和渗出为特点，此病例的表现不支持。
(2) ⌈7 牙髓炎；龋洞深，探痛，冷热测验敏感，叩痛（±~+）。
6. 主诉疾病的治疗原则
(1) 局麻下⌈8 拔牙窝清创，轻刮腐败坏死物质。
(2) 大量 3%过氧化氢和生理盐水交替擦洗和冲洗，拔牙窝清洁，无臭味后，填入碘仿纱条。
(3) 10 天后换药，如效果不佳，次日可换药。
7. 非主诉疾病的治疗原则
(1) ⌈$7^{D}$ 复合树脂直接黏结修复。
(2) 6⌉种植修复。
(3) 7⌉至 5⌉固定桥修复。
(4) 6⌉活动修复。

## 试题 2

女，42 岁。

主诉：左下后牙拔除后剧烈疼痛 1 天。

现病史：3 天前左下后牙因“死髓牙劈裂伴疼痛”而拔除，拔除后除感觉轻微不适外，无其他异常。1 天前突然感到左下后牙拔牙创内剧烈持续性疼痛，影响睡眠，但无夜间加剧，无冷热酸甜食物激发痛，也无面部肿胀和开口受限等，自服消炎镇痛药效果不佳。2 年前曾分别拔除双下后牙残冠残根后无任何不适，现要求一并修复。

既往史：否认其他系统性疾病及认药物过敏史。

家族史：无特殊。

检查：体温 36.5℃，面部不肿，开口不受限，⌈678 、87⌉缺失，⌈6 拔牙窝内黑色血凝块，腐臭味明显，牙龈轻肿，拔牙窝和牙龈无渗出，⌈78 、87⌉剩余牙槽嵴丰满、平整。舌系带距离下前牙舌侧龈缘 4mm。$6^{O}$⌉银汞合金充填体，边缘密合，牙髓活力正常。

**参考答案**
1. 主诉疾病的诊断
⌈6 干槽症。
2. 非主诉疾病的诊断
下颌牙列缺损，6⌉牙体缺损。
3. 主诉疾病的诊断依据
(1) ⌈6 拔除后 3 天，剧烈疼痛 1 天。
(2) ⌈6 为死髓劈裂牙，曾经反复疼痛，此类牙拔除比较困难，拔牙术耗时长，创伤较大。
(3) 拔牙后第三天开始剧烈疼痛，持续性剧痛。但无肿胀，开口受限等。
(4) ⌈6 拔牙窝内腐败坏死物质，有腐臭味。
4. 非主诉疾病的诊断依据
⌈678 、87⌉缺失，$6^{O}$⌉银汞合金充填体，边缘密合。
5. 主诉疾病的鉴别诊断
(1) ⌈6 拔牙后感染：以肿胀，疼痛和渗出为表现，从临床检查来看，不支持此诊断。
(2) 牙周炎症：左下后牙未见牙周袋，无牙龈红肿，可除外左下后牙牙周炎症等。
6. 主诉疾病的治疗原则
(1) ⌈6 局麻下清除腐败坏死物，用 3%过氧化氢和生理盐水擦洗和冲洗牙窝。

（2）拔牙创清洁无异味后，放入碘仿纱条。
（3）10天后换药，观察创口内肉芽生长情况。
7. 非主诉疾病的治疗原则
（1）下颌可摘局部义齿修复。
（2）大连接体设计：舌板。
（3）间接固位体殆支托最佳位置：$\overline{4|}$近中边缘嵴。

## 考点：智齿冠周炎

### 一、概述

智齿冠周炎是指智齿（第三磨牙）萌出不全或阻生时，牙冠周围软组织发生的炎症。以下颌智齿冠周炎最多见，为本节主要介绍内容。常见于18～30岁智齿萌出期的青年人或伴有萌出不全的阻生智齿的患者。

### 二、诊断要点

| | |
|---|---|
| **症状** | （1）急性智齿冠周炎：**初期**患侧磨牙后区胀痛，咀嚼、吞咽、开口活动可加重疼痛。**病情进展后**有局部**自发性跳痛**或沿耳颞神经分布区产生反射性痛，波及咀嚼肌时出现**开口受限**，牙关紧闭。可有口臭、舌苔变厚、龈袋处有咸味分泌物溢出。此时有畏寒、发热、头痛、食欲减退及便秘等<br>（2）慢性冠周炎：多无明显症状，仅局部轻压痛、不适 |
| **一般检查表现** | （1）**第三磨牙萌出不全**，可被龈瓣覆盖<br>（2）周围软组织及牙龈发红、肿胀，龈瓣边缘糜烂，**触痛明显**，或龈袋内含脓液；可形成冠周脓肿<br>（3）相邻第二磨牙可有叩击痛、龋<br>（4）患侧**下颌下淋巴结的肿胀、压痛** |
| **X线检查** | （1）了解未萌出的阻生第三磨牙<br>（2）在慢性冠周炎时可发现牙周骨质阴影（病理性骨袋）的存在 |

### 三、鉴别诊断

鉴别诊断见表5-25。

表5-25 智齿冠周炎的鉴别诊断要点

| 疾病名称 | 鉴别要点 |
|---|---|
| 智齿冠周炎 | 以下颌智齿冠周炎最多见，可有磨牙后区胀痛，局部自发性跳痛，开口受限，伴全身症状等，检查见第三磨牙萌出不全，周围牙龈发红、肿胀，龈瓣边缘糜烂 |
| 下颌第一磨牙牙槽（或牙周）脓肿 | 仔细检查下颌第一磨牙的病变深度、牙髓活力和叩痛等，及同侧下颌智齿冠周情况，以供鉴别 |
| 下颌第二磨牙根尖周炎 | 常由第二磨牙远中深龋引起，炎症中心较智齿冠周炎略微向近中，且下颌第二磨牙牙髓无活力，叩痛明显 |
| 下颌第三磨牙区牙龈的恶性肿瘤 | 一般不以急性炎症为主，有**新生物**持续生长，伴疼痛、开口受限、下唇和/或舌麻木等，X线片示**骨破坏** |

## 四、治疗原则

1. 急性期 **增强全身抵抗力**，治疗以**抗感染**、**镇痛**、**切开引流**为主。

2. 慢性期 尽早**拔除**不可能萌出的**阻生牙**，处理相应并发症。

### 模拟训练

#### 试题 1

男，20 岁。

主诉：左下后牙痛 3 天伴左侧下颌下肿胀 1 天余。

现病史：约 3 天前患者左下后牙出现疼痛，1 天前左侧下颌下出现肿胀，并伴有剧烈疼痛，口服消炎药无明显缓解，自述有发热。

既往史：既往体健，否认系统性疾病及药物过敏史。

检查：左侧下颌下区丰满，下颌下三角区肿胀，下颌骨下缘轮廓消失，皮肤紧张、压痛，按压有凹陷性水肿。左侧下颌下可触及一边界清楚的肿大淋巴结，压痛。张口度约 1 横指，口内⌈8 部分萌出，远中龈瓣覆盖，周围牙龈红肿，龈沟内可见少量黏稠液体流出。

**参考答案**

1. 诊断

（1）⌈8 智齿冠周炎。

（2）左侧下颌下间隙感染。

2. 诊断依据

（1）病史：先出现左下后牙疼痛，后出现左侧下颌下肿胀。

（2）检查：下颌下三角区肿胀，下颌骨下缘轮廓消失，皮肤紧张、牙痛，按压有凹陷性水肿。

3. 鉴别诊断

化脓性淋巴结炎：脓肿局限于一个或多个淋巴结内，皮肤表面无明显凹陷性水肿。

4. 治疗原则

（1）抗感染治疗。

（2）脓肿切开引流。

（3）局部冲洗。

（4）全身症状明显者给予支持治疗。

#### 试题 2

男，21 岁，大学生。

主诉：左下后牙胀痛、开口受限 1 天。

现病史：1 天来左下后牙自觉明显胀痛，伴开口受限，咀嚼及吞咽时疼痛明显，无冷热刺激痛，伴头痛。

既往史：左下后牙反复胀痛史 1 年。

家族史：无特殊。

检查：开口度一指。⌈8 部分萌出，近中阻生，远中龈瓣明显红肿，触痛明显，龈瓣边缘糜烂、内有溢脓。

**参考答案**

1. 诊断

⌈8 智齿冠周炎（近中阻生）。

2. 诊断依据

（1）左下后牙胀痛、开口受限 1 天。

（2）既往有左下后牙反复胀痛史 1 年。

（3）检查：开口度一指。⌈8 部分萌出，近中阻生，远中龈瓣明显红肿，触痛明显，龈瓣边缘糜烂、内有溢脓。

3. 鉴别诊断

（1）下颌第一磨牙牙槽（或牙周）脓肿：仔细检查下颌第一磨牙的病变深度、牙髓活力和叩痛等，及同侧下颌智齿冠周情况，以供鉴别。

（2）下颌第二磨牙根尖周炎：常由第二磨牙远中深龋引起，炎症中心较智齿冠周炎略微向近中，且下颌第二磨牙牙髓无活力，叩痛明显。

（3）下颌第三磨牙区牙龈的恶性肿瘤：一般不以急性炎症为主，有新生物持续生长，伴疼痛、开口受限、下唇和/或舌麻木等，X 线片示骨破坏。

4. 治疗原则
（1）急性期：增强全身抵抗力，治疗以抗感染、镇痛、切开引流为主。
（2）慢性期：尽早拔除不可能萌出的阻生牙，处理相应并发症。

## 考点：颌面部间隙感染

### 一、概述

口腔颌面部间隙感染来源常见为牙源性或腺源性感染扩散所致，损伤性、血源性以及医源性感染较少见。感染性质主要以化脓性炎症为主，局部反应轻微的炎症可无全身症状，反应较重的则全身症状常较明显。注意全身治疗和局部治疗，局部治疗应注意脓肿切开排脓及清除病灶，全身治疗主要是支持治疗。另外，面部疖、痈严禁挤压，以防感染扩散。

### 二、诊断要点

**1. 眶下间隙感染**

| | |
|---|---|
| **解剖** | 上界→眶下缘，下界→上颌骨牙槽突，内界→鼻侧缘，外界→颧骨 |
| **感染来源** | 多来自上颌尖牙及第一前磨牙或上颌切牙的根尖化脓性炎症或牙槽脓肿 |
| **症状** | 感染期激惹眶下神经，可致疼痛 |
| **一般检查表现** | （1）眶下区肿胀、皮肤发红、张力增大，眼睑水肿、睑裂变窄、鼻唇沟消失。**眶下区可触及波动感**，口腔前庭龈颊沟处常有明显肿痛，极易扪及波动，破溃后有脓液溢出<br>（2）感染扩散可形成眶内蜂窝织炎、海绵窦血栓性静脉炎 |

**2. 颞下间隙感染**

| | |
|---|---|
| **解剖** | 前界→上颌结节及上颌颧突后面，后界→茎突及茎突诸肌，内界→蝶骨翼突外板的外侧面，外界→下颌支上份及颧弓，上界→蝶骨大翼的颞下面和颞下嵴；下界→翼外肌下缘平面，并与翼下颌间隙分界 |
| **感染来源** | 相邻间隙（如翼下颌间隙）感染扩散；上颌结节、卵圆孔、圆孔阻滞麻醉时带入感染；上颌磨牙根尖周感染或拔牙后感染 |
| **症状** | **开口受限**，伴相邻间隙感染的症状 |
| **一般检查表现** | （1）**颧弓上、下及下颌支后方微肿，有深压痛**<br>（2）可伴颞部、腮腺咬肌区、颊部和口内上颌结节区的肿胀 |

**3. 咬肌间隙感染**

| | |
|---|---|
| **解剖** | 位于咬肌与下颌支外侧骨壁之间 |
| **感染来源** | 主要为下颌智齿冠周炎及下颌磨牙的根尖周炎扩散 |
| **症状** | 咬肌区肿胀，伴明显开口受限 |
| **一般检查表现** | （1）以下颌支及下颌角为中心的**咬肌区充血、压痛，不易触及波动感**<br>（2）炎症时间>1周，压痛点局限或有**凹陷性水肿**<br>（3）长期脓液蓄积，易形成下颌骨升支边缘性骨髓炎 |

**4. 翼下颌间隙感染**

| | |
|---|---|
| **解剖** | 前界→颞肌及颊肌，后界→腮腺鞘，上界→翼外肌的下缘，下界→翼内肌附着于下颌支处 |
| **感染来源** | 常见为下颌智齿冠周炎及下颌磨牙尖周炎症扩散 |
| **症状** | 牙痛、开口受限，咀嚼、吞咽疼痛；邻近间隙感染的相应症状 |
| **一般检查表现** | （1）**翼下颌皱襞处黏膜水肿**，下颌支后缘稍内侧可轻度肿胀、深压痛<br>（2）不易触及波动感，炎症扩散可引起邻近多间隙感染 |

5. 下颌下间隙感染

| | |
|---|---|
| 解剖 | 位于下颌下三角内 |
| 感染来源 | 多见于下颌智齿冠周炎、下颌后牙尖周炎、牙槽脓肿等牙源性炎症的扩散 |
| 症状 | **下颌下三角区肿胀**，皮肤紧张、压痛，伴舌下间隙感染时出现舌运动疼痛、吞咽不适等 |
| 一般检查表现 | （1）下颌下淋巴结炎：下颌下区丰满，**淋巴结肿大**、**压痛**、边界清<br>（2）蜂窝织炎：下颌下三角区肿胀，下颌骨下缘轮廓消失，皮肤紧张、压痛，凹陷性水肿。可触及**明显波动感**<br>（3）舌下间隙感染：口底后部肿胀 |

6. 咽旁间隙感染

| | |
|---|---|
| 解剖 | 位于咽腔侧方的咽上缩肌与翼内肌和腮腺深叶之间 |
| 感染来源 | 多为牙源性，特别是下颌智齿冠周炎，及腭扁桃体和相邻间隙感染的扩散 |
| 症状 | 自觉吞咽疼痛、进食困难、开口受限；伴喉水肿者可出现声音嘶哑、呼吸困难和进食呛咳 |
| 一般检查表现 | 咽侧壁红肿、腭扁桃体突出，**腭垂被推向健侧**，咽侧和颈上部肿胀 |

7. 口底多间隙感染

| | |
|---|---|
| 解剖 | 双侧下颌下、舌下以及颏下间隙同时受累 |
| 感染来源 | 下颌牙的根尖周炎、牙周脓肿、骨膜下脓肿、冠周炎、颌骨骨髓炎，以及下颌下腺炎、淋巴结炎、急性扁桃体炎、口底软组织和颌骨的损伤等 |
| 症状 | 下颌下、舌下及颏部肿胀，舌运动疼痛、吞咽不适等；全身症状严重，伴发热、寒战，体温可达40℃以上（腐败坏死性蜂窝织炎时体温可不升），可有休克 |
| 一般检查表现 | （1）**初期**肿胀多在**一侧**下颌下间隙或舌下间隙，**晚期双侧**下颌下、舌下及颏部均有**弥漫性**肿胀<br>（2）**腐败坏死性病原菌致口底蜂窝织炎**：软组织广泛水肿，颌周剧痛、灼热感，皮肤红肿坚硬。肿胀区皮肤紫红、压痛，凹陷性水肿，无弹性；**深部波动感**；**皮下捻发音**；切开后有大量**咖啡色**、**稀薄**、**恶臭**、**混有气泡的液体**，并可见肌组织呈棕黑色，结缔组织为灰白色，但无明显出血；口底黏膜水肿时舌体抬高，前牙呈开殆状；舌体僵硬、运动受限；舌根肿胀严重者出现“**三凹征**”、**窒息** |

## 三、鉴别诊断

鉴别诊断见表5-26。

表5-26 颌面部间隙感染的鉴别诊断要点

| 疾病名称 | 鉴别要点 |
|---|---|
| 颌面部间隙感染 | 不同部位间隙感染的具体表现不同，局部表现一般有红、肿、热、痛和功能障碍，感染严重者可有高热、寒战、食欲减退等中毒症状 |
| 颌面部创伤 | 一般有**创伤史**，软组织损伤可有皮肤受损、出血等，骨折可有骨折块移位、咬合关系错乱等表现，X线片有助于鉴别 |
| 颌面部囊肿和肿瘤 | 不合并感染时无红、肿、热、痛表现，可有面部膨隆和畸形 |
| 牙髓炎 | 自觉疼痛，一般**无肿胀** |

## 四、治疗原则

1. 眶下间隙感染

（1）早期：局部外敷中药，处理感染病灶牙。

（2）脓肿形成：及时切开引流。注意充分引流，用生理盐水冲洗脓腔，并置橡皮引流条。

2. 颞下间隙感染

（1）药物治疗：大剂量抗生素治疗。

（2）切开引流：症状缓解不明显，经口内（上颌结节外侧）或口外（颧弓与乙状切迹之间）途径穿刺有脓时选用。

3. **咬肌间隙感染**

（1）早期：全身应用抗生素，局部行物理治疗或外敷中药。

（2）经穿刺有脓、脓肿形成：及时切开引流。如有边缘性骨髓炎形成，脓液减少后早期行死骨刮除术。

（3）处理病灶牙：待感染缓解或被控制后，治疗病灶牙或予以拔除。

4. **翼下颌间隙感染**

（1）初期：全身应用足量抗生素。

（2）脓肿形成：切开引流，可经口内或口外（易于暴露间隙及姿势引流）进行。

5. **下颌下间隙感染**

（1）早期：全身应用抗生素，舌下间隙感染早期可行局部热敷及理疗。

（2）脓肿形成：切开引流。淋巴结内脓肿应注意分开淋巴结包膜，多个淋巴结脓肿时应予以分别引流。

6. **咽旁间隙感染**　脓肿形成一般采用穿刺方法确诊。穿刺抽出脓液后立即行切开引流术。

7. **口底多间隙感染**

（1）控制炎症：**静脉大量应用广谱抗菌药物**。

（2）**全身支持疗法**：输液、输血，必要时吸氧、维持水电解质平衡等。

（3）**切开引流**：选皮肤发红、有波动感处切开；深层组织内难确定脓肿部位时可先行穿刺，再行切开；肿胀波及整个颌周，或有呼吸困难现象时，做广泛性切开；腐败坏死性病原菌引起的口底蜂窝织炎，肿胀波及颈部及胸前区，皮下触及捻发音时，按皮纹行多处切开。

## 模拟训练

### 试题1

男，22岁。

主诉：右面部被人用拳击打后肿痛1周，加重3天。

现病史：1周前患者右面部被人用拳击打，肿痛至今，3天前肿痛加重。伴全身发热2天，体温最高达38.7℃，经口服抗生素无效就诊。

检查：右侧颊面部弥漫性肿胀，局部皮肤发红，皮肤温度增高，有明显触压痛，可触及凹陷性水肿。开口度约0.5cm，右侧颊黏膜红肿，相当于15及16处轻度糜烂，穿刺检查可抽出灰白色黏稠脓液。15稍松动，叩痛（±），周围牙龈组织稍红。牙齿轻微酸痛感，对冷刺激一过性敏感。

X线检查：15牙周膜稍增宽，余未见明显异常。

**参考答案**

1. 主诉疾病的诊断

右侧颊间隙感染。

2. 非主诉疾病的诊断

15牙震荡。

3. 主诉疾病的诊断的依据

（1）右侧颊面部弥漫性肿胀，局部皮肤发红，皮肤温度增高，有明显触压痛，可触及凹陷性水肿。

（2）开口度约0.5cm，右侧颊黏膜红肿，相当于15及16处轻度糜烂，穿刺检查可抽出灰白色黏稠脓液。

（3）发热38.7℃。

（4）X线检查：全口牙齿及骨质未见明显异常影像。

4. 非主诉疾病的诊断依据

（1）15稍松动，叩痛（±），牙齿轻微酸痛感，对冷刺激一过性敏感。

（2）X线检查：15牙周膜稍增宽。

5. 主诉疾病的鉴别诊断

（1）右上前磨牙根尖周脓肿：右上前磨牙龋齿引起牙髓感染，继而引起根尖周感染。可有剧烈疼痛、搏动性跳痛。可有牙齿松动，并产生浮出感。检查患牙有明显叩痛，牙龈或相应前庭沟出现红肿及压痛，淋巴引流区淋巴结肿大及压痛。可伴颌面肿胀，乏力、发热、白细胞增高等全身症状。

（2）恶性肿瘤继发感染：右颊部肿物生长较快，边界不清，肿物呈浸润性生长，固定；破坏邻近组织器官而发生功能障碍。

6. 主诉疾病的治疗原则

（1）脓肿切开：应在脓肿低位，即口腔前庭，上颌龈颊沟肿胀明显部位切开，长0.5~1.5cm，最长不超过脓肿直径2/3。

（2）建立引流：放置橡皮片或碘仿纱条引流，保持引流通畅。

（3）换药：每日选用1%过氧化氢溶液、生理盐水交替反复冲洗，至溢出液清亮为止。根据病情变化确定每日换药次数。

（4）全身抗菌治疗：静脉点滴抗生素抗感染治疗。
7. 全口其他疾病的治疗原则
（1）脓肿切开后，调殆，解除15咬合接触，观察。
（2）1、3、6、12个月应进行定期复查。

### 试题2

女，26岁，职员。

主诉：左侧咀嚼及吞咽时疼痛伴开口受限3天。

现病史：有长期左下后牙肿痛病史，否认系统性疾病及药物过敏史。

检查：患者双侧下颌下区不对称，左侧下颌下区内侧稍肿胀，深压痛，凹陷性水肿不明显，开口受限，约为1横指，开口型基本正常，双侧颞下颌关节活动对称，无弹响。38部分萌出，远中龈瓣覆盖，周围牙龈红肿，左侧翼下颌皱襞处黏膜水肿，下颌升支前缘稍内侧可有轻度肿胀、深压痛，左侧下颌下区可触及数个直径约1.0cm大小肿大淋巴结，边界清，无压痛，活动度良好。21牙冠短，着色呈棕色，冷热测验无反应，叩诊（-），无松动；唇侧根尖区骨开窗，根尖至根中2/3牙根外露。

穿刺：自下颌升支内侧肿胀明显处穿刺可见黄色黏稠脓性分泌物。

**参考答案**
1. 主诉疾病的诊断
左侧翼下颌间隙感染；38智齿冠周炎。
2. 非主诉疾病的诊断
21着色牙，慢性根尖周炎（根尖骨开窗）。
3. 主诉疾病的诊断依据
（1）咀嚼及吞咽时疼痛伴开口受限3天。
（2）患者双侧下颌下区不对称，左侧下颌下区内侧稍肿胀，深压痛，凹陷性水肿不明显，开口受限，约为1横指，开口型基本正常，双侧颞下颌关节活动对称，无弹响。
（3）38部分萌出，远中龈瓣覆盖，周围牙龈红肿，左侧冀下颌皱襞处黏膜水肿。
（4）口内见左侧下颌升支前缘稍内侧可有轻度肿胀、深压痛。
（5）穿刺可见黄色黏稠脓性分泌物。
4. 非主诉疾病诊断依据
21牙冠呈棕色，冷测验（-），热测验（-），叩诊（-），唇侧根尖区骨开窗，根尖至根中2/3牙根外露。
5. 主诉疾病的治疗原则
给予大剂量抗生素治疗，穿刺有明显脓液，可行切开引流术。
6. 全口其他疾病的治疗原则
21即刻义齿做好后拔除，择期行种植义齿修复。

### 试题3

男，26岁。

主诉：左面部肿痛7天。

现病史：7天前左下后牙疼痛，无冷，热刺激痛，伴左侧面部肿胀，5天来，面部肿胀范围逐渐扩大，局部皮肤发红，疼痛明显，伴开口受限、全身发热。

既往史：否认药物过敏史。

家族史：无特殊。

检查：体温38.5℃。左下颌角区明显肿胀，皮肤发红，触硬，压痛明显，有可凹性水肿。开口度1cm，⌈8低位，远中牙龈红肿，触痛，见少许脓性分泌物。左下⌈$7^{D}$龋洞深，内嵌塞食物多，牙髓温度测验同对照牙，叩痛（-），不松动。

实验室检查：血常规白细胞$12.6\times10^{9}/L$，中性粒细胞0.82。

**参考答案**
1. 主诉疾病的诊断
（1）左咬肌间隙感染。
（2）⌈8急性冠周炎。

2. 非主诉疾病的诊断

$\lceil 7^D$ 深龋。

3. 主诉疾病的诊断依据

（1）左下后牙疼痛史。

（2）$\lceil 8$ 低位阻生，远中牙龈红肿，触痛，有脓性分泌物。

（3）左下颌角区明显肿胀，皮肤发红，触硬，压痛明显，有可凹性水肿，开口受限。

（4）查体体温高，化验血常规白细胞、中性粒细胞比例升高。

4. 非主诉疾病的诊断依据

（1）$\lceil 7^D$ 龋洞深，牙髓温度测验同对照牙，叩痛（-）。

（2）X线片示 $7^D$ 龋深近髓。

5. 主诉疾病的鉴别诊断

急性化脓性腮腺炎：以耳垂为中心肿胀，腮腺导管口有脓液流出。

6. 主诉疾病的治疗原则

（1）抗感染及支持治疗，全身应用抗生素。

（2）左下颌下入口切开引流。

（3）炎症控制后拔除 $\lceil 8$。

7. 全口其他疾病的治疗原则

$\lceil 7$ 充填治疗。

**试题4**

男，46岁。

主诉：双侧下颌下区肿痛7天。

现病史：7天前，左下颌下区淋巴结出现肿大伴疼痛，当时未予特殊治疗，此后肿胀范围扩大，从左侧下颌下区逐渐波及右侧下颌下区，口底肿胀明显，疼痛明显，伴开口受限，影响进食，全身发热，伴寒战。

既往史：否认药物过敏史。

家族史：无特殊。

检查：体温39℃。双侧下颌下区及颏下区肿胀明显，皮肤发红，触硬，压痛明显，有可凹性水肿。开口度1cm，口底黏膜充血、肿胀，舌体抬高，无呼吸困难表现。

X线检查：下颌骨未见明显异常。

实验室检查：血常规白细胞 $15.6\times10^9/L$，中性粒细胞0.9。

**参考答案**

1. 诊断

口底多间隙感染。

2. 诊断依据

（1）双侧下颌下区、颏下区及舌下区肿胀。

（2）皮肤发红，触硬，压痛明显，有可凹性水肿。开口度1cm，口底黏膜充血、肿胀，舌体抬高。

（3）查体有发热，血常规白细胞计数增多，中性粒细胞比例升高。

3. 鉴别诊断

下颌骨中央性颌骨骨髓炎：病变多累及多个牙，出现牙松动和溢脓，下唇麻木，进入慢性期可见颌骨破坏。

4. 治疗原则

（1）全身治疗。

（2）全身应用广谱抗生素。

（3）双侧下颌下区、颏下区广泛切开引流。

### 考点：口腔颌面部创伤

## 一、概述

口腔颌面部血运丰富，易形成血肿，创口也易于愈合；常伴牙损伤，易并发颅脑损伤；有时伴有颈部损伤，易发生窒息，影响进食和口腔卫生，易发生感染，易伴其他解剖结构的损伤，常有面部畸形。

## 二、诊断要点

### 1. 口腔颌面部软组织创伤

| | |
|---|---|
| **症状** | （1）擦伤：少量出血，痛感明显<br>（2）挫伤：皮肤肿胀、变色、疼痛<br>（3）刺、割伤：出血、疼痛，可有面瘫（切断面神经）、涎瘘（伤及腮腺及导管）<br>（4）撕裂或撕脱伤：出血多，剧痛，易发生休克<br>（5）咬伤：出血、疼痛 |
| **一般检查表现** | （1）擦伤：皮肤表层破损，创面常附着泥沙或其他异物，可见出血<br>（2）挫伤：皮肤有**瘀斑**、血肿<br>（3）刺、割伤：刺伤创口**小而伤道深**，多为非贯通伤，创口内可有砂石等。**切割伤的创缘整齐**<br>（4）撕裂或撕脱伤：创缘多不整，皮下、肌组织挫伤，常有骨面裸露<br>（5）咬伤：常有骨面裸露，外形和功能毁损，污染较重 |

### 2. 颌面骨骨折

| | |
|---|---|
| **症状** | （1）牙槽突骨折：上颌前部多见，常伴唇和牙龈肿胀、撕裂、牙松动、牙折或牙脱落<br>（2）下颌骨骨折：**下唇麻木、开口受限、牙龈撕裂**；正中联合部、颏孔区骨折可使舌后坠，引起呼吸困难、窒息<br>（3）上颌骨骨折：疼痛、复视、耳鼻出血等<br>（4）颧骨及颧弓骨折：开口受限、**复视**、神经症状（眶下神经损伤引起麻木感，面神经颧支损伤致眼睑闭合不全） |
| **一般检查表现** | （1）牙槽突骨折：**摇动损伤区某一牙可见邻近数牙及骨折片随之移动**，可有咬合错乱<br>（2）下颌骨骨折：**骨折段移位、咬合错乱、骨折段异常动度**<br>1）正中联合部骨折：单发→常无明显移位，骨折线两侧牙可高低不一致；两侧双发→正中骨折段向下后方退缩；粉碎性骨折或有骨质缺损→两侧骨折段可向中线移位，后两种骨折可致**舌后坠**<br>2）颏孔区骨折：一侧→骨折前段向下方移位、稍偏外侧；后段向上前方移位、稍偏内侧；双侧→两侧骨折后段向上前方、前段向下后方移位，致颏部后缩、**舌后坠**<br>3）下颌角部骨折：骨折线位于下颌角，两个骨折段均有咬肌与翼内肌附着→**不移位**；骨折线位于咬肌与翼内肌附着处之前→骨折前段向下内、后段向上前移位<br>4）髁突颈部骨折：**单侧**→患侧下颌向外侧及后方移位，不能做侧方运动。下颌支变短，**后牙早接触，前牙及对侧牙可见开殆。双侧→下颌不能前伸**，下颌升支向后上移位，后牙早接触，前牙开殆更明显，侧颌运动受限。可能合并脑震荡<br>（3）上颌骨骨折：骨折块移位、咬合关系错乱（上颌骨与翼突均骨折出现后牙早接触、前牙开殆）、眶及眶周变化（**"眼镜征"**）、颅脑损伤（颅脑损伤或颅底骨折，出现**脑脊液漏**）<br>1）**Le Fort Ⅰ型骨折**（上颌骨低位骨折、水平骨折）：骨折线从梨状孔水平、牙槽突上方向两侧水平延伸至上颌翼突缝<br>2）**Le Fort Ⅱ型骨折**（上颌骨中位骨折或锥形骨折）：骨折线自鼻额缝向两侧横过鼻梁、眶内侧壁、眶底、颧上颌缝，再沿上颌骨侧壁至翼突。有时波及筛窦达颅前窝，出现**脑脊液鼻漏**<br>3）**Le Fort Ⅲ型骨折**（上颌骨高位骨折或颧弓上骨折）：骨折线自鼻额缝向两侧横过鼻梁、眶部，经颧额缝向后达翼突，形成颅面分离，常使**面中部凹陷、变长**。多伴颅底骨折或颅脑损伤，出现**耳鼻出血或脑脊液漏**<br>（4）颧骨及颧弓骨折：颧面部塌陷畸形、眶周瘀斑 |
| **X线检查** | （1）下颌骨骨折：全口曲面体层片、下颌骨侧位及后前位片<br>（2）髁突骨折：关节断层及许勒位等<br>（3）面中部（如上颌骨）骨折：华氏位、铁氏位、颧弓切线位、上颌咬合片等，必要时可加拍颅底位检查颅底<br>（4）颧骨及颧弓骨折：鼻额位（华氏位）和颧弓切线位 CT 尤其是 CT 三维重建影像，可全面了解颌面部骨折 |

## 三、鉴别诊断

1. **口腔颌面部软组织创伤**　软组织创伤可**相互鉴别**，病史、临床表现为鉴别关键，根据病情选择相关辅助检查，如 X 线和 CT 等，必要时会同其他专科医师评估患者的全面情况。

2. **颌面骨骨折**　根据外伤史、临床表现和影像学检查，颌面部骨折的诊断并不困难；肿胀疼痛明显者须与颌面部肿瘤和囊肿、颌面部感染和颌面部先天性畸形鉴别。

## 四、治疗原则

1. **口腔颌面部软组织创伤**　清创术是预防创口感染和促进愈合的基本方法。情况允许时**尽早**对局部创口行**清创**术，一般是伤后 6~8 小时内进行；颌面部创口超出这个时间仍可做清创处理和早期缝合创口。

（1）擦伤：清洗创面，去除附着异物，防止感染。可用无菌凡士林纱布覆盖或任其自行愈合。

（2）挫伤：止血、镇痛、预防感染、促进血肿吸收和恢复功能。

1）**早期可冷敷**和加压包扎止血。较大血肿可在无菌条件下，用粗针头抽出淤血，然后加压包扎。

2）已形成血肿者，**2天后可热敷**、理疗或中药外敷。

3）血肿感染者，予以切开引流，并应用抗生素。

（3）刺、割伤：早期清创。面颊部、腮腺咬肌区损伤应注意探查面神经、腮腺导管。

（4）撕裂或撕脱伤

1）撕脱组织与正常组织相连：清创，将组织复位缝合。

2）与正常组织少量相连或基本脱落的组织：如位于鼻、眼睑及耳垂等重要部位，仍应考虑游离移植的可能。

3）完全撕脱的组织：有血管可行吻合者，应行血管吻合组织再植术；如无血管可供吻合，在伤后6小时内，可将撕脱的皮肤在清创后，切削成全厚或中厚层皮片做再植术。

4）撕脱的组织瓣损伤过重，伤后超过6小时，组织已不能利用：清创后，切取健康皮片游离移植消灭创面。

（5）咬伤：根据伤情给予补液、抗生素治疗等；深在或不洁创口者注射破伤风抗毒素；狗咬伤者应预防狂犬病。

**2. 颌面骨骨折**

（1）牙槽突骨折：局麻下**复位**，**恢复固有咬合**，选用两侧稳固的邻牙作固位体行**单颌固定**，固定时跨过骨折线至少3个正常牙位，以便固定可靠。

（2）颌骨骨折

1）**首先抢救伤员的生命，再处理颌骨骨折**。应尽早进行骨折段的精确复位，目前主要为手术切开复位坚固内固定。

2）骨折线上牙的处理：**尽量保存**，若牙已松动、折断、龋坏、牙根裸露过多或有炎症，则应予拔除；儿童骨折患者恒牙胚暴露并有感染可能者，应去除。

（3）颧骨及颧弓骨折：轻度移位，畸形不明显，无功能障碍者，可**保守治疗**；塌陷畸形、开口受限、复视者应**手术**；无功能障碍但有明显畸形，考虑手术复位内固定。

### 模拟训练

#### 试题1

男，26岁。

主诉：因交通事故造成面部外伤1小时。

现病史：1小时前，患者因过红绿灯时发生交通事故，造成面部外伤，急诊就诊。

检查：耳、鼻出血，并证实有脑脊液鼻漏，面部两侧不对称，右侧眶下区肿胀，右下眼睑肿胀、淤血，右侧下颌骨下垂，后牙早接触。

X线检查：右侧上颌骨骨折，骨折线自鼻额缝向两侧横过鼻梁、眶内侧壁、眶底、颧上颌缝，再沿上颌骨侧壁致翼突。

**参考答案**

1. 诊断

上颌骨右侧Le Fort Ⅱ型骨折。

2. 诊断依据

（1）X线示骨折线自鼻额缝向两侧横过鼻梁、眶内侧壁、眶底、颧上颌缝，再沿上颌骨侧壁致翼突。

（2）右侧眶下区肿胀，右下眼睑肿胀、淤血。

（3）右侧下颌骨下垂，后牙早接触。

（4）伴有脑脊液鼻漏。

3. 鉴别诊断

（1）Le Fort Ⅰ型骨折：又称上颌骨低位骨折或水平骨折。骨折线从梨状孔水平、牙槽突上方向两侧水平延伸至上颌翼突缝。

（2）Le Fort Ⅲ型骨折：又称上颌骨高位骨折或颅面分离骨折。骨折线自鼻额缝向两侧横过鼻梁、眶部，经颧额缝向后达翼突，形成颅面分离，常使面中部凹陷、变长。多伴有颅底骨折或颅脑损伤，出现耳、鼻出血或脑脊液漏。

4. 治疗原则

（1）应首先处理颅脑损伤。

（2）需切开复位，进行骨间内固定，同时辅以颅颌固定。

（3）有殆关系问题者，增加颌间固定。

（4）选用抗生素抗感染治疗。

（5）骨折固定时间合理。

### 试题 2

男，23 岁。

主诉：左面部刀砍伤 3 小时。

现病史：患者 3 小时前与人发生争执后，被人用“西瓜刀”砍伤左侧面部，出血明显，就诊于附近诊所，行简单绷带包扎止血后，来我院就诊。伤后患者无昏迷、恶心、呕吐等症状。

既往史：既往体健，否认系统性疾病及药物过敏史。

检查：左侧颧弓中部纵行向下达下颌骨下缘处可见一约 2cm×3cm 伤口，创缘齐，深达腮腺，无活动性出血。左侧鼻唇沟变浅，左侧眼睑闭合功能障碍，双侧耳前区无压痛，关节活动度一致，开口型及开口度正常。口内咬合关系正常，左侧腮腺导管无分泌物，右侧腮腺导管分泌正常。

**参考答案**

1. 诊断

(1) 面部左侧割伤。

(2) 左侧面部神经损伤。

(3) 左侧腮腺导管损伤。

2. 诊断依据

(1) 病史：患者 3 小时前被人用“西瓜刀”砍伤左侧面部。

(2) 检查：左侧颧弓中部纵行向下达下颌骨下缘处可见一约 2cm×3cm 伤口，创缘齐；左侧鼻唇沟变浅，左侧眼睑闭合功能障碍。

(3) 伤口深达腮腺，左侧腮腺导管无分泌物。

3. 鉴别诊断

(1) 刺伤、挫伤、擦伤、撕裂伤：创缘是否整齐，裂开程度，根据创口深度和位置考虑与邻近窦腔的关系。

(2) 面神经下颌缘支、颧支损伤：仔细检查面神经下颌缘支、颧支支配部位的功能。

4. 治疗原则

(1) 急诊全麻下清创缝合。

(2) 左侧面神经颧支、颊支显微外科吻合。

(3) 左侧腮腺导管吻合。

### 试题 3

男，21 岁，大学生。

主诉：右面部外伤后咬合不适 3 小时。

现病史：3 小时前，患者打篮球时不慎被同学肘部从侧面击中右侧面部，自觉局部疼痛明显，上下牙咬合不适，遂来我院就诊。伤后患者无昏迷，无恶心呕吐等，现一般情况可。

既往史：既往体健，否认系统性疾病及药物过敏史。

检查：面部左右不对称，右侧下颌角区肿胀，压痛明显，双侧耳前区无压痛，关节动度基本一致，开口度约两横指，开口型正常。口内见咬合关系紊乱，右侧后牙区早接触，左侧后牙区开𬌗，48 颊侧前庭沟压痛，可触及骨台阶，未触及明显异常动度。

全口牙位曲面体层 X 线检查：48 斜向后下达右侧下颌角可见骨质连续影像。

**参考答案**

1. 诊断

右侧下颌角骨折。

2. 诊断依据

(1) 病史：3 小时前。患者打篮球时不慎被同学肘部从侧面击中右侧面部，自觉局部疼痛明显，上下牙咬合不适。

(2) 检查：①右侧下颌角区肿胀，压痛明显，咬合关系紊乱，右侧后牙区早接触，左侧后牙区开𬌗。②48 颊侧前庭沟压痛，开口受限。③可触及骨台阶。

3. 鉴别诊断

(1) 髁突骨折：多发生在髁突颈部，可见后牙早接触、前牙开𬌗等。X 线片有助于鉴别。

(2) 颏孔区骨折：一侧骨折，前段向下方移位、稍偏外侧；后段向上前方移位、稍偏内侧；双侧骨折，后段向上前方、前段向下后方移位，致颏部后缩、舌后坠。

(3) 颏正中骨折：单发常无明显移位，骨折线两侧牙可高低不一致；两侧双发时正中骨折段向下后方退缩。

4. 治疗原则
（1）颌间牵引保守治疗。
（2）手术切开复位内固定治疗。

**试题4**

男，15岁。

主诉：面部外伤3小时。

现病史：3小时前被人拳击面部，无出血，面部肿胀，无昏迷、恶心及呕吐等，上前牙折断出血，现吸气时牙疼痛，不能咬物。

既往史：否认药物过敏史。

家族史：无特殊。

检查：左颊部肿胀，未见创口，触及较硬，压痛（+），左上1牙冠折断2/3，牙髓暴露，舌侧断缘齐龈，叩痛（+），不松动，牙龈轻度挫伤。右上1左上2叩痛（-），不松动，牙龈正常，无开口受限，咬合关系正常，面部未见其他外伤，耳前区、下颌下缘和鼻旁区无压痛，四肢活动自如，未见外伤，余未见异常。

X线检查：左上1牙冠折断，髓腔暴露，无根折线，根尖部已发育完成。

**参考答案**

1. 诊断
（1）左面部挫伤。
（2）左上1冠折露髓（或复杂冠折）。

2. 诊断依据
（1）3小时前被人拳击面部，无出血，面部肿胀，无昏迷，牙折断出血，吸气时牙痛。
（2）左上1牙冠折断2/3，牙髓暴露，舌侧断缘齐龈，叩痛（+），不松动，牙龈轻度挫伤。
（3）左颊部肿胀，未见创口，触之较硬，压痛（+）。
（4）X线片示左上1牙冠折断，髓腔暴露，无根折线，根尖部已发育完成。

3. 鉴别诊断
根折：X线片可见根折线，临床可见牙松动，叩痛，咬合异常。

4. 疾病的治疗原则
（1）局部冷敷，必要时给予止血药物及抗生素。
（2）拍片排除颌面部骨折。
（3）左上1根管治疗，桩核冠修复。

## 考点：口腔颌面部囊性病变（助理不考）

### 一、诊断要点

#### 1. 黏液囊肿

| | |
|---|---|
| **症状** | 复发性、无痛性、囊性肿物 |
| **一般检查表现** | （1）青少年常见<br>（2）下唇及舌尖腹侧常见，囊肿可呈从绿豆粒到蚕豆粒大小，呈**透明样**、**淡棕黄色**<br>（3）破裂后流出**蛋清样**、**棕黄黏液**，反复破损可形成局部白色硬结 |

#### 2. 舌下腺囊肿

| | |
|---|---|
| **症状** | 反复复发、无痛性、囊性肿物，较大囊肿可将舌抬起，影响进食、发音 |
| **一般检查表现** | （1）青少年最常见<br>（2）常位于一侧舌下区，**囊肿呈浅紫蓝色**，扪之柔软有波动感，破裂后流出黏稠而略带**黄色**、**蛋清样唾液**<br>（3）潜突型舌下腺囊肿：舌下区正常而下颌下区有囊肿 |

### 3. 皮脂腺囊肿

| | |
|---|---|
| 症状 | 一般无自觉症状，生长缓慢；继发感染时可疼痛、化脓 |
| 一般检查表现 | （1）面部圆形肿物，大小如豆至小柑橘，边界清，质软，无压痛，可活动<br>（2）囊壁与皮肤紧密粘连，**中央有色素点**；囊内为**白色凝乳状**皮脂腺分泌物 |

### 4. 皮样囊肿或表皮样囊肿

| | |
|---|---|
| 症状 | 一般无自觉症状，生长缓慢，囊肿较大可将舌抬起，影响发音，引起吞咽困难和呼吸功能障碍 |
| 一般检查表现 | （1）儿童及青年人多见<br>（2）皮样囊肿好发于口底、颏下，表皮样囊肿好发于眼睑、额、鼻、眶外侧、耳下等<br>（3）**囊肿呈圆形**，其表面的黏膜或皮肤光滑，与周围组织、皮肤或黏膜均无粘连，触之坚韧而有弹性，似面团样<br>（4）穿刺可抽出**乳白色豆渣样**分泌物 |

### 5. 甲状舌管囊肿

| | |
|---|---|
| 症状 | 多无自觉症状，生长缓慢，舌盲孔下面或前后部囊肿可影响发音、引起吞咽和呼吸功能障碍 |
| 一般检查表现 | （1）1~10 岁儿童多见，可见于成人<br>（2）囊肿位于**颈正中线**、自舌盲孔至胸骨切迹间，以舌骨上下部最常见，可随吞咽及伸舌而移动<br>（3）囊肿呈圆形，常如胡桃大，质软，边界清，与表面皮肤、周围组织无粘连<br>（4）穿刺可抽出**透明**、**微混浊黄色**稀薄或黏稠性液体<br>（5）囊肿破溃或经切开引流后形成**甲状舌管瘘** |

### 6. 牙源性颌骨囊肿

| | |
|---|---|
| 症状 | 生长缓慢，初无自觉症状，继发感染时有胀痛、发热、全身不适等 |
| 一般检查表现 | 青壮年多见，后期可见面部畸形，扪诊呈乒乓球样感并发出折羊皮纸样脆裂声，触及波动感；**囊肿破裂可有草黄色或草绿色液体流出，镜下可见胆固醇晶体**<br>（1）根端囊肿：前牙多见，口腔内可见深龋、残根或死髓牙<br>（2）始基囊肿：下颌第三磨牙区、下颌支部好发，可伴先天缺牙或有多余牙<br>（3）含牙囊肿：下颌第三磨牙区、上颌尖牙区好发，可伴先天缺牙或有多余牙 |
| X 线检查 | 清晰、圆或卵圆的透明阴影，边缘整齐，周围常呈一明显白色骨质反应线 |

## 二、鉴别诊断

鉴别诊断见表 5-27~表 5-29。

表 5-27 舌下腺囊肿的鉴别诊断

| 疾病名称 | 鉴别要点 |
|---|---|
| 舌下腺囊肿 | 青少年常见，囊肿常位于一侧舌下区，呈浅紫蓝色肿物，扪之柔软有波动感。破溃后流出黏稠而略带黄色、蛋清样唾液 |
| 表皮样囊肿 | 儿童及青年多见，好发于眼睑、额、鼻、眶外侧、耳下等。囊肿呈圆形，其表面的黏膜或皮肤光滑，与周围组织、皮肤或黏膜均无粘连，触之坚韧、有弹性，似面团样；穿刺可抽出**乳白色豆渣样**分泌物 |

表 5-28　甲状舌管囊肿的鉴别诊断

| 疾病名称 | 鉴别要点 |
|---|---|
| 甲状舌管囊肿 | 儿童多见，囊肿位于颈正中线，以舌骨上下部最常见，可随吞咽及伸舌移动，穿刺可抽出透明、微混浊的黄色液体 |
| 舌异位甲状腺 | 位于舌根部或舌盲孔的咽部，呈瘤状突起，**表面紫蓝色**，患者呈**“含橄榄”语音**，婴幼儿期可因巨大甲状腺异位引致呼吸困难，成人可发生舌甲状腺腺瘤；$^{131}$I扫描示异位甲状腺部位有核素浓聚 |

表 5-29　牙源性颌骨囊肿的鉴别诊断

| 疾病名称 | 鉴别要点 |
|---|---|
| 牙源性颌骨囊肿 | 可发生于颌骨任何部位，典型病例可见面部畸形、扪诊乒乓球样感和波动感，穿刺可得草黄色囊液，镜下可见胆固醇晶体。X线片示一清晰圆形或卵圆形的透明阴影，边缘整齐，周围常呈现一明显白色骨质反应线 |
| 成釉细胞瘤 | 以下颌骨体及下颌骨角部常见。可有牙松动、移位或脱落，病理性骨折。X线片示**早期呈蜂房状**，以后形成**多房性囊肿样阴影**，单房比较少。周围囊壁边缘常不整齐、呈半月形切迹。在囊内的牙根尖可有截根样吸收 |

## 三、治疗原则

**1. 黏液囊肿**

（1）抽尽囊液+注入2%碘酊0.2～0.5ml，也可注射20%氯化钠或电灼。

（2）手术切除：注意切除与囊肿相连的腺体。

**2. 舌下腺囊肿**　根治方法是切除舌下腺，没有必要摘除囊壁。潜突型舌下腺囊肿者可将舌下腺全切，吸尽囊腔内的涎液，加压包扎。

**3. 皮脂腺囊肿**

（1）局部麻醉下手术切除。

（2）囊肿并发感染：切开排出脓液和豆渣样物质，并用中药或苯酚等腐蚀剂烧灼囊腔。

**4. 皮样囊肿或表皮样囊肿**　手术摘除囊肿。

**5. 甲状舌管囊肿**　手术彻底切除囊肿或瘘管，一般应将舌骨中份一并切除。

**6. 牙源性颌骨囊肿**　应采用外科手术摘除囊肿。伴感染者须待控制炎症后再行手术治疗。位于囊腔内的牙，行活力测验，如已无活力，术前行根管治疗。

### 模拟训练

**试题**

男，26岁，银行职员。

主诉：上颌前牙外伤后2年，对应之前庭沟膨隆3个月。

现病史：约2年前，患者在运动时不慎将上颌右侧“门牙”碰伤，致使该牙牙冠部分脱落。伤后于私人的口腔诊所将折断牙冠的边缘进行简单调磨，未做进一步的治疗。此后该牙出现明显的遇冷遇热不适症状，亦未引起重视。约3个月前，发现该牙对应之前庭沟部位出现明显的膨隆，咬合时该牙尖区感觉酸胀无力，未做任何治疗。现前来我院求治。

既往史：否认系统性疾病及药物过敏史。

检查：13—23牙冠完整，冷热测验不适，无松动，叩诊根尖区明显不适。12远中至21近中前庭沟膨隆，黏膜表面不红，触诊有明显的乒乓球样感，对应之腭侧黏膜未见明显异常，牙冠色泽正常。$36^{DO}$有部分白色填充物，冷测验不适，叩诊（-），牙龈未见窦道。

X线检查：36根管充填好，根尖无异常，牙冠近中有部分高密度影，远中低密度影。

咬合片示12—21区域上颌骨内可见明显的椭圆形低密度影像，边缘清晰锐利，周围可见明确的骨白线，11根尖部有一牙形态的高密度影像。

**参考答案**

1. 主诉疾病的诊断

11含牙囊肿。

2. 非主诉疾病的诊断

36牙体缺损。

3. 主诉疾病的诊断依据

（1）病史：上颌前牙外伤后2年，对应之前庭沟膨隆3个月。
（2）检查：①11牙冠远中切角缺损，色泽灰暗无光泽，叩诊根尖区明显不适，冷热测验不适，松动Ⅰ度。②12远中至21近中前庭沟膨隆，黏膜表面不红，触诊有明显的乒乓球样感，对应之腭侧黏膜未见明显异常。③12、21不松动，牙冠色泽正常。
（3）咬合片提示：12—21区域上颌骨内可见明显的椭圆形低密度影像，边缘清晰锐利，周围可见明确的骨白线，11根尖部有一牙形态的高密度影像。
4. 非主诉疾病的诊断依据
（1）$36^{DO}$有部分白色填充物，冷测验正常，叩诊（-），牙龈未见窦道。
（2）X线片示36根管充填好，根尖无异常，牙冠近中有部分高密度影，远中低密度影。
5. 主诉疾病的鉴别诊断
（1）鼻腭囊肿：①鼻腭管（切牙管）囊肿来源于切牙管内的鼻腭导管上皮剩余，可表现为切牙管囊肿和龈乳头囊肿，前者发生于骨内，后者则完全位于切牙乳头的软组织内。②为最常见的非牙源性囊肿。③X线片显示切牙管扩大的阴影。
（2）正中囊肿：①位于切牙孔之后，腭中缝的任何位置。②X线片表现为腭缝间边界清晰的圆形阴影。
6. 主诉疾病的治疗原则
（1）11根管治疗术。
（2）11根尖周囊肿摘除术。
7. 全口其他疾病的治疗原则
36桩核冠修复。

## 考点：口腔癌（助理不考）

### 一、概述

我国口腔颌面部的恶性肿瘤以癌最为常见，其中又以鳞癌最为多见，多发生于40~60岁的成人，男性多于女性。常见部位为舌、颊、牙龈、腭、上颌窦。

### 二、诊断要点

1. 舌癌

| | |
|---|---|
| 症状 | 舌运动受限，**说话、进食及吞咽困难**，继发感染或侵犯舌根常引起剧痛，疼痛可反射至耳颞部及同侧的头面部 |
| 一般检查表现 | （1）是最常见的口腔癌，男性多于女性，多为**鳞癌**<br>（2）**舌缘多见**，其次为舌尖、舌背<br>（3）常为溃疡型或浸润型。一般恶性程度较高，**生长快**，浸润性较强<br>（4）早期发生颈淋巴结转移，且转移率较高。远处转移，多转移至肺部 |
| 活体组织检查 | 可确诊 |

2. 牙龈癌

| | |
|---|---|
| 症状 | 早期可引起牙松动和疼痛，进展后引起**张口困难**，患侧**下唇麻木**（下牙槽神经受累） |
| 一般检查表现 | （1）在口腔鳞癌构成比中居第二或第三位。**下牙龈癌较上牙龈癌为多见**。男性多于女性<br>（2）溃疡型最多见，**生长较慢**，多为分化度较高的**鳞癌**<br>（3）下牙龈癌比上牙龈癌淋巴结转移早，同时也较多见 |
| X线检查 | 呈**溶骨性破坏**，周围有骨密度增高的硬化表现。晚期病理性骨折 |
| 活体组织检查 | 可确诊 |

3. 颊黏膜癌

| | |
|---|---|
| 症状 | 波及软腭及翼下颌韧带时引起张口困难 |
| 一般检查表现 | （1）多为分化中等的**鳞癌**，**常见于磨牙区相对应的颊黏膜区**<br>（2）呈溃疡型或外生型，局部糜烂、溃疡，可伴白斑或扁平苔藓；**生长较快**<br>（3）常转移至下颌下及颈深上淋巴结 |
| 活体组织检查 | 可确诊 |

4. 唇癌

| | |
|---|---|
| 症状 | 一般无自觉症状 |
| 一般检查表现 | （1）主要为**鳞癌**，**下唇多见**，常发生于下唇中外1/3间的唇红缘部黏膜<br>（2）疱疹状结痂的肿块或局部黏膜增厚→火山口状溃疡或菜花状肿块，可伴口腔白斑<br>（3）**生长较慢**<br>（4）转移一般较其他口腔癌少见，转移时间较迟。上唇癌的转移较下唇早，并较多见 |
| 活体组织检查 | 可确诊 |

5. 中央性颌骨癌

| | |
|---|---|
| 症状 | 早期无自觉症状，后可出现牙痛、局部疼痛，**下唇麻木**（常为首要症状），晚期致开口受限 |
| 一般检查表现 | （1）下颌骨好发，特别是下颌磨牙区<br>（2）病变颊舌侧出现**骨性膨隆或肿块**，牙松动、脱落，出现黏膜溃疡<br>（3）发生区域性淋巴结及血液循环转移，预后较差 |
| X线检查 | 呈**溶骨性破坏**，边缘不规则。病损初局限于根尖区骨松质之内，呈不规则虫蚀状破坏，之后破坏并浸润骨密质 |
| 活体组织检查 | 可确诊 |

## 三、鉴别诊断

鉴别诊断见表5-30、表5-31。

表5-30 口腔癌的鉴别诊断

| 疾病名称 | 鉴别要点 |
|---|---|
| 口腔癌 | 溃疡型多见，肿块可引起疼痛、出血、麻木感和短期内快速增长 |
| 创伤性溃疡 | 可有假膜、边缘增生、表面刺痛感，但常有与**溃疡形态相对应的刺激物** |
| 腺周口疮 | 溃疡边缘可有浸润，既往有反复发作的口腔溃疡史 |
| 复发性阿弗他溃疡 | 常表浅无浸润，常多发，有灼痛感，有复发性、**周期性**、**自限性**的特点 |
| 结核性溃疡 | 多有**结核病史**，可有低热、红细胞沉降率加快等，**PPD试验阳性**，常有干酪样坏死物 |
| 梅毒性溃疡 | 常有**梅毒病史**，血清学检查梅毒呈阳性 |

表5-31 中央性颌骨癌的鉴别诊断

| 疾病名称 | 鉴别要点 |
|---|---|
| 中央性颌骨癌 | 好发于下颌骨，牙痛、下唇麻木（常为首要症状）、开口受限等症状，X线片示溶骨性破坏，边缘不规则 |
| 慢性骨髓炎 | 多有**炎症史**，X线片示除骨质破坏外，尚有**增生修复表现**。必要时于手术中冷冻活检以鉴别 |
| 神经炎 | 较少见，麻木可时轻时重。X线片**无骨质破坏** |
| 囊肿或成釉细胞瘤恶变 | 中央性颌骨癌如来自囊肿或成釉细胞瘤恶变，则兼有囊肿及成釉细胞瘤的X线表现 |

## 四、治疗原则

应进行**综合治疗**，即手术治疗配合放、化疗。手术是治疗口腔癌主要、有效的方法。

1. 舌癌　**以综合疗法为主**。早期病例可先行放疗，控制原发灶后再行颈淋巴清扫术；如对放疗不敏感，可行原发灶切除加颈淋巴结清扫术。晚期病例首选手术，波及口底及下颌骨者行一侧舌、下颌骨及颈淋巴联合清扫术，若对侧有转移，行双侧颈淋巴清扫术。化疗可为晚期病例手术前后的辅助治疗，也用于远处转移者。

2. 牙龈癌　**以手术治疗为主**。

3. 颊黏膜癌　小的颊黏膜鳞癌可采用放疗。对放疗不敏感及较大的肿瘤，应行外科手术，术前可先化疗。

4. 唇癌　早期对手术、放疗、激光或低温治疗均有良好疗效，对晚期病例及有淋巴结转移者则应用外科治疗。

5. 中央性颌骨癌　**手术是主要方法**。一般行选择性淋巴结清扫术，为防止远处转移，应配合化疗。

### 模拟训练

**试题**

女，59岁。

主诉：左侧舌缘感疼痛4个月。

现病史：4个月前患者自觉左侧舌缘疼痛不适，未做任何治疗。近来自觉疼痛逐渐加重，病损较前增大，前来我院求治。

既往史：否认系统性疾病及药物过敏史。

检查：左侧舌缘中部可见一个溃疡，约3.2cm×2.5cm，呈火山口样，质地较硬，深部可触及浸润性肿块，伸舌时偏向同侧。左颈上部可触及约1cm×1cm的淋巴结，活动，无压痛，质地较硬，边界清楚。

**参考答案**

1. 诊断

舌癌。

2. 诊断依据

（1）病史：左侧舌缘感疼痛4个月。近来疼痛加重，病损较前增大。

（2）检查：①左侧舌缘中部可见一个溃疡，约3.2cm×2.5cm，呈火山口样，质地较硬，深部可触及浸润性肿块，伸舌时偏向同侧。②左颈上部可触及约1cm×1cm的淋巴结，活动，无压痛，质地较硬，边界清楚。

3. 鉴别诊断

（1）结核性溃疡：多有全身结核病，可有低热、盗汗、消瘦、乏力等全身症状，常有干酪样坏死物。

（2）创伤性溃疡：舌侧缘常见，可有假膜、边缘增生、表面刺痛感，但常有与溃疡形态相对应的刺激物。

（3）复发性阿弗他溃疡：常表浅无浸润，常多发，有灼痛感，有复发性、周期性、自限性的特点。

4. 治疗原则

（1）手术治疗为主。

（2）颈淋巴结清扫术。

（3）化疗。

## 考点：三叉神经痛（助理不考）

### 一、概述

三叉神经痛表现为在三叉神经分布区域内出现阵发性针刺样、电击样剧烈疼痛，持续数秒至数分钟，间歇期无症状。临床上三叉神经痛分类：①原发性（真性或特发性），指无神经系统体征，而且应用各种检查并未发现明显和发病有关的器质性病变者。②继发性（症状性），是由于机体的其他病变压迫或侵犯三叉神经所致，此型除表现疼痛症状外，一般尚有神经系统体征。

### 二、诊断要点

| | |
|---|---|
| 症状 | （1）在三叉神经某分支区域内，骤然发生闪电式的剧痛（如电击、针刺、刀割或撕裂样等）。疼痛可自发，也可由刺激“扳机点”引起。发作时患者为减轻疼痛可做出特殊动作<br>（2）发作多在白天，每次一般持续数秒、数十秒或1~2分钟后又骤然停止。间歇期无任何疼痛症状 |
| 一般检查表现 | （1）**定分支检查**：常见“扳机点”部位如下，检查应按顺序，注意强度，可运用拂诊、触诊、压诊、揉诊<br>1）眼支：眶上孔、上眼睑、眉、前额及颞部等<br>2）上颌支：眶下孔、下眼睑、鼻唇沟、鼻翼、上唇、鼻孔下方或口角区、上颌结节或腭大孔等<br>3）下颌支：颏孔、下唇、口角区、耳屏部、颊黏膜、颊脂垫尖、舌颌沟等处，观察在开闭口及舌运动时有无疼痛发作 |

（2）三叉神经功能检查

1）**感觉**功能：可用探针轻划（触觉）与轻刺（痛觉）患侧皮肤与黏膜，并与健侧对比。原发性三叉神经痛的检查结果两侧相等。痛觉丧失者再做温度觉检查，以试管盛冷热水试之。痛觉与温度觉均丧失而触觉存在→可能是脊束核损害

2）**角膜反射**：一侧三叉神经受损造成角膜麻痹时，刺激患侧角膜则双侧均无反应，刺激健侧仍可引起双侧反应

3）**腭反射**：用探针或棉签轻刺软腭边缘，可引起软腭上提，一侧反射消失，表明该侧上颌神经的分支腭后神经或蝶腭神经的损害。上颌神经损害时，还表现为嗅吸氨气、醋酸等无灼痛感，及用细软猪鬃刺激鼻腔下部黏膜时不发生喷嚏反射

4）**运动**功能：三叉神经运动支功能障碍表现为咀嚼肌麻痹，咬紧牙时咬肌松弛无力

## 三、鉴别诊断

鉴别诊断见表5-32。

表5-32　三叉神经痛的鉴别诊断

| 疾病名称 | 鉴别要点 |
|---|---|
| 三叉神经痛 | 骤然发生闪电式的剧痛（如电击、针刺、刀割或撕裂样等）。疼痛可自发，也可由刺激“扳机点”引起，一般持续数秒、数十秒或1~2分钟后又骤然停止 |
| 颞下颌关节紊乱病 | **下颌运动异常**，开口和咀嚼运动时关节区或关节周围肌群的疼痛，一般无自发痛，开口运动时有**弹响和杂音**，有头痛、耳痛等 |
| 舌咽神经痛 | 为舌咽神经分布区域的**阵发性剧痛**，咽后壁、舌根、软腭、扁桃体、咽部及外耳道等处，常因吞咽、讲话而引起，睡眠时也可发作 |
| 其他牙源性疾病 | （1）牙髓炎有病源牙，呈自发性疼痛、冷热刺激痛，牙髓活力敏感<br>（2）牙龈乳头炎：牙龈乳头红肿，无扳机点痛 |

## 四、治疗原则

1. 继发性三叉神经痛　针对**病因治疗**。

2. 原发性三叉神经痛

（1）**药物**治疗：为首先采用的方法，无效时再考虑其他方法。首选卡马西平，还可选苯妥英钠、氯硝西泮等，也可配合应用镇痛药。

（2）半月神经节**射频温控热凝术**。

（3）**针刺**疗法。

（4）**封闭疗**法。

（5）**理疗**。

（6）**注射**疗法。

（7）手术疗法：主要有病变性骨腔清除术、三叉神经周围支切断撕脱术。

（8）冷冻、激光等方法。

### 模拟训练

**试题1**

女，50岁。

主诉：右侧面部阵发性痛3年。

现病史：3年来右侧面部阵发性、针刺样痛，洗脸、刷牙及进食均可诱发疼痛发作，与冷、热刺激无关，每次持续约半分钟，触摸口角区可引起疼痛，并向右下颌、右下唇放射。3年前因外伤曾磕碰下前牙。2年前右下前牙开始变黑，偶感发胀，无肿痛。X线示右下1根尖周透射区边缘不清楚。

既往史：否认药物过敏史。

家族史：无特殊。

检查：面部无肿胀，张口度4.3cm，开口型正常无偏斜，无开口痛。双侧面部触觉对称，无压痛。按压右侧口角区可诱发右面部剧烈疼痛，疼痛持续约半分钟。右下1唇侧倾斜，牙冠完整，色灰暗，牙髓电活力测验无反应，叩痛（+）。

**参考答案**

1. 主诉疾病的诊断

右侧三叉神经痛（第三支）。
2. 非主诉疾病的诊断
右下1慢性根尖周炎。
3. 主诉疾病的诊断依据
（1）疼痛性质为面部阵发性、针刺样痛，洗脸、刷牙及进食均可诱发。
（2）疼痛部位为右侧三叉神经第三支分布区。
（3）临床检查有"扳机点"，按压右侧口角区可诱发右面部剧烈疼痛。
4. 非主诉疾病的诊断依据
（1）外伤史，牙冠变色，牙髓坏死。
（2）X线片显示右下1根尖周透射区边缘不清楚。
5. 主诉疾病的鉴别诊断
（1）牙源性疾病：如牙髓炎引起的疼痛为持续性，夜晚加重，对冷热刺激敏感，存在病源牙。
（2）颞下颌关节紊乱病：为钝痛，疼痛在颞下颌关节周围或咀嚼肌部位。
（3）舌咽神经痛：疼痛在舌根及咽部等，多见于男性，疼痛常因吞咽、讲话而引起，涂抹丁卡因或可卡因疼痛可缓解。
（4）非典型的三叉神经痛：疼痛较轻，不按三叉神经支分布，疼痛范围广泛、深在，无扳机点存在。
6. 主诉疾病的治疗原则
（1）药物治疗，可选用卡马西平。
（2）如无效，可选用封闭、神经撕脱或射频治疗。
7. 非主诉疾病的治疗原则
（1）右下1根管治疗。
（2）右下1桩核烤瓷冠修复。

## 试题2

女，64岁，退休。

主诉：右侧面部阵发性剧烈疼痛5年余。

现病史：5年前患者偶发右侧面部剧烈疼痛，呈电击样，疼痛持续约15秒后消失，无明显不适，约6个月后疼痛再次发作，之后每隔数月疼痛就会发作，近几个月来疼痛频繁发作，每次持续10~60秒不等，有时疼痛一天可发作2~3次，自觉劳累或情绪低落时疼痛明显，夜间休息时未出现疼痛，洗脸、吃饭等可诱发疼痛发作，疼痛消失后患者无任何症状，曾自行口服镇痛药无明显效果。

既往史：有心脏病史，否认高血压、糖尿病史。

检查：右侧面颊部色素沉着，皮肤粗糙，拂诊右侧面部均无明显异常。13、14、15颊侧牙颈部硬组织缺损，根管口暴露，探诊（-），冷热测验无反应，电活力测验无反应，叩诊（-），不松动，牙龈黏膜无窦道。

**参考答案**
1. 主诉疾病的诊断
右侧三叉神经痛。
2. 非主诉疾病的诊断
13、14、15楔形缺损并发牙髓坏死。
3. 主诉疾病的诊断依据
（1）病史：病史较长，呈电击样阵发性疼痛，持续时间数秒，间歇期无症状，口服一般镇痛药无效。
（2）检查：右侧面颊部色素沉着，皮肤粗糙，为典型的三叉神经痛面型。
4. 非主诉疾病的诊断依据
（1）13、14、15颊侧牙颈部硬组织缺损，根管口暴露。
（2）13、14、15死髓。叩诊（-），不松动，牙龈黏膜无窦道。
5. 主诉疾病的鉴别诊断
（1）牙源性疼痛：疼痛多为持续性，夜晚疼痛加剧，有病灶牙存在，口服镇痛药一般可缓解；而三叉神经痛时夜晚疼痛缓解，为阵发性剧烈疼痛。眼源性及鼻源性疼痛为持续性疼痛，不放射。
（2）颞下颌关节紊乱病：为钝痛，疼痛在颞下颌关节周围或咀嚼肌部位。
（3）舌咽神经痛：疼痛在舌根及咽部，涂抹丁卡因或可卡因疼痛可缓解，三叉神经的舌神经痛，经舌神经麻醉后可镇痛。
（4）非典型的三叉神经痛：疼痛较轻，不按三叉神经支分布，疼痛范围广泛、深在，无扳机点存在。

6. 主诉疾病的治疗原则

早期或轻症患者，采用保守治疗；无效时再用破坏性的治疗方法，如三叉神经周围支切断撕脱术。

7. 非主诉疾病的治疗原则

13、14、15 根管治疗。

## 考点：牙体缺损

### 一、概述

牙体缺损最常见的原因是龋病，其次是外伤、磨损、楔状缺损、酸蚀和发育畸形等。

### 二、诊断要点

| | |
|---|---|
| **症状** | 牙齿结构不完整 |
| **一般检查表现** | （1）有龋损、外伤、充填治疗等**病史**<br>（2）患牙牙齿的**外形和结构不完整** |

### 三、鉴别诊断

鉴别诊断见表 5-33。

表 5-33　牙体缺损的鉴别诊断

| 疾病名称 | 鉴别要点 |
|---|---|
| 牙体缺损 | 龋病、外伤、磨损、酸蚀、发育异常等所致患牙的牙齿形态和结构不完整 |
| 牙列缺损 | 单颌或双颌牙列中**部分天然牙**缺失 |
| 牙列缺失 | 单颌或双颌牙列中天然牙**全部缺失** |

### 四、治疗原则

牙体缺损程度不大者，常用**充填**治疗。缺损范围大，剩余牙体组织薄弱，无法保证充填体强度和固位，或为符合较高美观要求时，可用嵌体、全冠、桩冠等**修复**治疗。

#### 模拟训练

**试题 1**

男，40 岁。

主诉：上前牙烤瓷冠修复 2 年，伴牙龈红肿。

现病史：2 年前患者 2 个上前牙龋坏缺损，充填治疗后颜色不美观，进行烤瓷冠修复。修复后一直出现牙龈红肿，刷牙出血，龈缘灰暗，无自发痛史。

既往史：否认系统性疾病、传染病及药物过敏史。

个人史：吸烟 30 年，30 支/天。

家族史：无特殊。

检查：⌊1、1⌋烤瓷冠修复，不松动，叩诊(-)，龈缘红肿，探诊出血，未及釉质牙骨质界，修复体边缘有缝隙，卡探针。⌊1 冠短，烤瓷冠唇侧边缘位于龈缘上 5mm，牙根色黑。⌊1 唇侧龈缘低于 1⌋唇侧龈缘 2mm。⌊1、1⌋根充完善，根长及牙槽骨高度无异常，根尖周未见异常。⌈67 舌侧牙龈可见一白色斑块，不能拭去，界限清楚，表面粗糙。余黏膜未见异常。

**参考答案**

1. 主诉疾病的诊断

（1）⌊1、1⌋牙体缺损。

（2）慢性龈炎。

2. 非主诉疾病的诊断

⌈67 舌侧牙龈白斑。

3. 主诉疾病的诊断依据

（1）病史：上前牙烤瓷冠修复 2 年，伴牙龈红肿。

（2）检查：⌊1、1⌋烤瓷冠修复，修复体边缘有缝隙，卡探针，龈缘红肿，探诊出血，无附着丧失。

4. 非主诉疾病的诊断依据

（1）吸烟史。

（2）⌈67 舌侧牙龈可见一白色斑块，不能拭去，界限清楚，表面粗糙。

（3）无刺激因素。

5. 非主诉疾病的鉴别诊断

（1）牙列缺损：单颌或双颌牙列中部分天然牙缺失。

(2) 牙列缺失：单颌或双颌牙列中天然牙全部缺失。
6. 主诉疾病的治疗原则
(1) 拆除⌊1 、1⌋烤瓷冠，暂时冠修复，保证暂时冠边缘密合。
(2) 牙周治疗：洁治。
(3) ⌊1 冠延长术。
7. 全口其他疾病的治疗原则
(1) 口腔卫生宣教，建议患者戒烟。
(2) 活检明确诊断。
(3) 定期复查。

### 试题 2

女，46 岁，干部。

主诉：右下后牙金属全冠修复近 2 年，脱落多次。

现病史：右下后牙金属全冠修复近 2 年。经常脱落，约半年脱落一次，要求重新设计制作。

既往史：否认有系统性疾病、传染病及药物过敏史。

检查：46 金属铸造全冠修复，现脱落。46 临床冠短，咬合紧，46 牙体预备聚合度较大，约 15°，金属全冠咬合面较薄。46 叩诊（-），戴入牙冠后接触点尚佳，X 线片示 46 已行根管治疗，但根充不到位，欠填约 4mm，牙周膜增宽。全口牙龈龈缘及龈乳头暗红，水肿，龈乳头圆钝，点彩消失，质软。牙石（++），色素（++），探诊出血，无牙周袋，牙齿无松动。

**参考答案**
1. 主诉疾病的诊断
右下牙体缺损。
2. 非主诉疾病的诊断
慢性龈炎。
3. 主诉疾病的诊断依据
临床冠短，咬合紧，牙体预备聚合度较大，金属全冠咬合面较薄。
4. 非主诉疾病的诊断依据
牙龈色形质改变，口腔卫生差，探诊出血。无牙周袋，牙齿无松动。
5. 主诉疾病的鉴别诊断
(1) 牙列缺损：单颌或双颌牙列中部分天然牙缺失。
(2) 牙列缺失：单颌或双颌牙列中天然牙全部缺失。
6. 主诉疾病的治疗原则
(1) 46 重新做根管治疗。
(2) 为避免金属冠脱落，可设计成利用根管固位的嵌体冠。适当将龈缘处再做预备，降低聚合度；同时可以在轴壁上设计固位沟。
7. 全口其他疾病的治疗原则
全口龈上洁治术，注意口腔卫生的维护。

### 试题 3

男，43 岁，商人。

主诉：上前牙修复半年，脱落 1 天。

现病史：上前牙修复半年，1 天前逐渐松动脱落。

既往史：否认系统性疾病、传染病及药物过敏史。

检查：21 桩冠脱落，金属桩钉较短。根面未见劈裂缺损，戴入桩冠检查咬合关系正常。22 近中邻面龋，探诊（-），冷测验正常，叩诊（-），牙龈无窦道。

X 线检查：21 牙根完好，未见折裂影像，根管较细，金属桩钉与牙胶尖之间有 2.0mm 左右的空隙。

**参考答案**
1. 主诉疾病的诊断
21 牙体缺损。

2. 非主诉疾病的诊断

22[M] 浅龋。

3. 主诉疾病的诊断依据

（1）病史：修复半年，脱落1天。

（2）金属桩钉较短，根面及根管未见劈裂缺损。

4. 非主诉疾病的诊断依据

（1）近中邻面龋，探诊（-），冷测验正常。

（2）叩诊（-），牙龈无窦道。

5. 主诉疾病的鉴别诊断

（1）牙列缺损：单颌或双颌牙列中部分天然牙缺失。

（2）牙列缺失：单颌或双颌牙列中天然牙全部缺失。

6. 主诉疾病的治疗原则

如果重新修复，应注意：

（1）预备时应增加根管的直径，以增强固位力并方便取桩钉蜡型。

（2）当牙根根管较细时，应选择较细的钢丝导入嵌体蜡，保证桩钉蜡型的完整性；避免产生铸造缺陷。

7. 全口其他疾病的治疗原则

（1）22充填术。

（2）口腔卫生宣教。

## 考点：牙列缺损

### 一、概述

牙列缺损是指上颌或下颌牙列中的部分天然牙缺失。牙列缺损的常用修复设计是固定局部义齿和可摘局部义齿，也能用固定-活动联合修复、种植义齿等修复。

### 二、诊断要点

| | |
|---|---|
| **症状** | 牙列不完整，存在缺隙 |
| **一般检查表现** | （1）牙齿脱落、拔牙、外伤等病史<br>（2）**确定缺损部位**为上颌或下颌，如上颌牙列缺损<br>（3）单纯第三磨牙缺失而不需要修复者，不诊断为牙列缺损 |

### 三、鉴别诊断

鉴别诊断见表5-34。

表5-34 牙列缺损的鉴别诊断

| 疾病名称 | 鉴别要点 |
|---|---|
| 牙列缺损 | 单颌或双颌牙列中**部分天然牙**缺失 |
| 牙体缺损 | 龋病、外伤、磨损、酸蚀、发育异常等所致患牙的牙齿形态和结构不完整 |
| 牙列缺失 | 单颌或双颌牙列中天然牙**全部缺失** |

### 四、治疗原则

1. **修复前准备** 可能包括松动牙拔除，牙槽突手术，余留牙的牙体、牙髓、牙周治疗，牙体缺损修复治疗，正畸治疗等。

2. 修复设计 根据患者年龄和职业、缺牙数目、部位、余留牙健康状况、固位、支持条件、咬合关系、缺牙区牙槽嵴情况等选择修复方式，包括**固定义齿与可摘局部义齿等修复方式的选择、基牙选择与义齿设计**。

## 模拟训练

### 试题1

男，51岁。

主诉：上前牙残根拔除后3个月，要求修复。

现病史：3个月前行11、12、21、22残根拔除，要求修复缺失牙。

既往史：否认系统性疾病及药物过敏史。

检查：11、12、21、22缺失，拔牙创愈合良好，前牙牙槽嵴丰满。前牙深覆䫖，咬合紧，下前牙切端距上前牙腭侧约1mm。13、14、23、24无松动、叩诊（-），临床牙冠长度正常。44牙冠变色，冷热测验正常，叩诊（-），根尖开窗，根尖暴露。

X线检查：44根尖有透射区，边界不清，无骨白线。

**参考答案**

1. 主诉疾病的诊断

上颌牙列缺损（Kennedy 第四类）。

2. 非主诉疾病的诊断

44 慢性根尖周炎（慢性根尖脓肿）。

3. 主诉疾病的诊断依据

11、12、21、22 缺失，符合 Kennedy 第四类，即单个越过中线的缺隙，位于所有余留牙的近中。

4. 非主诉疾病的诊断依据

44 牙冠变色，死髓，根尖开窗，根尖暴露，X 线片示根尖有投射区，边界不清，无骨白线。

5. 主诉疾病的鉴别诊断

（1）牙体缺损：单个患牙的牙齿形态和结构不完整。

（2）牙列缺失：单颌或双颌牙列中天然牙全部缺失。

6. 主诉疾病的治疗原则

（1）根据前牙牙槽嵴丰满，前牙深覆殆，咬合紧，初步选择：①种植义齿。②固定桥修复。③可摘局部义齿。

（2）若选用可摘局部义齿修复，要注意修复设计：①调磨下前牙，整铸活动义齿修复。②先戴压缩托牙，有基托间隙后再行可摘局部义修复。③唇基托式义齿修复，无腭基底基托。

7. 全口其他疾病的治疗原则

44 根管治疗、根尖刮治术。

## 试题 2

女，56 岁。

主诉：左下后牙拔除后 3 个月，要求修复。

现病史：3 个月前 45、46 松动牙拔除，要求修复缺失牙。

既往史：否认系统性疾病及药物过敏史。

检查：45—47、31、32、35—37 缺失，拔牙创愈合良好。41、42 松动I度，其余牙无松动、叩诊（-），45—47、35—37 缺牙区牙槽嵴较好，颌间距离4~5mm。11、12 根尖区黏膜窦道，牙冠变色，无光泽。冷热测验正常，叩诊（-），电活力测验无反应，无松动。

X 线检查：11 根尖有约直径 1.5mm 透光区，边界清楚，无骨白线；12 根尖区有直径约 3mm 的透光区，边界不清。

**参考答案**

1. 主诉疾病的诊断

下颌牙列缺损，Kennedy 第一类第一亚类。

2. 非主诉疾病的诊断

12 慢性根尖周脓肿；11 慢性根尖周肉芽肿。

3. 主诉疾病的诊断依据

Kennedy 第一类是指双侧缺隙位于余留牙的远中，即双侧远中游离缺失。即除主要缺隙外，还有一个缺隙则为第一亚类，有两个缺隙则为第二亚类，依次类推。

4. 非主诉疾病的诊断依据

（1）11、12 根尖区黏膜窦道，牙冠变色，无光泽。牙髓无活力，无松动。

（2）X 线片示 11 根尖有约直径 1.5mm 透光区，边界清楚，无骨白线。

5. 主诉疾病的鉴别诊断

（1）牙体缺损：单个患牙的牙齿形态和结构不完整。

（2）牙列缺失：单颌或双颌牙列中天然牙全部缺失。

6. 主诉疾病的治疗原则

（1）可摘局部义齿。

（2）34、44 可设计为 RPI 卡环组。

（3）采用可摘局部修复时，由于本病例为双侧游离缺失，设计为 RPI 卡环。这样当义齿受力时，基牙受到的是向近中倾斜的分力，由于有近中余留牙的支持，就可以减小甚至消除对基牙的扭力作用，而且受力后鞍基与卡环同时下沉，基牙与卡环分离，从而有利于基牙的保健。

7. 全口其他疾病的治疗原则

11、12 根管治疗。

**试题3**

女，61岁。

主诉：戴用可摘局部义齿1周，咬合翘动要求调改。

现病史：2个月前整铸可摘局部义齿修复，现感觉义齿咬合时前、后翘动，要求修改。

既往史：否认系统性疾病及药物过敏史。

检查：12、14、16、17、21、22、24、26、27缺失，缺牙区牙槽嵴丰满、宽大，黏膜松软。原义齿设计为15、25远中𬌗支托、卡环固位，整铸支架为马蹄形，咬合时以15、25远中为支点翘动，16、17、26、27基托明显不贴合。舌右缘有弧形陈旧性溃疡，边界清楚，与对颌牙尖相吻合。

**参考答案**

1. 主诉疾病的诊断

上颌牙列缺损，Kennedy第一类第四亚类。

2. 非主诉疾病的诊断

舌右缘创伤性溃疡。

3. 主诉疾病的诊断依据

Kennedy第一类是指双侧缺隙位于余留牙的远中，即双侧远中游离缺失，即除主要缺隙外，还有4个缺隙则为第四亚类。

4. 非主诉疾病的诊断依据

舌右缘弧形陈旧性溃疡，边界清楚，与对颌牙尖相吻合。

5. 主诉疾病的鉴别诊断

（1）牙体缺损：单个患牙的牙齿形态和结构不完整。

（2）牙列缺失：单颌或双颌牙列中天然牙全部缺失。

6. 主诉疾病的治疗原则

（1）16、17、26、27基托明显不贴合引起咬合翘动，可对义齿进行垫底，使基托贴合。

（2）若重新制作义齿，15、25为近远中均有缺隙的孤立前磨牙，基牙固位体可以用对半卡环。

7. 非主诉疾病的治疗原则

溃疡局部消炎镇痛，磨改相对应牙尖，复缺失牙。

### 考点：牙列缺失

## 一、概述

牙列缺失是指因各种原因导致的上颌和/或下颌的天然牙全部缺失。最常见的病因为龋病和牙周病，此外，还有全身疾病、外伤、不良修复体、遗传性疾病。

## 二、诊断要点

| | |
|---|---|
| **症状** | 上颌、下颌或双颌牙脱落 |
| **一般检查表现** | （1）无牙颌<br>（2）确定缺损部位为上颌、下颌或双颌，如上颌牙列缺失 |

## 三、鉴别诊断

鉴别诊断见表5-35。

表5-35 牙列缺失的鉴别诊断

| 疾病名称 | 鉴别要点 |
|---|---|
| 牙列缺失 | 单颌或双颌牙列中天然牙**全部缺失** |

续　表

| 疾病名称 | 鉴别要点 |
|---|---|
| 牙体缺损 | 龋病、外伤、磨损、酸蚀、发育异常等所致患牙的牙齿形态和结构不完整 |
| 牙列缺损 | 单颌或双颌牙列中**部分天然牙**缺失 |

## 四、治疗原则

1. **修复前准备**　包括拔牙、牙槽嵴形态修整、唇颊系带成形、增生软组织切除等外科手术，治疗黏膜炎症及过渡性修复（如旧义齿重衬，即刻全口义齿修复）等。

2. **义齿修复**　全口义齿修复，恢复颌位关系。可考虑种植覆盖全口义齿修复、种植固定修复。

3. 戴义齿后的长期维护。

### 模拟训练

#### 试题 1

女，65 岁。

主诉：戴义齿后黏膜压痛 3 天。

现病史：全口牙缺失 10 年，2 年前行第二次全口义齿修复。最近 3 天戴义齿后黏膜压痛，不能咀嚼。发现舌背发白，无明显症状 3 个月。

既往史：否认全身系统性疾病和皮肤病史。否认药物过敏史。

家族史：无特殊。

检查：全口牙齿缺失，上下牙槽嵴较丰满。上、下颌弓大小及位置协调。上、下颌义齿贴合、固位好，人工牙排列位置正常，正中𬌗后牙接触均匀、稳定，前牙覆𬌗 2mm。右侧下颌舌骨嵴处黏膜可见 3mm×3mm 溃疡，周围黏膜红肿。舌背部视诊见珠光白色网纹，未见充血糜烂。

**参考答案**

1. 主诉疾病的诊断
（1）上下颌牙列缺失。
（2）创伤性溃疡。
2. 非主诉疾病的诊断
口腔扁平苔藓。
3. 主诉疾病的诊断依据
（1）上下颌牙列缺失：全口牙齿缺失，上下牙槽嵴较丰满。
（2）创伤性溃疡：①佩戴义齿。②咬合压痛。③右侧下颌舌骨嵴处黏膜溃疡（基托缓冲区）。④右侧下颌舌骨嵴处黏膜 3mm×3mm 溃疡，周围黏膜红肿。
4. 非主诉疾病的诊断依据
舌背部珠光白色网纹，未见充血糜烂。
5. 主诉疾病的鉴别诊断
（1）牙列缺失：需与以下疾病鉴别。①牙体缺损，为单个患牙的牙齿形态和结构不完整。②牙列缺损，为单颌或双颌牙列中部分天然牙缺失。
（2）创伤性溃疡：需与以下疾病鉴别。①口腔鳞状细胞癌：溃疡深大，病变进展迅速，基底有细颗粒状突起，似菜花状；边缘隆起，扪诊基底有硬结，相应的淋巴结坚硬、粘连。②腺周口疮：好发于青春期，溃疡大而深，外观似弹坑，周围组织红肿微隆起，基底微硬，初始好发于口角，愈合后常留瘢痕。③结核性溃疡：患者有结核病史，溃疡边缘微隆，呈鼠啮状，并向中央卷曲，形成潜掘状边缘，早期即有疼痛。
6. 主诉疾病的治疗原则
（1）溃疡部位相对应的义齿基托组织面做缓冲处理。
（2）溃疡局部药物治疗，消炎、止痛、促进溃疡愈合。
7. 非主诉疾病的治疗原则
（1）给予身心调节、生活指导，忌食刺激性食物。
（2）去除局部刺激因素，有症状时首先选择局部药物治疗。
（3）定期复查。

**试题2**

男，75岁。

主诉：义齿松动、咀嚼无力1年，口干、进食后刺激痛半年。

现病史：20年前拔除全口余留松动牙，曾2次行全口义齿修复。8年前行第2次全口义齿修复，戴用至今。1年前自觉义齿松动、咀嚼无力。半年来自觉口干，进刺激性食物后疼痛，症状逐渐加重，未做治疗。

既往史：否认系统性疾病及药物过敏史。

家族史：无特殊。

检查：全口牙齿缺失，上颌剩余牙槽嵴丰满，下颌剩余牙槽嵴低平，上颌义齿腭侧承托区腭黏膜呈亮红色，充血、水肿，可见凝乳状白色斑点，可擦去。上、下颌义齿固位差，咬合面重度磨耗，息止䂬间隙为6mm，义齿基托组织面有大量软垢附着。涂片可见菌丝和孢子。

**参考答案**

1. 诊断

（1）上下颌牙列缺失。

（2）慢性萎缩型念珠菌病（义齿性口炎）。

2. 诊断依据

（1）全口牙齿缺失，上颌剩余牙槽嵴丰满，下颌剩余牙槽嵴低平。

（2）病史：戴全口义齿。

（3）临床表现：上颌义齿腭侧承托区腭黏膜呈亮红色，充血、水肿，可见凝乳状白色斑点，可擦去。

（4）涂片可见菌丝和孢子。

3. 旧义齿存在的主要问题

（1）牙槽嵴吸收，基托不密合。

（2）人工牙过度磨耗。

（3）垂直距离过低。

（4）咬合关系不良。

4. 鉴别诊断

（1）牙体缺损：单个患牙的牙齿形态和结构不完整。

（2）牙列缺损：单颌或双颌牙列中部分天然牙缺失。

5. 治疗原则

（1）健康教育：饭后清洁义齿，睡前取下义齿，清洗干净。

（2）抗真菌治疗。

（3）停戴旧义齿或旧义齿基托组织面重衬。

（4）待上腭黏膜恢复正常后重新行全口义齿修复。

**试题3**

男，66岁。

主诉：全口义齿修复后咀嚼无力2个月。

现病史：全口义齿修复已2个月，镶牙后一直感觉吃东西费力，咀嚼效率低。

既往史：10年前发现牙齿开始松动，近2年松动明显，先后拔除十几颗牙。4个月前余留牙齿松动加重，影响吃饭，全部拔除。从未戴过义齿。否认系统性疾病、传染病及药物过敏史。

检查：牙槽嵴吸收严重，下颌总义齿固位力稍差，义齿䂬面解剖标志清晰，颌位正确，面部口角下垂，轻度糜烂，鼻唇沟、颏唇沟明显，面颊肌肉松弛，面部丰满度差，面型苍老。上颌义齿基托接触的黏膜区充血，水肿，可见点状白膜，涂片可见菌丝和孢子。

**参考答案**

1. 主诉疾病的诊断

全口牙列缺失。

2. 非主诉疾病的诊断

义齿性口炎。

3. 主诉疾病的诊断依据

牙槽嵴吸收严重，下颌总义齿固位力稍差，义齿䂬面解剖标志清晰，颌位正确，面颊肌肉松弛，面部丰满度差。

4. 非主诉疾病的诊断依据
上颌义齿基托接触的黏膜区充血，可见点状白膜和涂片结果。
5. 主诉疾病的鉴别诊断
（1）牙体缺损：单个患牙的牙齿形态和结构不完整。
（2）牙列缺损：单颌或双颌牙列中部分天然牙缺失。
6. 主诉疾病的治疗原则
（1）重新制作义齿以恢复正常的垂直距离。
（2）选用半解剖式牙或无尖牙。
7. 全口其他疾病的治疗原则
（1）口腔健康宣教，义齿的维护。
（2）局部抗真菌治疗。
（3）4%碳酸氢钠溶液浸泡义齿。

## 试题 4

女，71 岁。

主诉：戴全口义齿 10 年，咬食物无力半年。

现病史：10 年前发现全口牙齿松动，先后全部拔除，全口义齿修复。半年来自觉义齿松动，咬食费力。口腔黏膜不适。

既往史：脑血管意外 5 年，生活自理能力差。

检查：戴全口义齿，𬌗位不正确，基托不密合；义齿咬合面过度磨耗；垂直距离低；下颌义齿固位差；牙槽嵴低平。上颌义齿基托接触的黏膜区充血、水肿，可见凝乳状白色斑点，可擦去。涂片可见菌丝和孢子。

**参考答案**
1. 诊断
（1）上下颌牙列缺失。
（2）义齿性口炎。
2. 诊断依据
（1）上下颌无牙颌。
（2）病史：戴全口义齿。
（3）临床表现：凝乳状白色斑点，可擦去。
（4）涂片检查结果。
3. 鉴别诊断
（1）牙体缺损：单个患牙的牙齿形态和结构不完整。
（2）牙列缺损：单颌或双颌牙列中部分天然牙缺失。
4. 治疗原则
（1）健康宣教：饭后清洁义齿，睡前清洗义齿，不戴义齿睡觉。
（2）局部抗真菌治疗。
（3）4%碳酸氢钠溶液浸泡义齿。
（4）待黏膜正常后，重新进行全口义齿修复，恢复正常的颌位关系。

# 第六考站　健康教育

## 考试大纲

1. 刷牙指导（改良 Bass 刷牙法）
2. 牙线使用指导

## 考点精析

### 考点：刷牙指导（改良 Bass 刷牙法）

改良 Bass 刷牙法又称水平颤动拂刷法，水平颤动主要是去除牙颈部及龋沟内的菌斑，拂刷主要是清除唇（颊）舌（腭）面的菌斑。操作时一手持牙模型，一手握牙刷，注意边叙述、边操作。操作要点如下。

1. 手持刷柄，将刷头置于牙颈部，刷毛指向牙根方向（上颌牙向上、下颌牙向下）并与牙长轴大约成 **45°角**，轻微加压，使刷毛部分进入牙龈沟内，部分置于牙龈上。

2. 从后牙颊侧以 **2~3 颗牙**为一组开始刷牙，用**短距离（2mm）水平颤动**的动作在同一部位**数次往返**（至少 5~10 次），然后将牙刷向牙冠方向转动，**拂刷颊面**。

3. 刷完第一个部位后，将牙刷移至下一组 2~3 颗牙的位置重新放置，注意与前一部位**保持有重叠**的区域，继续刷下一个部位，按顺序刷完上下牙的**唇（颊）面**。

4. 用同样的方法刷后牙**舌（腭）面**。

5. 刷**上前牙舌面**时，将刷头竖放于牙面上，使前部刷毛接触龈缘，**自上而下拂刷**。**刷下前牙舌面时，自下而上拂刷**。

6. 刷咬合面时，刷毛指向咬合面，稍用力**前后短距离**来回刷。

❖易扣分点：①颤动次数不够。②移至下一组时，未与前一组有重叠区域。③遗漏牙面。

- **考官提问**

1. 刷牙的目的是什么？

答：刷牙的目的是清除牙面和牙间隙的菌斑、软垢与食物残屑，减少口腔细菌和其他有害物质，减少菌斑堆积，防止牙石形成。

2. 刷牙的注意事项有哪些？

答：刷牙时应注意不要遗漏牙面，刷牙时间一般至少为 2 分钟，每天至少刷牙 2 次，晚上睡前刷牙更重要，注意清洁难刷部位及舌面等。

3. 改良 Bass 刷牙法的主要缺点有哪些？

答：操作较难，过度的刷牙可以使短距离刷变成为强力摩擦而损伤龈缘。

### 考点：牙线使用指导

牙线可用尼龙丝或涤纶线制成，有含蜡或不含蜡牙线，也有含香料或含氟牙线。注意边叙述、边操作。使用牙线的要点如下（图 6-1、图 6-2）。

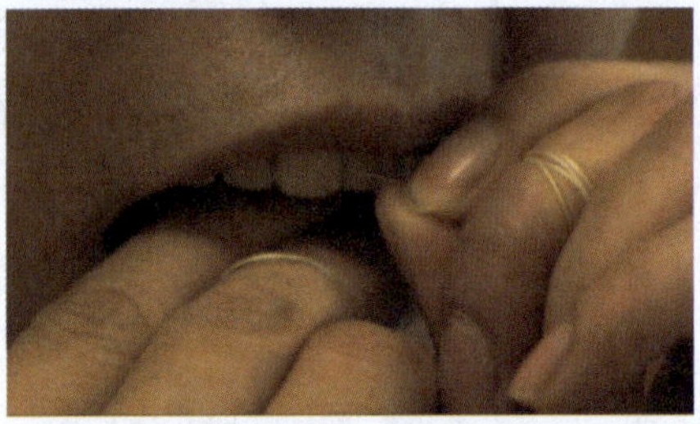

图 6-1　清洁上前牙演示

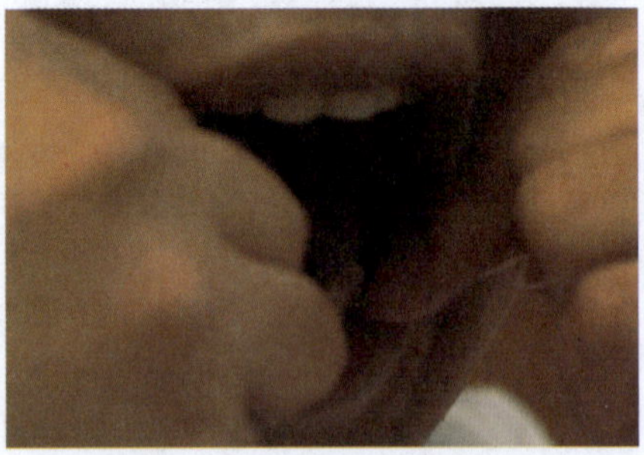

图 6-2　清洁下前牙演示

1. 取一段 **30~40cm 长**的牙线，将其两端各**绕在**左右手的**中指**上。

2. 清洁右上后牙时，用右手拇指及左手示指掌面**绷紧牙线**，两指间牙线长度为 1.0~1.5cm。然后将牙线轻轻从殆面通过接触点，拇指在牙的颊侧协助将面颊牵开。

3. 清洁左上后牙时转为**左手拇指及右手示指**执线，方法同上。

4. 清洁所有下牙时可由两手**示指**崩紧牙线，两指间牙线长度为1.0~1.5cm，然后将牙线轻轻通过接触点。

5. 牙线通过接触点，手指轻轻加力，使牙线到达接触点以下的牙面，不要用力过大。如果接触点较紧不易通过，可牵动牙线在接触点以上做**水平向拉锯式动作**，逐渐通过接触点。

6. 将牙线贴紧牙颈部牙面并呈“C”形包绕牙面，使牙线与牙面接触面积较大，然后向切殆方向刮动，反复多次刮除邻面菌斑及软垢。

7. 再以上述同样方法进行另一牙面的清洁。

8. 将牙线从切殆方向取出，再次依前述方法进入相邻牙间隙，逐个将全口牙邻面菌斑彻底刮除。**勿遗漏最后一颗牙的远中面**。

9. 每处理完一个区段的牙后，以清水**漱口**，漱去被刮下的菌斑，并清除牙线上的菌斑，再继续操作。

❖易扣分点：①使用牙线时用力过大，损伤龈乳头。②遗漏牙面。

● **考官提问**

1. 使用牙线的目的是？

答：使用牙线可以去除牙菌斑、清洁牙和保持口腔卫生。

2. 使用牙线时如果接触点较紧不易通过，应如何处理？

答：如果接触点较紧不易通过，可牵动牙线在接触点以上做水平向拉锯式动作，逐渐通过接触点。

3. 牙周病患者使用牙线之前应注意什么？

答：牙周病患者使用牙线之前应首先进行龈上洁治和根面平整，如磨光邻面的充填体悬突，以免钩住牙线使其易断。

# 第七考站 医学人文素养

## 考试大纲

1. 医德医风
2. 沟通能力
3. 人文关怀

## 考点精析

### 考点：医德医风

1. 执业医师的职业素质具体体现为医学道德和风尚、良好的医患关系及爱伤意识等方面。

2. 医学道德的基本原则包括**不伤害**原则、**有利**原则、**尊重**原则和**公正**原则。

3. 我国的医学道德规范

(1) 救死扶伤，实行社会主义的人道主义。时刻为患者着想，千方百计为患者解除病痛。

(2) 尊重患者的人格和权利，对待患者一视同仁，不因其民族、性别、职业、地位和财产状况的不同而有所区别。

(3) 文明礼貌服务。举止端庄，语言文明，态度和蔼，同情、关心和体贴患者。

(4) 廉洁奉公。自觉遵纪守法，不以医谋私。

(5) 为患者保守医密，实行保护性医疗，不泄露患者隐私与秘密。

(6) 互学互尊，团结协作。正确处理同行、同事间的关系。

(7) 严谨求实，奋发进取，钻研医术，精益求精。不断更新知识，提高技术水平。

### 考点：沟通能力

1. 良好医患沟通的条件 ①医患双方持平等、尊重、诚实和互信的态度。②有效的沟通手段和形式。

2. 医患沟通形式

(1) **语言沟通**：医师应选用科学、通俗、易于患者理解、有礼貌的语言，以亲切、温暖的语气与患者进行交流，根据具体情况选用解释性、安慰性、鼓励性及保护性语言；避免使用生硬、粗俗、模棱两可的语言及使患者难以理解的医学专业术语。

(2) **非语言沟通**：医师应善于观察患者的非语言信息，同时医师的自身仪表、仪态、手势、眼神、情绪、声音等可对患者造成一定的影响，应注意。

### 考点：人文关怀

执业医师对患者实施人文关怀时的要求：①具备一定并努力提高自身医学人文素养。②树立医学人文精神的理念。③进行医学人文关怀的实践，应树立**生物-心理-社会**的整体医学模式，在执业活动中要以患者为中心，尽量采取对患者痛苦最小、耗费最少、效果最好和安全度最高的方案。

### 模拟训练

#### 试题 1

一医生未经患者知情同意，就在患者胸上做心浊音界的叩诊，还用彩色笔画上标记；走后未向患者解释，也不擦掉笔迹。患者虽然不高兴，但没有表露。假如你是医生，认为下列正确的是

A. 做检查是医生的权利，不用向患者说

B. 现在检查方法很多，可以用其他方法如 B 超代替这种检查

C. 医生应该就病情出发，尽量避免做这种检查

D. 事前应向患者解释，取得患者对检查的耐受能力

E. 医生为了达到目的，可以不顾一切

答案：D

#### 试题 2

男，67 岁。以肺部肿物待查收入院。住院后确诊为肺癌，但医生尚未告诉患者和家属。患者告诉医生自己无儿无女，仅与 66 岁的老伴相依为命，如果是肺癌，不要将病情告诉其老伴，以免她冠心病发作；如果需手术治疗，自己可以签字。此时，医生在道德上的最佳做法是

A. 对患者家属保密，而对患者不保密

B. 对患者本人不保密，但如何告知家属由患者

决定

C. 对患者和家属都保密

D. 对患者和家属都不保密.

E. 对患者家属不保密，对患者保密

答案：B

**试题3**

医生张某，在对某农村老年女性患者问诊时，认为该患者对病史的叙述杂乱、重点不明确，很多枝节问题反复唠叨不休。此时，张某毫不客气地中断患者的谈话，同时结束了对发病过程的深入了解，为患者开了一张化验单，叫她立刻去检查。患者对此很不理解，很不满意。假如你遇到此种情况，最佳的做法是

A. 让患者按照医生指示办理

B. 耐心听患者叙述完毕，根据临床表现新开化验单

C. 耐心听患者叙述完毕，核对患者叙述的临床症状后，再确定下一步检查

D. 处理完其他患者后再耐心听这位患者的叙述

E. 移交上级医生处理

答案：C